Karin Wilkening / Roland Kunz

Sterben im Pflegeheim

Perspektiven und Praxis
einer neuen Abschiedskultur

Mit 3 Abbildungen und 2 Tabellen

2., aktualisierte Auflage

Vandenhoeck & Ruprecht

Bibliografische Informationen Der Deutschen Bibliothek

Die Deutsche Bibliothek verzeichnet diese Publikation
in der Deutschen Nationalbibliografie;
detaillierte bibliografische Daten sind im Internet
über ‹http://dnb.ddb.de› abrufbar.

ISBN 3-525-45631-X

Inhalt

Anhang   235

Vorwort

Lange haben wir überlegt, für welche Zielgruppe wir dies Buch schreiben wollen: Für die »Hospiz-Insider«, für die Leitungsebenen oder Mitarbeiter der Alteneinrichtungen, für palliativ und hospizlich interessierte Fachkollegen aus anderen Disziplinen, etwa der Sozialarbeit oder der Medizin; als Lehrbuch, als Sammlung von Fallbeispielen oder als sogenannten Herausgeberband, bei dem wir für jedes Teilgebiet nationale oder internationale Experten als Autoren anfragen? Wir haben uns entschieden, einen Text für interessierte Mitmenschen und kreative Fachleute zu schreiben, der gut lesbar ist, der eher »aus einem Guss« als zu detailliert den Zusammenhang zwischen verschiedenen Entwicklungen darstellt, auf ausgewählte Literatur und Adressen verweist und das uns Wichtige zum Thema Sterben im Altenheim konkret benennt sowie praxisnah illustriert – ein Überblicks- und Einstiegsbuch also, dass als Ausgangsbasis für eigene Weiterarbeit dient. Ein Buch, das zeigt, was man heute zu diesem Thema eigentlich wissen und tun könnte – als Besucher, als Mitarbeiter, als Kostenträger oder einfach nur als künftiger Interessent. Dabei ist ein ländergrenzenübergreifendes Autorenteam aus Psychologie und Medizin unser »Minimalprogramm« eines international und interdisziplinär notwendigen Austauschs, ohne den aus unserer Sicht palliative Versorgung und Hospizarbeit künftig kaum weiterentwickelt werden kann.

Wir haben eine Dreiteilung vorgenommen:
In Teil I wird Schritt für Schritt die derzeitige Altenheimlandschaft und damit auch das Thema »Sterben im Alter« mit verschiedenen Schlaglichtern auch für bisher diesbezüglich »abstinente« Leser ins rechte Licht gerückt. Demographische Trends, gerontologische Erkenntnisse, bürgerschaftliches Engagement in der Hospizbewegung sowie die öffentlichen Diskussionen zur Sterbehilfethematik werden in Kapitel 1 angesprochen (mit

Hinweisen zu Patientenverfügungen im Anhang). In Kapitel 2 werden die bisher eher in Fachkreisen diskutierten Fragen zur Professionalisierung des Altenpflegeberufs, zu neuen Betreuungsmethoden für Demenzkranke, zum brisanten Thema der Qualitätskontrolle und Kriterien für die Auswahl eines guten Heims aufgegriffen. Kapitel 3 befasst sich mit den immer noch weitgehend ignorierten Fortschritten der Palliativen Medizin zur Leidensminderung auch bei alten und demenzkranken Menschen.

Teil II widmet sich der Innensicht des Pflegeheims. Ausgehend von zwei einleitenden Fallbeispielen werden Sterbeszenarien illustriert und Forderungen für einen angemessenen Umgang mit dem Sterben im Heim abgeleitet. Ein Katalog konkreter Fragen zeigt die umfangreichen Handlungsanfragen und Gestaltungsmöglichkeiten am Lebensende vom Einzug im Heim bis zur Trauerfeier. Ausgehend von einer Umsetzung der Hospizphilosophie werden im zentralen Kapitel 5 in einem gemeinsamen, visionären *Netzwerk Abschiedskultur* die Akteure im Heim betrachtet, vom Mitbewohner über Angehörige, Mitarbeiter inklusive Leitung sowie die ins Haus kommenden Berufsgruppen der Ärzte, Seelsorger und Bestatter. Sie alle haben Gestaltungsangebote, aber auch eigenen Bedürfnisse im Umgang mit dem Tod. Hierbei wird – basierend auf zahlreichen Praxiserfahrungen des Autorenteams – für jede Gruppe sowohl Enttäuschendes, vor allem aber auch Mutmachendes aus dem Umfeld der Sterbebegleitung angeführt und durch kommentierte Literatur am jeweiligen Kapitelende ergänzt.

Der Teil III geht der Frage der Umsetzung des oben vorgestellten und illustrierten Konzepts eines *Netzwerks Abschiedskultur* in der Praxis nach. Hierzu werden Fragen zur Organisationsentwicklung unter Einbeziehung der Leitungsebenen behandelt. Es folgt die Evaluation konkreter Praxisprojekte, die durch Arbeitsmaterialien veranschaulicht sowie durch Kontaktadressen und Fortbildungshinweise im Anhang ergänzt werden. Für »Einzelkämpfer« werden ungewöhnliche Vorschläge einer Suche nach Verbündeten gemacht. Wir werfen einen kurzen Blick über die Ländergrenzen, der gemeinsam mit einem

Interview zur besonderen Schweizer Versorgungssituation weitere Denkanstöße auch anhand von hilfreichen Internetadressen gibt. Möglichkeiten der Finanzierung und effektiven Ressourcennutzung im Sinn eines »guten Sterbens« im Heim und die Frage, was letztlich Ziel einer Abschiedskultur im Heim sein kann, sind Themen der Schlusskapitel. Hier wird noch einmal die gemeinsame Verantwortung für Gestaltungsmöglichkeiten am Lebensende eingefordert.

Anhand von kurzen Exkursen werden im laufenden Text wichtige Themen, die an anderer Stelle Gegenstand ausführlicher Diskussion in der Literatur sind (z. B. Sterbephasen, Trauer, Patientenverfügungen und Freiwilligenarbeit), zusammengefasst. Längere Fallbeispiele sind textlich hervorgehoben – ebenso wie Spuren eingestreuter Poesie, die deutlich machen sollen, dass Fragen des Lebensendes auch andersartige Begegnungsebenen haben als die von uns in diesem Buch bevorzugte Sachebene.

Wir danken an dieser Stelle den zahlreichen Gesprächspartnern in den Heimen, den Seminaren und Tagungen in Deutschland, Österreich und der Schweiz ohne deren konkrete Fallbeispiele und Anregungen zum *Netzwerk Abschiedskultur* wir eher über Perspektiven als über Praxiserfahrungen hätten schreiben können. Den Teilnehmern des von der Fachhochschule Braunschweig organisierten Expertengesprächs in der Evangelischen Akademie Mülheim im Januar 2001 verdanken wir intensive Einblicke in die Fragen organisatorischer Umsetzung des Hospizgedankens im Heim, die sich auch in den Projektskizzen wiederfinden. Ein weiterer Dank gilt der Arbeitsgruppe bei der Diakonischen Akademie Berlin mit Herrn Dr. Dietrich, Frau Kottnik und Herrn Heilmann für ihre Mitarbeit an einem ersten Entwurf der »Leitgedanken für eine lernende Organisation« zum Sterben im Heim. In der Anfangsphase der Manuskripterstellung waren vor allem Rückmeldungen einzelner Kolleginnen und Kollegen aus der Hospiz-LAG Niedersachsen und der Hannoveraner Alzheimer-Gesellschaft wertvolle Hilfen.

Karin Wilkening/Roland Kunz

I. Alten- und Pflegeheime

»Entsorgungseinrichtungen« oder »Orte der Lebenssättigung«?

1. Leben mit dem Sterben

Demographische Entwicklungen

Wer ein Buch über die Gestaltung des Sterbens, noch dazu im Pflegeheim, zur Hand nimmt, der erwartet wohl kaum eine Lektüre, die Lust macht aufs Altwerden. Er oder sie ist quasi »todesmutig« auf das Schlimmste gefasst. Vielleicht helfen zunächst ein paar nüchterne Zahlen, sich dem Thema zu nähern und dabei vielleicht sogar Positives zu entdecken.

Woran wir sterben

Bedingt auch durch den medizinischen Fortschritt haben wir heute mehr gesunde Lebensjahre im Rentenalter vor uns als je eine Generation vorher. Über die Hälfte von uns werden sowohl körperlich als auch geistig so fit sein, dass sie – bis auf kleine Unterstützungen im Haushalt – ohne fremde Hilfe fast bis zuletzt selbstständig ihr Leben bewältigen können. Nach dem 75. Lebensjahr häufen sich allerdings die kleinen und großen, zum Teil chronischen, Erkrankungen, die dann – bei aller ärztlichen Kunst der Lebensverlängerung – häufig als »Herz-Kreislauf-Versagen« oder »Krebserkrankung« mit 80 oder auch erst über 100 schließlich allmählich (d. h., es geht nicht schnell) bei uns allen zum Tod führen. Je älter wir werden, umso größer ist das Risiko, nicht an, aber mit einer dementiellen Erkrankung zu sterben. Für fast jede Dritte (ein Großteil der über 65-Jährigen sind Frauen) bedeutet das, dass sie zumindest in den letzten eineinhalb Jahren ihres Lebens auf intensive Unterstützung durch andere Menschen angewiesen sein wird.

Zum Sterben gehört auch der Suizid. Insbesondere verwitwete und geschiedene Männer im Alter zwischen 70 und 90 mit wenigen oder keinen Kindern nehmen sich viermal so häufig wie gleich alte Frauen das Leben. Bezogen auf die Suizidrate

der unter 65-Jährigen scheiden doppelt so viele über 65-Jährige
»freiwillig« aus dem Leben. Als Gründe werden Angst vor
Krankheit, Schmerzen, Autonomieverlust, Einsamkeit und Ar-
mut genannt. Da Depressionen in der älteren Bevölkerung
nicht häufiger sind als bei jungen, wird manchmal vom »Bilanz«-Suizid gesprochen, so als wenn man ganz objektiv die eigene menschliche Existenz bilanzieren könnte. Diese Sichtweise – die im Einzelfall zutreffen mag, die aber in der Praxis auch
viele, geradezu verzweifelte Signale zu einem »anderen« Weiterleben übersieht – führt zu einer Verweigerung von Hilfe und
vorschnellen Akzeptanz der genannten Zahlen, die sich in einer
Akzeptanz der »Beihilfe zum Suizid« bei Bewohnern in den Alteneinrichtungen fortsetzt.

■ Pflegebedürftigkeit und Sterbeorte

Als pflegebedürftig (und anspruchsberechtigt im Sinn der
deutschen Pflegeversicherung) gilt, wer durch ein körperliches,
geistiges oder seelisches Leiden voraussichtlich für mindestens
sechs Monate oder länger Hilfe bei der Körperpflege, der
Ernährung oder der Mobilität und der hauswirtschaftlichen
Versorgung benötigt. Immer noch ist die Solidarität zwischen
den Generationen hoch, und 75 Prozent der Pflegebedürftigen
werden – auch dank verbesserter ambulanter Unterstützungs-
angebote – zunächst zu Hause gepflegt. Ohne die Produktivität
pflegender Angehöriger in der Häuslichkeit oder Ehrenamtlicher in den Institutionen, die mehrheitlich selbst bereits über
60 Jahre alt sind, würde unser Gesundheitssystem zusammen-
brechen. Das Geben und Nehmen zwischen den Generationen
– der intergenerative Transfer des Generationenvertrags – wird
also zumindest in den Familien noch weitgehend eingehalten.
    Da die Betreuung eines Menschen, zum Beispiel mit einer
Alzheimer-Demenz, sich jedoch über Jahre hinzieht und Kraft
kostet, kommen viele der Pflegenden irgendwann an ihre Be-
lastungsgrenzen und müssen die Kranken am Ende dann noch
in eine Institution geben, wo letztlich etwa 70 Prozent der To-

desfälle auch stattfinden, obwohl nach Umfragen fast alle lieber zu Hause sterben würden. Leider geben die derzeitigen Statistiken nur über die Todesursachen, aber kaum über Strebeorte Auskunft. Man schätzt, dass Krankenhäuser (mit über 50 Prozent) und Pflegeheime (mit ca. 20 Prozent) in Europa und Australien heute die häufigsten Sterbeorte sind, wobei in den USA inzwischen bereits 25 Prozent im Heim sterben und es amerikanische Hochrechnungen gibt, in denen diese Zahl für 2040 auf 50 Prozent gestiegen sein soll. Ähnliche Tendenzen könnten auch bei uns in den nächsten Jahren zu beobachten sein – aus mehreren Gründen:

– Die zunehmende Lebenserwartung erhöht gleichzeitig den Prozentsatz bis heute nicht ursächlich behandelbarer Demenzerkrankungen (über 85 trifft es jeden Dritten, bei den über 95jährigen bereits jeden zweiten).
– Mit sinkenden Kinderzahlen und Zunahme berufstätiger Frauen nimmt die Zahl der potentiellen Familienpfleger weiter ab, wenn sie nicht, zum Beispiel durch mehr Männer als Pflegende, kompensiert wird – ein Trend, der in den neuen Bundesländern beobachtet werden kann.
– Das Eintrittsalter in die Heime ist kontinuierlich angestiegen und liegt heute bei über 85 Jahren, während die durchschnittliche Verweildauer sinkt (derzeit knapp über 2 Jahre).

Der Umgang mit dem Sterben Schwerpflegebedürftiger wird daher von einem eher verschämten Randthema zu einem der zentralen künftigen Aufgabengebiete der Heime. Für diese Form des institutionalisierten Sterbens haben wir kaum Modelle, es muss hierzu erst noch eine neue Kultur entwickelt werden.

Was den Heimeinzug angeht, so sind die meisten Bewohner Frauen, die normalerweise als Witwen sterben, während Männer mehrheitlich noch eine Ehefrau an ihrem Sterbebett haben. Eher unfreiwillige Einweisungen ins Heim gleich im Anschluss an einen Krankenhausaufenthalt – ohne vorherige ambulante Rehabilitation, mit wenig Vorbereitungszeit für den Einzug oder Gelegenheit für eine gezielte Heimauswahl – sind dabei,

vor allem bei den Alleinstehenden und Finanzschwachen, die
Regel. Inzwischen stirbt jede dritte Frau über 90 im Heim.

▦   Künftige Herausforderungen

Gleichzeitig gibt es immer mehr Menschen, die die Herausforderungen des Alterns annehmen, indem sie gezielt rechtzeitig
Angebote betreuten Wohnens oder Seniorenresidenzen – auch
im Ausland – auswählen, sich in selbstorganisierten, intergenerativen Netzwerken gegenseitige Unterstützung sichern und
durch verschiedene Arten rechtlicher Vorausverfügungen (siehe Exkurs »Patientenverfügungen«, S. 40f.) versuchen, noch in
Zeiten relativer Gesundheit die Weichen für bestimmte Formen
der Unterstützung und Behandlung im Alter zu stellen.

Sowohl die Medizin als auch die Pflege kann inzwischen
fachlich so viel, dass alt und krank sein – auch dement sein –
nicht gleichbedeutend ist mit »keine Lebensqualität mehr haben«. Chronologisches Alter muss heute weder ein Hinderungsgrund für ein neues Hüftgelenk, einen Bypass noch eine Augen-
operation sein. Wie wir sehen werden, verbessern sich auch die
Chancen positiver Gestaltungsangebote für ein Sterben im
Heim durch das Qualitätsmanagement vieler Häuser, die Professionalisierung der Altenpflege sowie die Hospizbewegung.

Das Fachwissen einzelner Spezialisten ist groß, die Zahl er-
folgreicher Modellprojekte auch. Was fehlt, sind
– die flächendeckende Umsetzung der Erkenntnisse auch in
  die Aus- und Fortbildung,
– eine umfassende Information zu den wichtigsten Fragen
  auch für aktuelle und künftige »Kunden«, damit sie Qualität
  in den Einrichtungen auch erkennen und nachfragen können,
– die Klärung finanzieller Fragen, ohne die Qualität nicht gehalten oder gar weiterentwickelt werden kann.

Neben den fachlichen und gesundheitspolitischen Entscheidungen brauchen wir aber auch individuelles und bürger-

schaftliches Engagement, ohne die sich eine *Kultur des Lebens und Sterbens* nicht entwickeln kann. Wir können künftig bei diesen Fragen nicht bei demographischen Beschreibungen und Hochrechnungen stehen bleiben, sondern müssen die Fakten zur Kenntnis nehmen und uns entscheiden, was uns wichtig ist, für welche Werte wir künftig stehen wollen – hierfür soll dieses Buch eine Entscheidungshilfe sein.

▨ Weiterführende Literatur zu demographischen Fragen von Tod, Sterben und Schwerpflegebedürftigkeit im Alter

Bickel, H. (1998): »Das letzte Lebensjahr«. Eine Repräsentativstudie an Verstorbenen. I. Wohnsituation, Sterbeort und Nutzung von Versorgungsangeboten. Zeitschrift für Gerontologie und Geriatrie 31: 193-204.

Kohli, M.; Künemund, H.; Motel, A.; Szydlik, M. (2000): Grunddaten zur Lebenssituation der 40-85jährigen deutschen Bevölkerung. Berlin. – Wichtige Datenzusammenstellung aus dem ersten deutschen Alters-Survey, die zusammen mit dem unter *www.bmfsfj.de* abzurufenden 3. und 4. Deutschen Altenbericht die derzeit umfassendste, deutsche Information auch zum Thema »Leben mit Pflegebedürftigkeit« liefert.

Teno, J., M. (2002): Now is the time to embrace nursing homes as a place of care for dying persons. Innovations in End-of-Life-Care, 4 (2), *www.edc.org/lastacts* – Ein verständlich geschriebener Überblicksartikel mit zahlreichen weiterführenden Literatur- und Projekthinweisen (auch auf Internetquellen) zu Fragen der demographischen Trends und zur Qualität von Sterbebegleitung im Altenpflegeheim aus einer der wichtigsten, kostenlos zugänglichen Internetzeitschriften zum Thema Tod und Sterben in den USA »Innovations in End-of-Life-Care«.

Tesch-Römer, C.; Zeman, P. (2003): Sterben und Tod im höheren Lebensalter. Die Hospizzeitschrift 16: 4-9. – In einem Schwerpunkt zum Thema »Altersfragen« eine gute Übersicht zu den wichtigsten demografischen Entwicklungen und künftigen Versorgungsaspekten.

Altersbilder und die Begegnung mit dem Tod

Wie passt der Tod zum »erfolgreichen Altern«?

Die vielen Facetten des Alterns erstrecken sich vom 65. bis über das 100. Lebensjahr hinaus. Von außen (Fremdbild) sieht dabei vieles anders aus, als wenn man selbst als alter Mensch sein Alter betrachtet (Selbstbild). Steht für so manche Jüngere eine 70-Jährige mit einer Gehhilfe bereits mit einem Bein im Grab, reden andere von Anti-aging-Mitteln und tun so, als wenn das Alter in »später Freiheit« nur eine Fortsetzung der Jugend mit anderen Mitteln wäre. Die wissenschaftliche Gerontologie hat in den letzten 30 Jahren viel Mühe darauf verwandt, das Defizitbild des Alterns in ein Kompetenzmodell zu verändern. Beim Seniorenstudium und dem Gedächtnistraining bis hin zum Internetsurfen zeigen sich die unterschätzten Potentiale älterer Menschen. Bei so viel »erfolgreichem Altern« schien so manchem Aktivisten die Beschäftigung mit dem Sterben und der Trauer im Alter in der Fachliteratur, in Kursangeboten und erst recht in der Forschung beinahe als obszön.

Alte Menschen selber haben oft ein realistischeres Bild und wissen auch um die nachdenklichen Seiten des Alters. In dem alten Begriff der »Weisheit«, der »Generativität« oder jüngst der »Gerotranszendenz« werden in immer wieder ähnlicher Weise die Fähigkeiten alter Menschen beschrieben, am Ende ihres Leben zunehmend über die eigene Person hinauszudenken, ihr unabänderliches Ende ins Blickfeld zu nehmen, aber gleichzeitig an die biologischen und kulturellen Spuren zu denken, die nach dem eigenen Tod bleiben werden. Dazu gehört auch das Platzmachen für die jüngere Generation im Gleichgewicht von Geben und Nehmen zwischen den Generationen. In einer Befragung in Zürcher Altenheimen äußerten 70 Prozent der Bewohner, dass sie keine Angst hätten, über den Tod zu sprechen. Häufig sind es eher die jüngeren Gesprächspartner als die alten Menschen selbst, die Gesprächen über den Tod ausweichen – einem Tod, der vor allem bei fortschreitenden Erkrankungen auch als Erlösung gesehen wird.

Dem Historiker Imhof, der sich in vielen Veröffentlichungen mit dem Sterben in den unterschiedlichsten Epochen beschäftigt hat, verdanken wir den Hinweis, das unser Hauptproblem darin besteht, dass wir am liebsten gleichzeitig nur die positiven Aspekte der Vergangenheit – nämlich das damalige schnelle (aber frühe) Sterben in mehr oder weniger »Zwangs«-Gemeinschaften – und die positiven Seiten der Gegenwart – nämlich ein längeres Leben ohne das heutige längere Sterben – haben möchten, sowie im Zuge der Individualisierung zwar ein fröhliches Single-Dasein in der Jugend, aber gleichzeitig auch »miefige Nestwärme« beim Sterben im Alter. Zu einer neuen ars moriendi (Kunst des Sterbens) muss, nicht erst im Alter, sondern bereits viel früher, auch eine neue Kunst des Lebens, eine ars vivendi, entwickelt werden – eine, die nicht nur immer dem Leben noch mehr Jahre, sondern den Jahren Leben gibt, ein erfülltes, ein lebenssattes Leben, das dann auch ein Loslassen im Sterben erleichtert. Die Chancen dafür stehen aus seiner Sicht für uns so gut wie nie zuvor: »Es liegt an uns, einem jeden einzelnen von uns, einen solch einmaligen Rahmen für ein irdisches Paradies bis zum Rand mit Inhalt zu füllen.« Was wir tun können, wenn uns der letzte Rest dieses »irdischen Paradieses« als Demenzkranker im Altenheim begegnet, das wird uns beim Thema *Lebensqualität* oder *Lebenssättigung* noch einige Male in diesem Buch beschäftigen.

Das fremde und das eigene Sterben

Begegnungen mit dem Tod nehmen im Alter zwangsläufig zu durch:
– Tod von Altersgenossen,
– Verlust des Partners,
– Sterbebegleitung bei Angehörigen,
– gedankliche Vorbereitung auf eigenes Lebensende durch Vollmachten, Testament oder Heimauswahl,
– Beginn des eigenen Sterbeprozesses.

Jede dieser Situationen hat – je nach Krankheitsbild, geistiger Ansprechbarkeit sowie Lebensumständen und Persönlichkeit – ganz individuelle Ängste, Hoffnungen und Anforderungen sowie Gestaltungsmöglichkeiten und Reaktionsweisen, für die Anregungen und Unterstützung gebraucht werden. Hierbei ist es sinnvoll, die globalen Ängste zu unterscheiden und insbesondere die »Angst vor dem eigenen Sterben«, »Angst vor dem Sterben anderer«, »Angst vor dem eigenen Tot-Sein (und dem Danach)« sowie »Angst vor dem Tod anderer« zu unterscheiden – ein weites Feld nicht nur für Forschung und Praxis in der Arbeit mit älteren Menschen.

Werden sie selbst krank oder hilfsbedürftig, so haben alte Menschen oft Scheu, finanzielle oder personelle Ansprüche einzufordern – obschon sie selbst durch das Aufziehen von Kindern und die Pflege von Angehörigen ihren Beitrag für die Gesellschaft bereits geleistet haben. Auch ein Umzug in eine Einrichtung wird selten rechtzeitig geplant – so lang es geht, will man allein zurechtkommen, die Kontrolle über die Alltagsgestaltung behalten und möglichst keinem zur Last fallen. Je weniger man im Heim noch das Gefühl hat, gebraucht zu werden oder etwas geben zu können, umso länger wird man den Tag des Einzugs hinausschieben. Da ist es dann nur ein kleiner Schritt, die öffentlichen Diskussionen zum »Rentnerberg«, den steigenden Heimkosten sowie insbesondere die Fragen nach der gesetzlichen Vereinfachung von Sterbehilfe als subtile Aufforderung zum »sozialverträglichen Frühableben« zu verstehen. Das Desinteresse der Öffentlichkeit an den steigenden Suizidzahlen im Alter weist in dieselbe Richtung. Manch eine eifert so vielleicht prominenten Vorbildern nach, wird Mitglied in einer Sterbehilfeorganisation (in Deutschland die Deutsche Gesellschaft für humanes Sterben, DGHS, in der Schweiz EXIT und DIGNITAS) und plant, durch rechtzeitige »Selbsterlösung« den Erben in guter Erinnerung zu bleiben.

Die Auseinandersetzung mit dem Sterben im Alter ist – wie auch in jüngeren Jahren – stark vom bis dahin gelebten Leben, der eigenen Einbindung in Werthaltungen sowie der »Lebensbilanz« abhängig. Je unzufriedener ältere Menschen sind und je mehr sie sich ausgegrenzt fühlen, desto mehr werden sie versuchen, sich der Zuordnung zur Gruppe der »Alten« oder zumindest der Verwirrten und Abgebauten, der »Todeskandidaten«, zu entziehen und Gespräche über das Sterben erst einmal abzuwehren. Wer kennt nicht 85-Jährige, die nicht ins Altenheim wollen, »weil da so viel Alte sind«?

Befragungen zeigen, dass alte Menschen ihre positive Lebensbilanz auch dadurch äußern, dass die Selbsteinschätzungswerte bezüglich ihres vergangenen, gegenwärtigen und idealen »Ich« näher zusammenliegen als bei jüngeren Menschen, die vielleicht mit Recht glauben, dass sie ihre Idealform noch nicht erreicht haben und ihre beste Zeit noch vor ihnen liegt. Dadurch erklärt sich auch das scheinbare »Zufriedenheitsparadox« vieler älterer Menschen, die – trotz zunehmender Krankheiten und Verluste – in Befragungen meist zufriedener mit ihrer Gegenwart und Vergangenheit sind als die jüngeren, also bereits auf dem Weg zur »Lebenssättigung« sind.

Immer mehr Menschen informieren sich und nutzen inzwischen aktiv neue Wege, um ihre Lebenszufriedenheit auch im hohen Alter zu sichern. Das Ausfüllen von Vorsorgevollmachten und Patientenverfügungen – nach eingehender Beratung (siehe Exkurs, S. 40) – ist dabei ein Weg. Es gibt Untersuchungen, die zeigen, dass alte Menschen selbst ihre subjektive Lebensqualität auch bei zahlreichen objektiven medizinischen Diagnosen höher einschätzen als ihre Angehörigen oder das Pflegepersonal. Sogar bei Hundertjährigen findet man nach jüngsten Studien noch eine positive Lebensbewertung – diese aktuellen Einschätzung gilt es also jeweils zu berücksichtigen, wenn man versucht, für sterbende alte Menschen Entscheidungen am Lebensende zu treffen.

Selbstbestimmung im Alter – auch im Sterben – heißt Sterben so zu gestalten, dass es ein eigenes und nicht ein fremdes Sterben ist – eines, das zum eigenen Leben passt. Dies bedeutet weder die Illusion der totalen Kontrolle und Autonomie durch die »Dienstleistung Freitodhilfe« noch die Unterordnung in das »verwaltete« Sterben eines Medizinbetriebs noch das »schöne«, ästhetische Sterben für andere; es bedeutet ein mög-

lichst gewaltfreies Sterben, in dem nach Begleitung für Leib
und Seele gefragt werden darf – ein solches Sterben machen der
Hospizgedanke und die palliative Versorgung heute möglich.

▨   Die Attraktion freiwilliger Hospizarbeit

Die Hospizbewegung hat sich in den letzten zehn Jahren mit
dem Thema »würdiges Sterben« in vielen Facetten befasst (vgl.
S. 27ff.). Aus mehreren Gründen steht hier – bevor man selbst
als Sterbender Beistand braucht – die freiwillige Begleitung
Sterbender in Hospizinitiativen bei älteren Menschen hoch im
Kurs, insbesondere auch die dazugehörigen Vorbereitungsse-
minare und Fortbildungen. Diese Aufgaben haben, sozusagen
als Preis für die Konfrontation mit dem ungeliebten Thema
Tod, zahlreiche Vorteile, die sie somit zu einem Paradebeispiel
des »neuen Ehrenamts« machen – eine freiwillige Verpflich-
tung, bei der man anders als früher nicht vorwiegend anderen
»dienen«, sondern auch etwas für die eigene Persönlichkeitsentwicklung tun kann:
– Erstens lernen Ältere in der theoretischen und praktischen
  Auseinandersetzung mit medizinischen, versorgungstechni-
  schen, psychosozialen und spirituellen Seiten des Sterbens in
  Seminaren auch viel über ihre eigene Angst vor dem Tod –
  Grenzen und Gestaltungsmöglichkeiten werden sichtbar.
– Zweitens spüren sie, dass sie gefragt sind und noch etwas zu
  geben haben – das alles in der Begleitungsarbeit zusammen
  mit jungen Menschen und bei einer gesellschaftlich als an-
  spruchsvoll eingestuften Tätigkeit.
– Drittens sehen sie auch, dass das Sterben nicht immer nur
  alte Menschen betrifft – das lässt den eigenen Tod im Alter
  und nach erfülltem Leben häufig in anderem Licht erscheinen.
– Viertens erleben auch und insbesondere Frauen in Zeiten
  nach eigenen Verlusten, dass Trauer gelebt werden darf und
  dass in der Solidarität Gleichbetroffener das verlorene Selbst-
  vertrauen wieder wachsen kann – eine wichtige Vorberei-

tung auf die verbleibenden Jahre am Lebensende. Eine gele-
gentliche gemeinsame Besichtigung in Frage kommender
Altenheime – auch unter der Frage, wie man dort mit dem
Sterben umgeht – ist dabei längst kein Tabuthema mehr und
sogar eins, dem man mit Humor begegnen kann.

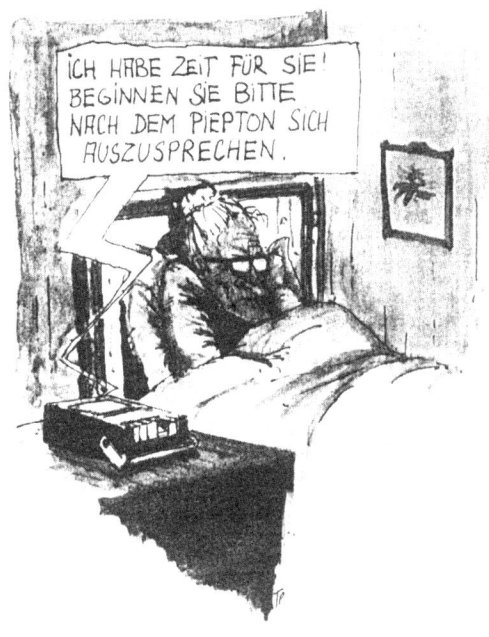

Abbildung 1: Karikatur von Thomas Plaßmann (aus: »Schluss jetzt!« – Das
Buch zur Caricatura II, Kassel 1992).

In einem solchen Umfeld fällt es dann auch nicht schwer, die
Einstimmung für das eigene Sterben im Alter in vielfältiger
Weise in Angriff zu nehmen – sei es durch Information und
Vorsorgemaßnahmen, durch die genannte Haltung der *Lebens-
kunst* (ars vivendi), durch die Begleitung eines Angehörigen
oder als freiwilliger Helfer an den Orten, an denen zur Zeit
noch unter schlechteren Bedingungen gestorben wird. Ohne
solche Unterstützung wird Abschiedskultur langfristig nicht
umzusetzen sein – weder in Einrichtungen noch zu Hause.
Hier haben insbesondere ältere Menschen unersetzliche Vor-

bildfunktion für jüngere, denen die Bewältigung eines Lebens mit Krankheit, Beeinträchtigungen und schließlich dem Sterben mehrheitlich noch bevorsteht – wie und von wem sollen sie es sonst lernen?

▨ Weiterführende Literatur zum Thema Altersbilder und Sterben

Erlemeier, N.; Wirtz, M. (2002): Suizidalität und Suizidprävention im Alter. Stuttgart.

Imhof, A. E. (1998): Die Kunst des Sterbens (Ars moriendi) einst – und heute? Oder: Erfüllt leben – in Gelassenheit Sterben. In: Becker, U.; Feldmann, K.; Johannsen, F. (Hg.), Sterben und Tod in Europa. Neukirchen-Vluyn. – Neben den Ausführungen Imhofs zu seiner Sicht unserer neu einzuübenden »Kunst des Lebens und Sterbens« finden sich in diesem Buch einer hannoveraner Tagungsdokumentation von 1994 noch zahlreiche weitere, originelle Aspekte zum heutigen Umgang mit Sterben und Trauer.

Kruse, A. (2004): Selbstverantwortung im Prozess des Sterbens: Perspektiven einer fachlich und ethisch fundierten Sterbebegleitung. In: Kruse, A.; Martin, M. (Hg.): Enzyklopädie der Gerontologie. Alternsprozesse in multidisziplinärer Sicht. Bern, S. 328-340. – Ein nachdenklicher Artikel mit differenziertem Respekt vor Entscheidungen am Lebensende aus einem der neusten, deutschsprachigen Gerontologielehrbücher.

Teising, M. (2001): Suizid im Alter: Symptom oder Bilanz? Zeitschrift für Gerontopsychologie & -psychiatrie 14 (1): 36-43. – Ein Überblicksbuch und ein wissenschaftlicher Artikel zum Thema Suizid im Alter; das aktuelle Fazit deutschsprachiger Experten.

Wilkening, K.; Martin M. (2003): Lebensqualität am Lebensende – Erfahrungen, Modelle und Perspektiven. Zeitschrift für Gerontologie und Geriatrie 36: 333-338. – Ein gut lesbarer, wissenschaftlicher Artikel, in dem Konzepte der Lebensqualitätsforschung und psychologische Entwicklungsmodelle mit empirischen Konzepten eines »guten Todes« sowie Versorgungsfragen der Hospizarbeit verbunden werden – mit zahlreichen Literaturhinweisen.

Impulse der Hospizbewegung

Ziele der Hospizbewegung

Seit den fünfziger Jahren gibt es in der Medizin die Möglichkeiten der Wiederbelebung sowie Lebenserhaltung durch technische Geräte. Was zunächst wie ein Wunder, ein Segen für die Menschheit wirkte, machte Ende der sechziger Jahre zunehmend Angst. Nun fürchteten viele nicht mehr einen überraschenden, vorzeitigen Tod, sondern ein Leben, das von Apparaten auf einer Intensivstation abhing und eher »zu spät« endete. In dieser Zeit entstand die Hospizbewegung aus einer internationalen Kritik an einer Medizin, die zunehmend eher das medizintechnisch Machbare und nicht das für die Lebensqualität der Patienten Sinnvolle im Auge hatte.

Als Pionierinnen der Hospizarbeit gelten die englische Krankenschwester, Ärztin und Sozialarbeiterin Cecily Saunders, die 1967 das erste Hospizhaus in London eröffnete, und die Schweizer Psychiaterin Elisabeth Kübler-Ross, die sich in zahlreichen Veröffentlichungen in den USA als erste umfassend mit den Bedürfnissen krebskranker Patienten in der langen Zeit ihres Sterbens beschäftigte. Ihre Bücher wurden Welterfolge, weil in ihren Interviews mit Sterbenden erstmals neben den Schrecken des Todes auch die positiven Seiten seelischen Wachstums im Sterbeprozess, die Bedeutung guter Schmerztherapie und liebevoller Zuwendung deutlich wurden sowie auch die Möglichkeit der Begleiter, von diesen Erfahrungen zu lernen und so eigene Sterbensängste abzubauen.

EXKURS: STERBEPHASEN

Nach den Beobachtungen von Elisabeth Kübler-Ross ist Sterben kein einheitlicher Vorgang, sondern ein langwieriger Prozess, in dem wechselnde Phasen mit immer wieder anderen, vorherrschenden Stimmungen und Gedanken aufeinander folgen. Es sind dies die Phasen:

1. *Leugnen*
   »Das kann doch nicht sein, der Arzt hat sich geirrt.«
2. *Wut*
   »Warum gerade ich?«
3. *Feilschen und Bilanz ziehen*
   »Wenn ich schon sterben soll, dann lieber erst nach Ostern.«
   »Was habe ich denn eigentlich vom Leben gehabt?«
4. *Resignation und Depression*
   »Es hat doch alles keinen Sinn mehr.«
5. *Akzeptanz*
   »Wenn es denn sein soll, einmal müssen wir alle sterben –
   macht es mir möglichst leicht.«

Dieses Modell der Sterbephasen – das nicht als Fazit einer
streng wissenschaftlichen Beobachtung, sondern eher als intui-
tive Folgerung intensiver Begleitungserfahrungen entstanden
ist – wurde von einigen Lesern als für alle Menschen gleichermaßen gültiger »Fahrplan« eines »guten Sterbens« missver-
standen. Kübler-Ross hat die Phasen später selbst als wechselnde, immer wieder kommende und gehende »Gezeiten« im
letzten Lebensabschnitt beschrieben. Diese Gezeiten haben stets
auch Facetten der Hoffnung: zunächst die Hoffnung, dass die
Diagnose ein Irrtum ist, dass das Sterben doch noch länger hinauszuschieben ist, dass wenigstens die Angehörigen gut versorgt sind, man Frieden geschlossen und letzte Dinge geregelt
hat, und schließlich, wenn der Tod naht, dass das Ende möglichst schmerzarm ist und sich die Hoffnungen auf ein Weiterleben nach dem Tod bewahrheitet.

Der Heidelberger Gerontologe Andreas Kruse konnte in einer Studie über die häusliche Sterbebegleitung alter Menschen
nach Schlaganfall zeigen, dass oft nicht alle der Phasen durch-
lebt werden, sondern dass es – als Zeichen bevorzugter individueller Bewältigungsstile – Sterbende gibt, die relativ schnell
zur Akzeptanz finden, einige, die im verdrängenden Leugnen,
der Aggression oder Depression »stecken bleiben«, und dass
nur wenige das gesamte Spektrum aller fünf Phasen durchle-
ben. Er fand, dass diese Reaktionsformen auch stark von der

Art der Interaktion mit den Begleitern abhingen und im Ge-
genzug auch auf diese abfärbten. Auch Begleiter werden also
von einem Sterbeprozess und seinen Gefühlen mitbewegt. Insgesamt lassen sich noch weitere Einflussgrößen nennen, die im
Einzelnen bestimmen, wie der individuelle Sterbeprozess ab-
läuft. Es sind dies zum Beispiel Alter, Art der Erkrankung,
Schmerzintensität und Behandlung, Art des sozialen Umfelds
und finanzielle Sorgen. Auch für die Begleiter ist die Begleitung
unterschiedlich anstrengend oder auch erfüllend, wobei zu den
eben genannten Faktoren eigene Unsicherheiten, Angst vor
plötzlichem Tod, Mangel an Erfolgserlebnissen und Schuldgefühle bei nicht offener Kommunikation kommen können.

Das Modell der Sterbephasen wird häufig auch als allgemei-
nes Modell der Krisenverarbeitung erlebt, was auch die Ähn-
lichkeit zu den Trauerreaktionen erklärt (vgl. Exkurs »Trauer
und Trauerbegleitung«, S. 113ff.). Für Begleiter ist es hilfreich,
insbesondere die Verleugnungs- und Aggressionstendenzen zu
Beginn als normale Verhaltensweisen einordnen zu können,
die ihre Zeit brauchen, bis man auf andere Gesprächsebenen
übergehen kann. Konkret bedeutet dies, zum Beispiel Detailin-
formationen bei einer terminalen Diagnose oder dem Einzug
ins Heim erst nach Abklingen des ersten Schocks in einem zeitlich nachfolgenden Gespräch zum Thema zu machen. Es bedeutet aber auch, dass man Menschen nicht um die Chancen
einer Akzeptanz ihres Sterbens oder ihrer Verlusterfahrung
bringen sollte, indem man sie durch eine »Allianz des Schwei-
gens« zu einem Verharren in Wut oder Depression drängt.

Das St. Christopher's-Hospiz in London war Vorreiter für die
Entwicklung der palliativen Medizin, die nicht mehr ursächli-
che (kurative), sondern nur noch schmerzlindernde (palliative) Behandlungen bei Sterbenden einsetzte, damit diese »in
Frieden sterben konnten« – eine damals revolutionäre Kehrt-
wendung. Diese Medizin war zusammen mit einer palliativen
Pflege eingebettet in die psychosoziale sowie spirituelle Begleitung, für die Sozialarbeiter und Seelsorger in einem interdisziplinären Team verantwortlich waren. Obschon die ersten

Schritte in einem eigens dafür gebauten Hospiz-Haus stattfanden, ist das Hauptanliegen der Hospizarbeit, im Sinn einer radikalen Patientenorientierung, dem Patienten möglichst große Wahlfreiheit zu geben. Da dies in den eigenen vier Wänden am ehesten zu realisieren ist, heißt ein Hauptziel, das Sterben zu Hause zu fördern, die Sterbegleitung im persönlichen Umfeld. Dafür sollen – neben den Angehörigen als Hauptpflegepersonen – spezielle ambulante Teams in Vernetzung aller Beteiligten verstärkt werden.

Noch heute arbeiten alle weltweiten Hospizinitiativen nach denselben Prinzipien. Dabei wird das Recht auf Sterbebegleitung ausdrücklich nicht abhängig gemacht von der finanziellen Situation, dem Alter, der Rasse oder bestimmten Krankheitsbildern. Das Endstadium einer terminalen Erkrankung sowie der (bewusste) Verzicht auf besondere lebensverlängernde medizintechnische Maßnahmen ist Voraussetzung genug, hospizliche Begleitung zu erhalten. Aktive Lebensverkürzung ist kein Bestandteil von Hospizarbeit, zu der im weiteren Folgendes gehört:

– Umfassende Pflege durch ein interdisziplinäres Team mit Kenntnis in Palliative Care,
– Einbeziehen der Angehörigen,
– Einbindung von Freiwilligen,
– nachgehende Trauerbegleitung,
– Begleitung der Begleiter.

Neben der Einbeziehung von Angehörigen sind freiwillige Helfer ein integraler Bestandteil der Hospizphilosophie. Sie übernehmen keine pflegerischen Aufgaben, sondern nur unterstützende Begleitung und sollen so einer Isolation der Sterbenden und Überforderung ihres Umfelds entgegenwirken (vgl. Exkurs »Freiwillige Helfer«, S. 119f.). Eine weitere wichtige Facette ist die besondere Kunst der schmerzlindernden, palliativen Medizin und Pflege, die in England hochentwickelt, aber leider immer noch ein Stiefkind des Gesundheitswesens bei uns ist und weiter unten ausführlicher vorgestellt wird. Ein Weitergehen der Fürsorge auch nach dem Tod für die Hinterbliebenen in der ersten Zeit der Trauer ist ein weiter wichtiger Baustein (vgl.

Exkurs »Trauer und Trauerbegleitung«, S. 113ff.). Dass neben
den aktuell Betroffenen auch die Begleiter in ihren Bedürfnissen ernst genommen werden (Vorbereitung, Arbeitsbedingungen, Kraftquellen), rundet das Bild der hospizlichen Haltung
ab. Mit *palliativer Versorgung* wird im Weiteren die besondere,
auf Schmerzlinderung ausgerichtete medizinisch-pflegerische
Tätigkeit des hauptamtlichern Teams aus Ärzten, Pflegenden –
zum Teil auch Sozialarbeitern und Seelsorgern – für Schwerstkranke bezeichnet (vgl. dagegen das Konzept der aktivierenden
Pflege und der kurativen Medizin, S. 84ff.), mit »hospizlich« alle Bemühungen, die darüber hinaus der umfassenden Haltung
der Hospizprinzipien unter Einbeziehung von Freiwilligen entsprechen und auch Trauerbegleitung und Sterbevorbereitung
(»death-education«) miteinbeziehen.

Anfragen der Altenpflege an die Hospizarbeit

In der ersten Zeit hat sich die Hospizbewegung vor allem den
jüngeren Krebskranken gewidmet. Danach ergaben sich die
Bedürfnisse der wachsenden Zahl von Aids-Kranken, und inzwischen sind die meisten Sterbenden, die von Hospizen betreut werden, alte Menschen, auch die meisten Krebstoten sind
inzwischen über 65. Hierbei kann nicht immer, insbesondere
bei alten und dementen Menschen ohne Angehörige, eine solche häusliche Pflege bis zuletzt geleistet werden. Wenn also
kein Sterben zu Hause gelingt, dann soll wenigstens ein Sterben
»wie zu Hause« in den Institutionen gefördert werden. Gute
Pflege ist – zumindest in den aktuellen »Pflegeleitbildern« – inzwischen immer mehr auch ganzheitliche Pflege; dennoch
weiß jeder, der schon einmal in einem Krankenhaus war, wie
schwer es dort ist, auszuspannen und zum Beispiel ein unge-
störtes Schläfchen zu machen – immer wird man durch ir-
gendeine pflegerische Verrichtung am Körper oder eine medizinische Abklärung gestört. Wenn man nur vorübergehend in
einem Krankenhaus ist – zum Beispiel bei einer Knieoperation
– kann man vielleicht auf die Berücksichtigung seiner psycho-

sozialen und spirituellen Befindlichkeiten kurzfristig verzichten. Ist jedoch das Lebensende in Sicht und das Sterben steht bevor, dann bleibt nicht mehr viel Zeit, diesbezüglich Wünsche und »unerledigte Geschäfte« zu artikulieren oder umzusetzen. Da in jedem Altenheim das Sterben des Bewohners das Ende der Pflegebeziehung sein wird, sollte eine gute *Sterbekultur* – im hospizlichen Sinn nach den genannten Kriterien – dort unverzichtbarer Teil der Pflegephilosophie sein. Der gerade abgeschlossene vierte Altenbericht der deutschen Bundesregierung fordert eine dringende Verbesserung der palliativen Versorgung alter Menschen, und auch in der internationalen Hospizbewegung wird die Sterbebegleitung in Langzeitpflegeeinrichtungen alter Menschen als wichtige, bisher vernachlässigte Ausweitung der Aufgaben eingefordert.

Nicht immer ist die Verwirklichung des Hospizgedankens im Altenheim problemlos. Zu Beginn der Hospizbewegung in Deutschland empfanden manche Einrichtungen – je christlicher der Träger, desto mehr! – die Frage nach der Sterbebegleitung in ihrem Haus als massive Kritik an ihren Pflegeleistungen, ja an ihrer gesamten Pflegeethik. Diese Einrichtungen sahen zum Teil wenig Handlungsbedarf bei sich, und ließen sie dann doch freiwillige Hospizhelfer ins Haus, dann sahen die Pflegenden diese eher als Konkurrenten, die bei Gesprächen am Bett die »schönen« Dinge machten und ihnen eher die undankbaren Aufgaben überließen (»und wir müssen weiterhin die Bettpfannen leeren«). In der Schweiz spürt man noch an vielen Stellen diese Vorbehalte gegen den Einsatz von Freiwilligen in der Strebebegleitung. Einige Häuser sind jedoch inzwischen dankbar für diese Kräfte, die anfangs vor allem mit Sitzwachen bei Sterbenden Entlastung brachten. Häufig mündete auf späteren Hospiztagungen die Diskussion darin, dass Hospizler mit leuchtenden Augen von den innigen Begleitumständen des Sterbens zu Hause oder in einem Hospizhaus berichteten, während die Mitarbeiter der Altenheime verbittert anführten, dass sie bei gleichem Betten- und Pflegeschlüssel sowie Spendengeldern und ehrenamtlichen Helfern auch so ein »Sterben Erster Klasse« gestalten könnten – und sich damit gleichsam mit einem »Sterben Zweiter Klasse« in ihren Häusern abfanden.

Hospize setzen sich für ein möglichst natürliches Sterben ein, dazu gehört weder das Angebot einer vorschnellen Lebensverkürzung noch das einer künstlichen Lebensverlängerung. Diese Haltung bringt von zwei Seiten Kritik: Während besonders aktive Medizintechniker Sorge haben, dass nicht alles medizinisch Mögliche zum Lebenserhalt getan wird, führen insbesondere die Anhänger der Sterbehilfeorganisationen an, dass Hospize Menschen den Suizid ausreden wollen und sie dadurch in ihrer Autonomie einschränken. Manche behaupten auch, die Hospizphilosophie würde das Sterben »schön reden« und die leidvollen Seiten verschweigen. Letztlich geht es der Hospizbewegung nicht um einen Leistungsdruck beim Sterben, sondern um möglichst viel Einbeziehung des Sterbenden und seines personellen Umfelds. Hierbei kann eine palliativ ausgerichtete Versorgung am Lebensende mit den Grundsätzen einer kurativen, aktivierenden Pflege in Konflikt kommen. Daher ist es unbedingt notwendig, möglichst frühzeitig biographiebezogen Informationen über die besonderen Wünsche oder bei nicht mehr möglicher Äußerungsfähigkeit den *mutmaßlichen Willen* des Bewohners durch Gespräche mit Angehörigen oder Freunden zu erhalten. Die rechtzeitige persönliche Vorsorge durch Vollmachten oder Betreuungsverfügungen (vgl. Exkurs »Patientenverfügungen«, S. 40f.) ist ein solcher Weg, die eigene Haltung auch zu Fragen der Gestaltung des eigenen Lebensendes zum Ausdruck zu bringen.

Hospizarbeit und Altenheime – gemeinsame Handlungsperspektiven

Mit der Forderung der Ausweitung der Palliativversorgung auf alle schwer kranken und sterbenden Menschen durch die World Health Organisation (WHO) ist ein deutliches Signal gesetzt worden. Heime können hierbei von vielen zwischen-

zeitlichen Entwicklungen der Hospizbewegung profitieren. Zu
diesen Fortschritten gehören

– die Entwicklung von Ausbildungsmodulen für palliative Pflege, für die es inzwischen auch in deutschsprachigen Ländern
  Kurse gibt (s. »Fortbildungsmöglichkeiten« im Anhang),
– die verbesserten Qualifizierungsangebote für freiwillige Helfer (vgl. Exkurs S. 119f.),
– die Zunahme von Hospizinitiativen als regionale Ansprechpartner für Heime (vgl. Adresse der Hospiz-Dachorganisati-
  onen im Anhang) – inzwischen existieren in Deutschland
  über 600 ambulante Hospizgruppen,
– überregionale Zusammenschlüsse von Hospizinitiativen und
  palliativen Netzwerken in Deutschland, Österreich und der
  Schweiz als Informationspartner und gesundheitspolitische
  Lobby (siehe Anhang),
– die Entwicklung und Übersetzung von speziellen Schmerz-
  erfassungssystemen sowie Behandlungsformen auch für demenzkranke Menschen insbesondere im französischspra-
  chigen Bereich,
– eine Sensibilisierung der Seelsorge mit neuen Akzenten in
  der Ritualgestaltung sowie Begleitung in ethischen Fragen
  (vgl. Literatur »Seelsorger«, S. 175f.),
– ein intensives Engagement sowohl kirchlicher als auch
  nichtkirchlicher Heimträger für die Hospizidee (vgl. Praxisbeispiele),
– die bereits erfolgte gesetzliche Regelung der Finanzierung
  stationärer Hospize sowie jüngst die Förderung hauptamtlicher Beratungs- und Koordinationskräfte für ambulante
  Hospizdienste in Deutschland, der eine Förderung men-
  schenwürdiger Sterbebegleitung im Heim folgen sollte,
– die Bereitschaft des Bestattungswesens, neue Wegen der Verabschiedung Verstorbener auch für Heime zu unterstützen
  (vgl. Literatur zu »Bestattung«, S. 180),
– bedingt durch vermehrte Öffentlichkeitsarbeit zunehmende
  Enttabuisierung, die erlaubt, das Thema Tod und Sterben
  auch mit Angehörigen, Bewohnern sowie im Heimumfeld
  anzusprechen.

Auch und gerade demenzkranke alte Menschen in Heimen haben Schmerzen umfassender Art. Da sie selbst diese oft nur ungenau lokalisieren und ausdrücken können und sich im übrigen nur schwer gegen unzureichende Behandlung zur Wehr setzen können, bedürfen sie unserer besonderen Aufmerksamkeit. »Die Würde des Menschen ist unantastbar« – so ist es in der deutschen Verfassung verankert; wer auch im Altenheim dafür sorgen will, dass dieser Grundsatz lebt, darf das würdige Sterben dort nicht ausklammern. Auch gehören das »Trösten« und die »Sterbebegleitung« nach der deutschen Pflegeversicherung zu den unverzichtbaren Aufgaben der Altenpflege, die in entsprechender Qualität angeboten werden müssen; sie sind also folglich keine Kür, sondern eigentlich eine Kernpflicht im Heim. Eine Aufgabe, die allerdings von den Kostenträgern nur zögernd – wenn überhaupt – als Leistungskategorie honoriert wird. Auch wenn Demenzkranke selbst sich oft nicht als Sterbende, sondern als jung, gesund und unsterblich ansehen – für ihre Begleiter ist das Sterben dennoch erkennbar, und so sind auch sie im hospizlichen Sinn in die Fürsorge miteinzubeziehen. Erfahrungen zeigen, dass noch viel zu tun bleibt:

– Immer noch haben erst wenige Menschen letzte Verfügungen verfasst oder Gespräche mit Ärzten und Angehörigen oder Freunden dazu geführt – meist lässt man alles auf sich zukommen und hofft, dass es dann dereinst ganz schnell geht und alle das Richtige tun werden.

– Isolierte Hospiz- oder Palliativ-Fortbildungen einzelner Mitarbeiter in Einrichtungen haben oft bereits nach wenigen Wochen ihre Wirkung verloren, wenn das Tagesgeschäft keine institutionelle Unterstützung des dort Gelernten anbietet. Erst wenn ein Träger sich auf den Weg macht und strukturelle Veränderungen angeht, sich als lernende Organisation hospizlich entwickelt, ist gewährleistet, dass es Sterbe- und Abschiedskultur für alle aus dem Umfeld Beteiligten dauerhaft gibt und sie nicht dem zufälligen Engagement Einzelner überlassen bleibt.

– Immer noch ist das Sterben im Altenheim ein Stiefkind hospizlicher und palliativer Versorgungskultur. Weit über die

Hälfte aller in Pflegeheimen lebenden alten Menschen haben Schmerzen, und Demenzkranke werden nach zahlreichen Untersuchungen konsequent mit Schmerzmedikamenten unterversorgt. Während sowohl die stationären Hospize (mit einer gesetzlich vorgegebenen Konzentration auf bestimmte Krankheitsbilder) als auch die Krankenhäuser mit Palliativstationen und zur Zeit auch Teile der ambulanten, hospizlichen Versorgung Sterbender zunehmend im Blickfeld von Fördermaßnahmen stehen, ist das Sterben alter Menschen, vor allem wenn sie dement sind, anscheinend keinen Blick wert. Wie wir noch sehen werden, gibt es fachlich gesehen immer bessere Voraussetzungen, ein gutes Sterben auch im Heim und auch bei Demenz zu gestalten – die Mehraufwendungen dazu sind aber kaum refinanzierbar. Es gilt, die Diskrepanz zwischen den derzeitigen Rahmenbedingungen und den Gestaltungsmöglichkeiten immer wieder ins öffentliche Bewusstsein zu bringen. Hier ist die Glaubwürdigkeit hospizlichen Engagements im Sinn ihrer geltenden Grundprinzipien gefragt.

Im Teil III werden konkrete Beispiele von Heimen und anderen Langzeitpflegeeinrichtungen für alte Menschen gezeigt, die – sozusagen auf eigene Faust – mutig versucht haben, die Sterbebegleitung bei sich zu fördern. Auch einige ausländische Anregungen für künftige Entwicklungen werden beschrieben. Das Konzept des *Netzwerks Abschiedskultur* im Teil II soll die Verwirklichung des Hospizkonzepts nach obigen Grundprinzipien für künftige und derzeitig Interessierte anschaulich und für Heime praktikabel machen und so die dringend notwendige Weiterentwicklung der Hospizarbeit und Palliativversorgung für alte Menschen bei uns fördern.

▨ Literatur zu Hospizarbeit und Gerontologie

Kruse, A. (1995): Menschen im Terminalstadium und ihre betreuenden Angehörigen als Dyade: Wie erleben sie die Endlichkeit des Lebens, wie setzten
sie sich mit dieser auseinander? Zeitschrift für Gerontologie und Geriatrie
28: 264-272. – Umfangreiche Langzeitstudie zur häuslichen Sterbebegleitung mit Modifikation des Phasenmodells von Kübler-Ross.

Kübler-Ross, E. (1982): Verstehen, was Sterbende sagen wollen. Stuttgart. – Eines der zahlreichen populären Bücher der Sterbeforscherin, in der sie die
besondere Kommunikation mit krebskranken Menschen beschreibt.

Kübler-Ross, E.; Kessler, D. (2001): Geborgen im Leben. Wege zu einem erfüll-
ten Dasein. Stuttgart. – Das Vermächtnis der verstorbenen Hospizveteran-
nin mit 14 Lektionen für ein erfülltes Leben als Lehre aus dem Umgang mit
dem Sterben.

Schweizerische Gesellschaft für Gerontologie (1999): Demenzerkrankungen
im Alter/ Sterbebegleitung und Sterbehilfe im Alter. Verhandlungsbericht
der interdisziplinären Regionaltagung 1998 der Schweizerischen Gesellschaft für Gerontologie in Basel. – Eine umfangreiche Sammlung von
schweizer Kongressreferaten zu Fragen des interdisziplinären Umgangs mit
Sterben und Demenz im Alter.

Seitz, O.; Seitz, D. (2002): Die moderne Hospizbewegung in Deutschland auf
dem Weg ins öffentliche Bewusstsein. Herbolzheim. – Historische Entwicklungen, künftige Trends und politische Forderungen aktueller, deutscher Hospizarbeit.

Student, J.-C. (Hg.) (2004): Sterben, Tod und Trauer. Handbuch für Begleitende. Freiburg. – Ein alphabetisch geordnetes Nachschlagewerk mit zahlreichen Themen der praktischen Hospizarbeit – auch mit einem Kapitel
von Karin Wilkening zum Sterben im Pflegeheim auf den Seiten 177-180.

Volicer, L.; Hurley, A. (1998): Hospice Care for People with Advanced Dementia. New York. – Der Klassiker zur Ausweitung von Palliativversorgung in
Langzeitpflegeeinrichtungen für demenzkranke, alte Menschen am Beispiel amerikanischer Hospizprojekte.

Wilkening, K. (1998): Wir leben endlich. Zum Umgang mit Sterben, Tod und
Trauer. 2. Auflage. Göttingen. – Ein Einstiegsbuch zu den wichtigsten allge-
meinen Fragen der Hospizarbeit und dem praktischen Umgang mit Tod,
Sterben und Trauer im Alltag.

▓ Pflicht zum Leben oder Pflicht zum Sterben – eine Frage der Würde?

Häufig werden Diskussionen zu Fragen des würdigen Sterbens in der Öffentlichkeit reduziert auf die Frage, ob man für oder gegen »Sterbehilfe« ist. Dazu werden dann auch Meinungsumfragen zitiert, bei denen manchmal ein Großteil dafür und manchmal einer dagegen ist – je nach Art der Fragestellung und des Auftraggebers. Insbesondere die europäischen Gesetzgebungen in den Niederlanden und nun auch Belgien, in denen die aktive Sterbehilfe (siehe auch »Tötung auf Verlangen«, S. 39) durch Ärzte straffrei ist, führt immer wieder zu einer Diskussion gesetzlicher Änderungen in Deutschland sowie auch in anderen europäischen Ländern. In den zum Teil sehr polemisch geführten Argumentationen taucht oft der Begriff *Würde* mit wechselnden Bedeutungen auf. Darum folgen zunächst einige Begriffsklärungen, die wichtigsten Argumente der Kontrahenten, Probleme des praktischen Umgangs mit Fragen der Sterbehilfe sowie abschließende Gedanken zum Thema Würde.

▓ Sterbehilfe ist nicht gleich Sterbebegleitung – Begriffsdefinitionen

Einmal sind unter dem Begriff Sterbehilfe sowohl Sterbebegleitung im hospizlichen Sinn als auch alle untenstehend benannten Formen von Sterbehilfe eingeschlossen, ein anderes Mal wird Sterbebegleitung zwar mit einigen Formen der Sterbehilfe, zum Beispiel der »passiven« oder der »indirekten«, nicht aber mit der »aktiven Sterbehilfe« gleichgesetzt und als etwas inhaltlich völlig anderes als die klare Zielrichtung einer Tötungsabsicht gesehen.

Wir wollen im Folgenden unter *Sterbebegleitung* alle diejenigen Bemühungen verstehen, ein Sterben in Würde so zu gestalten, dass der Sterbeprozess weder abgekürzt noch durch den Einsatz technischer Mittel künstlich hinausgezögert wird, wie dies im Rahmen der Palliativversorgung und hospizlichen Haltung geschieht. Im Rahmen einer so verstandenen Sterbebegleitung sind dann sowohl die *indirekte Sterbehilfe* durch Gabe von Medikamenten mit dem Ziel der Schmerzlinderung und eine damit in Kauf genommene etwaige Lebensverkürzung (sehr selten zu beobachten) als auch die *passive Sterbehilfe* in Form der Unterlassung von lebenserhaltenen Maßnahmen bei einem bereits begonnenen Sterbevorgang eingeschlossen.

Unter Sterbehilfe wird in erster Linie die sogenannte *aktive Sterbehilfe* verstanden, eine Handlung, mit der gezielt die vorzeitige Beendigung des Lebens eines Menschen herbeigeführt wird. Diese sogenannte *Tötung auf Verlangen* ist nicht nur in Deutschland, sondern in allen europäischen Ländern im Sinn eines allgemeinen »Fremdtötungsverbots«, bis auf die Niederlande und Belgien, unter Strafe gestellt. Dabei besteht aus der Sicht einer misstrauischen Justiz immer die Gefahr – auch wenn es eine »Mitleidstötung« war –, dass es sich um ein Tötungsdelikt handelt, in dem subtile Formen von Gewalt vorhanden waren bis hin zu »niederen Motiven« (z. B. um sich einen Geldvorteil zu verschaffen) bei »Mord«.

Von der aktiven Sterbehilfe als Tötung auf Verlangen abgesetzt ist für den Gesetzgeber die *Beihilfe zum Suizid*. Hier hilft jemand einem anderen beim Suizid, der selbst dazu nicht mehr in der Lage ist oder sich die entsprechenden Mittel nicht beschaffen kann. Diese Beihilfe ist eine möglicherweise moralisch bedenkliche, aber nicht strafbare Handlung, zumindest nicht für Menschen, die kein besonderes Vertrauensverhältnis zum Suizidenten haben – ein Grund, warum Ärzte in Deutschland sich offiziell nicht als »Assistenten zum Suizid« anbieten dürfen. Die Sterbehilfeorganisationen EXIT in der Schweiz und die Deutsche Gesellschaft für Humanes Sterben (DGHS) vermitteln Suizidbeihilfe auf verschiedene Weise an ihre Mitglieder.

Kann der Sterbende selbst nicht mehr seinen Willen äußern, gilt es, nach seinem »mutmaßlichen Willen« zu handeln. Dieser wird entweder durch eine von ihm bestimmte Person seines Vertrauens im juristischen Sinn vertreten (vgl. Vollmacht/Betreuung im Exkurs »Patientenverfügungen«, S. 40f.), oder aber es wird von seinen schriftlichen Äußerungen in einer Patientenverfügung ausgegangen. Da Patientenverfügungen juristisch immer noch nicht so verbindlich sind, dass Ärzte sich in für sie konflikthaften Situationen daran halten müssen, kann es im Einzelfall immer wieder zu schwierigen Entscheidungssituationen für alle Beteiligten kommen.

EXKURS: PATIENTENVERFÜGUNGEN

Viele Menschen haben Angst, am Lebensende Apparaten ausgeliefert zu sein und die eigenen Wünsche nicht mehr ausdrücken zu können. Daher haben Hospizinitiativen immer auch die Verbreitung von Patientenverfügungen als eine Möglichkeit gesehen, sich eingehend mit Fragen der Handlungsmöglichkeiten am Lebensende auseinander zu setzen und eigene Wünsche zu formulieren. Die Tatsache, dass auch Sterbehilfeorganisationen mit Patientenverfügungen werben, zeigt, dass eigentlich weniger Fragen einer palliativen Begleitung als der Wunsch nach einem vorzeitigen Tod durch Behandlungsabbruch aus Angst vor einem »Zuviel« an Medizintechnik hierbei im Vordergrund steht.

Inzwischen mehren sich kritische Stimmen – auch im Zuge der Herstellung einer größeren Rechtssicherheit von Patientenverfügungen duch eine geplante Gesetzesänderung im Betreuungsrecht des deutschen Bundesjustizministeriums –, die zu bedenken geben, dass auch detaillierte Schriftstücke nicht verhindern können, dass die Verfügung letztendlich zur »Falle« für Betroffene, insbesondere Demenzkranke, werden könnte. Dies ist dann der Fall, wenn einmal getroffene, verbindlich gemachte Formulierungen den Arzt künftig davon abhalten, Maßnahmen zu treffen, die eigentlich dem von ihm aktuell zu beobachtenden Lebenswillen oder einer verbesserbaren Lebensqualität eher entsprechen als die verfügten Unterlassungen im Sinn einer passiven Sterbehilfe. Auch bestehen Sorgen, dass das Ausfüllen von Verfügungen zur Pflicht werden könnte, die bei weiteren Einsparungen oder Rationalisierungsüberlegungen dazu führt, dass man nicht nur Sterbende, sondern insbesondere auch Schwerstkranke mit Kommunikationsproblemen vorschnell als »sterbewillig« kategorisiert.

Bei der Abfassung von Patientenverfügungen ist darauf zu achten, dass sie eindeutig und verständlich formuliert sind, ihre Verbindlichkeit durch laufende Erneuerung und ärztliche Beratung möglichst hoch ist und Aufbewahrungsort sowie Kontaktpersonen bekannt sind. Die neuesten Patientenverfügungen (Bezugsadressen im Anhang) sind zur größeren Wirksamkeit mit einer »Betreuungsverfügung« verbunden. In diesem Fall wird vom Unterzeichnenden eine Person benannt, die später als Fürsprecher in medizinischen Angelegenheiten (vom Gericht eingesetzt) dafür sorgt, dass seine Wünsche bei Behandlungen berücksichtigt werden. Liegt keine solche Betreuungsverfügung von der Person vor, so bestimmt das Gericht einen sogenannten juristischen »Betreuer« (einen Angehörigen oder einen Amtsbetreuer). Neben der Betreuungsverfügung, in der der Unterzeichnende zum Beispiel auch sein künftiges Pflegeheim bestimmen kann, ist als juristisch einfachere Form die Erstellung einer privaten *Vollmacht* möglich, in der er für bestimmte Bereiche (Finanzen, Wohnung etc.) einen späteren Vertreter ernennt. Diese Person sollte ihn gut kennen, eine zu enge emotionale Bindung und damit Betroffenheit kann allerdings auch problematisch sein – es gilt also, gut auszuwählen.

Grundsätzlich hat kein Erwachsener das Recht, auch nicht ein naher Angehöriger, für einen anderen ohne diese Art von Vorausverfügungen im Fall von Krankheit oder Unfall oder anderen Formen geistiger und körperlicher Beeinträchtigung wichtige Entscheidungen zu fällen. Auch die Aufnahme in ein Pflegeheim und das Unterschreiben eines Heimvertrags brauchen notfalls eine solche Legitimation. Wer für diesen Fall nicht vorsorgt, lässt seine Angehörigen in Ungewissheit zurück und kann sich dann nicht beklagen, wenn seine Wünsche nicht erkannt und verwirklicht werden. Letztlich ist der wichtigste Aspekt der Vorausverfügungen, sich rechtzeitig mit seinem privaten Umfeld sowie dem Arzt über Gestaltungsmöglichkeiten am Lebensende auszutauschen. Hier können alte Menschen als

Vorbild wirken und solche Verfügungen ausfüllen, vielleicht sogar ihre Kinder zu ähnlichen Schritten bewegen, denn der Tod hält sich nicht an die Generationenfolge.

Argumente für und gegen aktive Lebensverkürzung

Befürworter aktiver Sterbehilfe betonen immer wieder, es sei würdelos, unter bestimmten Umständen zu leben – dies ist nur eine Facette von Würde, wie wir unten sehen werden. Die Einteilung von Lebenssituationen in würdige und würdelose führt zu der Forderung, eine verlorene menschliche Würde durch eine Tötung wiederherzustellen.

In einem solchen Konzept der »Tötungsheilbehandlung« hat der Arzt eine reine Dienstleistungsfunktion für einen privaten Auftraggeber durchzuführen. Die Möglichkeiten palliativer Medizin und Pflege sowie hospizlicher Begleitung werden skeptisch beurteilt, ebenso das Risiko von Missbrauch. Daher werden in diesem Kontext meist Beispiele zitiert, in denen die Schmerzreduktionsmöglichkeiten unzureichend sind und häufig Menschen mit klarem Verstand dringend um ihre Tötung bitten, sie ihnen aber aus juristischen Gründen verweigert wird. Ein für alle Beteiligten wahrhaft grausames Szenario! Insgesamt wird ein eher pessimistisches Gesellschafts- und Menschenbild gezeichnet, in dem man sich am besten auf niemanden verlässt und Autonomie als höchstes Gut betrachtet wird.

Gegner der aktiven Sterbehilfe, zu denen viele Praktiker mit Hospiz- und Palliativerfahrungen gehören, haben andere Beispiele vor Augen. Sie stellen zunächst die Möglichkeiten *absoluter Kontrolle* menschlichen Lebens in Frage. Kranke, auch Kinder, sind oft langfristig auf die Unterstützung anderer angewiesen. Alle Menschen leben in Beziehungen, und die Rückmeldung der anderen bestimmen zu einem großen Teil unser Selbstbild. Wir fühlen uns schön und wertvoll, wenn uns jemand liebt, und schlecht, wenn uns jemand beleidigt – alles dies gehört zum Menschsein. Leben ist Leben in Beziehungen, und einen Menschen, der auf niemand angewiesen war oder

ist, gibt es nicht. Daher ist Autonomie nie isoliert zu sehen,
sondern immer auch ein Spiegelbild des Verhaltens anderer.

Was das Verhalten von Ärzten angeht, so lassen sie sich nicht
auf die Dienstleistungsmentalität Patienten gegenüber reduzieren, sondern haben eine eigene Berufsethik, mit der sie dem
Leben und dem Lebenserhalt verpflichtet sind. Dies mag uns
manchmal als Bevormundung begegnen, hat aber aus der Suizidprävention ihre eigene Geschichte. Inbesondere die Gesund-
heitsberufe weisen immer wieder darauf hin, dass die Möglichkeiten einer palliativen Schmerzbegleitung noch lange nicht
ausgereizt sind, solange erst weniger als ein Drittel aller nieder-
gelassenen Ärzte palliativmedizinisch arbeitet. Daher gilt der
intensive Appell der Gegner aktiver Sterbehilfe zunächst dem
Ausschöpfer dieser palliativen Ressourcen, bevor weitere Diskussionen um Gesetzesänderungen zur Sterbehilfe anstehen.

Das Dammbruch-Argument besagt, dass bei einer Erleichterung, einer Legalisierung aktiver Sterbehilfe sich all diejenigen
Menschen unter Druck gesetzt fühlen könnten, die von dieser
Möglichkeit nicht Gebrauch machen. Während die Befürworter der aktiven Sterbehilfe immer von einer *Pflicht zum Leben*
sprechen und Sorge haben, dass man nicht schnell genug freiwillig aus dem Leben scheiden darf, fürchten die Gegner, dass
vor allem alte und kranke Menschen zunehmend aus ökono-
mischen Gründen eine *Pflicht zum Sterben* empfinden könnten. Bundespräsident Johannes Rau hat dazu einmal gesagt:
»Wo das Weiterleben nur eine von zwei legalen Optionen ist,
wird jeder rechenschaftspflichtig, der anderen die Last seines
Weiterlebens aufbürdet.«

Praktische Fragen zur Sterbehilfe im Alter

Was im Einzelfall in den Definitionen so klar aussieht, ist in der
Praxis nicht immer leicht zu unterscheiden. Insbesondere die
Frage eines *Behandlungsabbruchs*, das heißt das Abstellen eines
lebenserhaltenden Geräts, ist eine häufige Konfliktsituation.
Während noch vor 15 Jahren in der Rechtsprechung ein sol-

ches Abstellen häufig als aktives Tun, also als »aktive Sterbehilfe« bezeichnet wurde, gilt heute das Abstellen (auf vermuteten
Wunsch des Betroffenen) als Herstellung eines Zustands wie
vor Befragung des Patienten, ähnlich wie bei einem Therapie-
verzicht als eine passive Unterlassung und daher nur als Form
der »passiven« Sterbehilfe. Durch die Presse ging dabei ein
Bundesgerichtshofurteil von 1994, in dem ein Arzt und ein
Sohn erstmalig freigesprochen wurden, weil sie die von ihnen
angeordnete Einstellung der künstlichen Ernährung bei der
schwer kranken alten Mutter des Sohnes juristisch rechtfertigen konnten. Die Pflegekräfte im Altenheim hatten zunächst
der Einstellung der Ernährung nicht zugestimmt. Die Mutter
hatte nur mündlich früher einmal für sich eine solche Maßnahme der künstlichen Ernährung abgelehnt.

   Die neuen ärztlichen Grundsätze zur Sterbebegleitung in
Deutschland sowie die Richtlinien der Schweizer Akademie der
Medizinischen Wissenschaften (vgl. Internetquellen im Anhang) lassen ebenfalls zu, dass lebenserhaltende Maßnahmen
auf Wunsch abgestellt werden können, auch wenn kein aktueller Sterbeprozess vorliegt. Wichtig ist hierbei, dass es dort im
Text nicht um Versorgung mit Nahrung und Flüssigkeit geht,
sondern um das »Stillen von Hunger- und Durstgefühl« als
subjektivem Empfinden, das sich pflegerisch auch ohne künstliche Flüssigkeits- und Nahrungszufuhr lindern lässt. Die va-
gen Formulierungen mancher Patientenverfügungen wie »un-
nötiges Leiden« oder »eingeschränktes Bewusstsein« als Grund
für einen vermuteten Wunsch nach Einstellung lebensverlän-
gernder Maßnahmen (bei »Nichteinwilligungsfähigkeit«) haben jedoch zusammen mit Urteilen wie dem obigen zur Verun-
sicherung bei Angehörigen demenzkranker Menschen geführt.
Wer Würde gleichsetzt mit klarem Bewusstsein und Autonomie, für den haben Demenzkranke schnell ein würdeloses Leben ohne Lebensqualität. Wer mit demenzkranken Menschen
zu tun hat, weiß, dass bei guter Pflege und entsprechender Umgebungsgestaltung noch viel Lebensqualität und Lebensfreude
zu erleben und zu beobachten sind. Andererseits zeigen wissenschaftliche Studien auch, dass Menschen im Stadium begin-

nender Demenz – insbesondere mit einer hohen »prämorbi-
den« Ausgangsintelligenz – zu gut 20 Prozent in der Lage sind,
noch eine Patientenverfügung mit Beratung zu verstehen und
sachgerecht auszufüllen.

Werden Autonomieargumente immer wieder mit Ökono-
mieargumenten verknüpft, und Patientenverfügungen, die früher auf wenig Akzeptanz stießen, heute plötzlich immer mehr
propagiert, können Diskussionen zur Sterbehilfe für ältere
Menschen durchaus zu einem Thema mit ambivalenten Gefühlen werden. Immer deutlicher wird, dass wir uns künftig
nicht mehr alles medizinisch und pflegerisch Mögliche leisten
können und dass wir sorgfältig überlegen müssen, wie wir die
zur Verfügung stehenden Mittel einsetzten wollen.

Die Begrenzung der Ausgaben ist ein internationaler Trend,
und gerade deswegen muss die Hospizbewegung insbesondere
in Deutschland versuchen, eine Gegenbewegung darzustellen
in der Art, dass nicht automatisch bestimmte Gruppen vorschnell als »Sterbewillige« bezeichnet werden und Institutionen
dem Einzelnen bestimmte Formen der Lebensbeendigung,
aber auch der kostenintensiven, technikaufwendigen Lebensverlängerung aufzwingen. Das Kosten-Nutzen-Denken hat an
vielen Stellen Einzug gehalten und gleicht einer gesellschaftli-
chen Bilanz, der sich der Einzelne, ob er nun sterbend, dement
oder körperbehindert ist, bald nicht mehr entziehen kann.

Entscheidungen von Ethikkommissionen sind das eine, individuelle Entscheidung des Einzelnen und seine moralischen
Vorstellungen etwas anderes. Auch beste Palliativmedizin und
hospizliche Begleitung werden einige Menschen nicht davon
abhalten können, ihr Leben vorzeitig beenden zu wollen. Gründe für den Suizid sind übrigens weniger tatsächliche Schmerzen, sondern die Angst vor starken Schmerzen und Autonomieverlust. Für manche Menschen ist schon ein geringer
Verlust von Kontrolle lebensbedrohend. Andere haben gelernt,
mit Unsicherheiten zu leben. Im Alternsprozess wird die Frust-
rationstoleranz des Einzelnen in verschiedensten Bereichen ge-
testet. Wie viele Kränkungen und Einschränkungen wir letztlich nicht mehr verarbeiten können, hat mit unserer Biographie

und unserer Verletzlichkeit zu tun, die wir im Lauf des Lebens entwickelt haben.

Beispiele aus Holland zeigen, dass die Bitte um Euthanasie, nach aktiver Sterbehilfe, oft auch eine Frage zur Beruhigung ist, eine Frage, die eigentlich lautet: »Willst du alles tun, um mir zu helfen?« Wenn der Arzt dies bejaht, dann wird in vielen Fällen eine vorzeitige Lebensbeendigung gar nicht mehr gewünscht. Abschied zu nehmen, zu wissen, dass das Mögliche getan wird, und dafür zu sorgen, dass die Möglichkeiten erreichbar sind, sind oft die Dinge, die gebraucht werden. Hier muss die Information über die Ausschöpfung legaler Möglichkeiten und die Aufklärung durch die Ärzteschaft ansetzen, die eine große Bandbreite an Möglichkeiten für den Einzelfall bietet.

Abschließendes zum Thema Würde

Interessant ist, dass in den Diskussionen ein seltsames Auseinanderdividieren des Würdebegriffs vorgenommen wird. Wenn wir sonst in der Politik das Wort »Menschenwürde« verwenden, zum Beispiel wenn es sich um Asylsuchende handelt, gehen wir meistens von einer inhärenten Würde aus, einer allen Menschen innewohnenden Würde, die unverlierbar jedem zukommt, gleichgültig unter welchen Lebensumständen er derzeit lebt. Davon zu unterscheiden ist die kontingente Würde, die ein Mensch sich erworben hat durch seine Lebensumstände, sein Verhalten oder seinen Status. Diese Würde kann unter manchen Lebensumständen schwer erkennbar sein. Wenn wir in unserer Verfassung schreiben, »Die Würde des Menschen ist unantastbar«, so ist diese erste Form inhärenter, unverlierbarer Würde gemeint. Letztere ist auch die Würde, von der die Gegner aktiver Sterbehilfe ausgehen, während die Befürworter eher die kontingente Würde der Lebensumstände im Auge haben.

Würde hat immer auch mit dem Standpunkt und dem Verhalten des Betrachters zu tun. Sterbenden sollten wir nie Würde absprechen, zumindest nicht im Sinn inhärenter Würde. Was würdelos sein kann, ist vielleicht unsere Form der Beglei-

tung, die wir ihnen zukommen lassen. Aus zahlreichen Untersuchungen ist hinlänglich bekannt, dass nicht so sehr die kranken und sterbenden Menschen selbst, sondern vielmehr ihre
Angehörigen oder Mitarbeiter leiden, die den Anblick des Sterbens nicht ertragen können. Wer hier also leidet und wer eigentlich erlöst werden soll, wenn eine Abkürzung des Leidens
gefordert wird, ist zu überdenken.

Befragungen zum Thema Würde bei älteren Menschen selbst
zeigen übrigens, dass sie die häufig würdelose Umgebungsgestaltung oder das Verhalten ihrer Umgebung auszublenden versuchen und nicht dagegen aufbegehren – ein Grund mehr, hier
behutsam zu sein und anwaltschaftlich für sie einzutreten.

Weiterführende Literatur zur Diskussion um Sterbehilfe sowie Patientenverfügungen

(Bezugsadressen und Internetinfos zu Patientenverfügungen im Anhang)

Bayerisches Staatsministerium der Justiz (Hg.) (2002): Vorsorge für Unfall,
Krankheit und Alter durch Vollmacht, Betreuungsverfügung, Patientenverfügung. – Eine leichtverständliche, 24-seitige Einführungsbroschüre
(Bezugsquelle im Anhang) mit konkreten Vordrucken und Formulierungs-
vorschlägen. Derzeit die beste Broschüre zum Thema.
Beine, K. (1999): Krankentötungen in Kliniken und Heimen. Fortschr. Neu-
rol. Psychiat. 67: 493-501. – Eine vergleichende Analyse der Persönlich-
keitsdimensionen sowie Arbeitsumstände mehrerer wegen Patiententötun-
gen angeklagter Pflegekräfte liefert erschütternde Hintergrundinformatio-
nen.
Jacobi, T.; May, A.; Kielstein, R.; Bienwald, W. (Hg.) (2002): Ratgeber Patientenverfügung. Vorgedacht oder selbstverfasst? Münster.
Klie, T.; Student, J.-C. (2001): Die Patientenverfügung. Freiburg.   Einfüh-
rungsbücher mit Fallbeispielen zu rechtlichen und medizin-ethischen Fragen von Vorsorgemaßnahmen am Lebensende mit Vorschlägen zu eigenen
Formulierungen.
Mettner, M.; Schmidt-Mannhardt, R. (Hg.) (2003): Wie ich sterben will. Autonomie, Abhängigkeit und Selbstverantwortung am Lebensende. Zürich.
– Das neuste Buch mit internationalen Referenten aus Fachtagungen der
katholischen Paulus-Akademie Zürich zu ethischen Fragestellungen rund
ums Sterben (mit zahlreichen hierzu wichtigen, aktuellen Schweizer Doku-
menten).
Ruegger, H. (2003): Sterben in Würde? Nachdenken über ein differenziertes
Würdeverständnis. Zürich. – Das hilfreiche Plädoyer eines Ethik-Prakti-

kers für würdegemäßes Begleiten anstelle eines missverstandenen Leistungs-
drucks zum würdigen Sterben für Betroffene.

Vollmann, K. (2000): Chancen und Risiken von Patientenverfügungen bei dementiellen Störungen. Ethical Problems of Advance Directives in Demen-
ted Patients. Zeitschrift für Gerontopsychologie & -psychiatrie 13 (1): 38-
50. – Wissenschaftliche Untersuchung zur spannenden Frage, welchen
Nutzen Patientenverfügungen für demenzkranke Menschen haben.

2. Aspekte der Qualitätsentwicklung in der Altenhilfe

Professionalisierung der Altenpflege

Altenpflege auf dem Weg zum eigenen Berufsprofil

Altenpflegerinnen sind keine Krankenschwestern, zumindest nicht in Deutschland. Während in einigen anderen europäischen Ländern Altenpflege eine Spezialrichtung der Krankenpflege ist, wurden in Deutschland erst in den fünfziger Jahren Hilfskräfte in Altenpflegeeinrichtungen als eigenständiger sozialpflegerischer Beruf für die Arbeit mit alten Menschen weiterqualifiziert. Der lange Weg zu einem eigenen Berufsprofil hat mit der Verabschiedung eines bundeseinheitlichen Altenpflegegesetzes im Jahr 2002 nach vielen juristisch-politischen Hindernissen endlich eine wichtige Hürde zur Qualitätsentwicklung überwunden.

Anders als vor 50 Jahren müssen heute in den Heimen zunehmend schwerstpflegebedürftige sowie demenzkranke Personen im Endstadium betreut werden, die bei der Nahrungsaufnahme, der Inkontinenzversorgung sowie der Schmerzbehandlung zum Teil intensive pflegerische Versorgungen und besondere Betreuungsformen brauchen. Die Gesetzgebung fordert eine Entwicklung der Altenpflege hin zu einem Gesundheitsberuf. Diese fachliche Ausrichtung ist wichtig, weil die Überwachung von ärztlich verordneten Infusionen, Kathetern oder Magensonden immer mehr ein Teil der Altenpflege wird – gerade weil man eine Verlegung ins Krankenhaus in den letzten Tagen und Wochen vor dem Tod im Sinn der Bewohner vermeiden will.

Es bleibt zu hoffen, dass neben der medizinisch-pflegerischen Akzentsetzung in Zukunft auch die wichtigen sozialpflegerischen Anteile in der Altenpflege erhalten bleiben, da sie das besondere Profil dieses Berufs mitbestimmen. Der Aufbau ei-

ner Beziehung zum älteren Menschen bleibt – trotz medizi-
nisch-pflegerischer Kompetenzen – elementarer Teil des Be-
rufsbildes. Wie schwierig dies im Einzelfall sein kann, zeigen
die im Kapitel »Neue Betreuungskonzepte für demenzkranke
Menschen« (S. 57ff.) aufgezeigten Kommunikationsstrategien,
die systematisch erworben und trainiert werden müssen. Neben der direkten Arbeit mit Bewohnern sind auch die Anleitung von Hilfskräften und Freiwilligen sowie die Beratung von
Angehörigen heute Teil des Altenpflegeberufs, der somit immer
mehr kommunikative Anteile hat – beim Import von »preiswerten« Pflegekräften aus dem nichtdeutschsprachigen Ausland ist dies zu bedenken. Gerade im hohen Anteil der unterschiedlich ausgebildeten, sogenannten Plegehelferinnen (häufig Teilzeitkräfte) zeigt sich die Besonderheit des Arbeitsalltags
in den Einrichtungen. Auch und gerade ihnen kommt in der
Beziehungsebene der Sterbebegleitung häufig eine wichtige
Rolle zu.

Anders als in der Krankenpflege ist die Qualität der Altenpflege schwer zu beurteilen. Der alte, womöglich demenzkranke Patient kann nicht mehr gesund werden und schreitet trotz
bester Pflege in seinem Krankheitsbild voran. Die meisten Pfle-
gebeziehungen enden mit dem Tod. Die Tatsache, dass viele
Aktivitäten der Altenpflege mit haushaltsnahen Tätigkeiten in
Verbindung gebracht werden, die ja zum Teil zu Hause auch
von Angehörigen erbracht werden, fördert nicht gerade das
Image eines »Expertenberufs«. Alle bewundern die Arbeit der
Pflegenden, aber kaum einer will mit ihnen tauschen. Altenpflege ist längst kein Pflegehilfsberuf mehr, die Anzahl der exa-
minierten Altenpflegekräfte steigt im Verhältnis zu den Pflege-
hilfskräften – und dennoch trauen sich immer noch viel zu
wenige, selbstbewusst aufzutreten, auf Missstände in ihrem Ar-
beitsfeld hinzuweisen und Rahmenbedingungen für eine würdige Pflege alter Menschen einzufordern. Die uneinheitlichen
Arbeitsbedingungen führen zu großen Fluktuationen und in
Ballungsgebieten zu einem Mangel qualifizierter Altenpflegekräfte in den Einrichtungen. In Zahlen ausgedrückt, sind das
nur noch erschreckende 20 Prozent, die nach 5 Jahren in ihrem

Beruf verblieben sind. Je weniger pflegende Angehörige wir in Zukunft haben, um so mehr sind wir auf ausreichende und qualifizierte Pflegekräfte angewiesen. Daher wird Mitarbeiterpflege neben Kundenorientierung ein wichtiger Teil des zukünftigen Qualitätsmanagements der Leitung sein.

▓ Erfahrungen mit dem Sterben als besondere Kompetenz
   der Altenpflege?

Da die Altenpflege gerade erst dabei ist, ihrem Berufsbild Konturen zu verleihen, ist es verständlich, dass die Beschäftigung mit Tod und Sterben zunächst eine dem Image wenig förderliche Aufgabe darstellt. Die allgemeine negative Bedeutung von Sterben und Alter scheint das Prestige des Altenpflegeberufs nach unten zu ziehen, wogegen sich die Beteiligten verständlicherweise wehren. Die Hospizbewegung hat durch ihre positive Bewertung des Sterbevorgangs mit Begriffen wie Lebensqualität, Würde und innerem Wachstum dazu beigetragen, dass dieser Abwärtsspirale die Möglichkeit einer Aufwärtsspirale entgegengestellt wird. Ein Beispiel für eine solche Entwicklung war in Zürich zu beobachten.

Nachdem in einem Beschluss des Zürcher Stadrats im Oktober 2000 das Suizidverbot in Altenheimen aufgehoben worden war, durften sich die Bewohner mit Hilfe von Sterbehilfeorganisationen künftig in den dortigen Alteneinrichtungen beim Suizid helfen lassen. Diese Tatsache wurde in der Schweizer Presse monatelang sehr kontrovers von den unterschiedlichsten Organisationen diskutiert und brachte erstmals die Themen Sterbehilfe, würdiges Sterben, Palliativmedizin und -pflege in den Blickpunkt der Öffentlichkeit. Anders als in Deutschland hatte sich die Hospizbewegung mit ihrer Freiwilligenarbeit in der Schweiz kaum ausgebreitet und lediglich in Form der Palliativmedizin entwickelt. Eine im Jahr vor dieser Diskussion durchgeführte Fortbildung von Pflegekräften zeigte noch eine sehr reservierte und eher defensive Haltung der Seminarteilnehmer zum Thema »Verbesserung der Sterbebegleitung in stationären Pflegeeinrichtungen«. Viele der Mitarbeiter aus Heimen fühlten sich in ihrer Berufsehre gekränkt, wenn man sie nach möglichen Verbesserungen der Rahmenbedingungen des Sterbens in ihrer Einrichtung fragte (auf solche Anfragen reagiert man erfahrungsgemäß gelassener, wenn man weiß, wie schwierig es ist, ein gutes Sterben zu gestalten).

Wie anders war das zu beobachtende Klima, als nach der vierteljährigen intensiven öffentlichen Diskussion wiederum ein Angebot zur Fortbildung – diesmal vom Amt für Altersheime der Stadt Zürich – wieder für Mitarbeiter zum Thema Sterbebegleitung stattfand. Inzwischen war allen Beschäftigten klar geworden, wie komplex der Umgang mit der pflegerischen, psychologischen und ethischen Seite des Lebensendes war. Je differenzierter die geäußerten Meinungen in der Presse waren, desto deutlicher wurde, welche Kompetenz die Pflegekräfte besitzen mussten, die an vorderster Front all diese Bedenken integrieren und in bewohnerbezogenes, einfühlsames Handeln umzusetzen hatten. Letztlich war bei den Pflegekräften eine große Bereitschaft vorhanden, sowohl über Schwierigkeiten, aber auch über bereits erfolgreich verwirklichte Schritte zu einer Abschiedskultur ihrer Einrichtungen zu sprechen.

Es sind solche Beobachtungen, die Mut machen, das Thema Tod und Sterben nicht nur als eine demographisch und gesundheitspolitisch unumgängliche Aufgabe, sondern als einen für die Altenpflege geradezu prädestinierten Kompetenzbereich darzustellen und auszubauen. Neben der
– individuellen Weiterqualifizierung von Pflegekräften sowie
– der Aufnahme palliativer und hospizlicher Pflegeaspekte in die Basiscurricula der Altenpflege gehören zu diesem Kompetenzbereich auch
– Anleitungen zu Organisationsentwicklungsprozessen, die die erworbenen Kompetenzen der Pflegekräfte in strukturelle Abläufe einbinden und ihnen Raum geben.

Ohne eine solche gleichzeitige Veränderung von Rahmenbedingungen besteht Gefahr, dass diese Domäne der Altenpflege trotz zunehmender Bedeutung an den Rand gedrängt und der Tagesform einzelner Pflegenden überlassen wird. Unser neues Konzept der Abschiedskultur ist Anregung für solche Prozesse.

Neben der Sterbebegleitung hat vor allem auch die Arbeit mit demenzkranken Menschen gezeigt, dass für einen Umgang mit Menschen in existenziellen Krisen Pflegende neben kommunikativen Kompetenzen auch immer wieder Gelegenheit zur Selbstreflexion haben müssen. Nur wer eine gefestigte Persönlichkeit ist, kann anderen in Krisen Halt geben, und nur wer nicht ausgebrannt ist, kann Wärme geben. Immer mehr Altenpflegekräfte haben inzwischen das in ihren Ausbildungspläne fehlende Repertoire zum Umgang mit Tod und Sterben in Palliative-Care-Kursen oder auch gemeinsam mit Freiwilligen in Hospizhelfer-Kursen ergänzt und gespürt, dass hier oft genau die Fragen behandelt wurden, die einst für sie Motiv waren, den Pflegeberuf zu wählen. Hier ist im hospizlichen Sinn auch die »Begleitung der Begleiter« Thema, die Haupt- und Ehrenamtlichen gleichermaßen zeigt, wie wichtig es ist, eigene Kraftquellen zu entdecken, in Supervision und Praxisbegleitung individuelle Belastungen anzusprechen und gegebenenfalls auch strukturelle Verbesserungsvorschläge zu machen.

Das Handwerkszeug professioneller Altenpflege

Inzwischen gehören auch in der Altenpflege eine ausfülirliche Pflegediagnose, die Einbeziehung sozialer und biographischer Daten, auch unter Zuhilfenahme von Angehörigen, sowie eine gemeinsame Pflegeplanung zum professionellen Handeln. Um auch für Außenstehende und für Abrechnungsfragen alle Pflegeschritte nachvollziehen zu können, ist eine gewissenhafte Dokumentation der durchgeführten Pflegehandlungen in einem Dokumentationssystem unverzichtbar – eine immer aufwendigere und nicht immer geliebte Arbeit im Qualitätsmanagement.

Im englischsprachigen Raum hat sich insbesondere die gemeinsam durchgeführte Pflegeplanung auch zur individuellen Gestaltung des Lebensendes zusammen mit Angehörigen und wenn möglich auch Ärzten sowie den Bewohnern und Sozialarbeitern als wichtiges Qualitätsmerkmal entwickelt, die in Deutschland noch nicht in allen Einrichtungen auf diese Weise durchgeführt wird. Eine solche Planung wird gerade auch bei nachlassenden Kommunikationsmöglichkeiten von Bewohnern in Zukunft immer wichtiger (vlg. dazu das Fallbeispiel auf S. 101f.).

Die Klassifizierung von Pflegequalität in mehrere Stufen von der »gefährlichen« über die »sichere« und »angemessene« bis hin zur »optimalen« Pflege zeigt deutlich, dass es hierbei alle Formen von Gewalt durch gefährliche Vernachlässigung und Nichtbeachtung individueller Bedürfnisse bis hin zu optimalen Formen der Mitbestimmung des Bewohners im Heimalltag gibt. Neben vereinzelten, individuellen Gewaltäußerungen können vor allem auch Arbeitsstrukturen einer Organisation als »strukturelle Gewalt« in der Versorgung die Entfaltung von Bewohnern beeinträchtigen.

Statt des früheren Verwahrens und Versorgens geht es heute in der aktivierenden Pflege um die Förderung der zahlreichen »Aktivitäten des täglichen Lebens (ATL)«, die es zur Selbstbestimmung des Kranken aufrechtzuerhalten gilt. Diese Aktivitäten führen von der Körperpflege über die Mobilität hin zum Essen und Trinken, der Kommunikation und dem Schlaf. Als eine Erweiterung dieses Modells um die »existenziellen« Erfahrungen des Lebens werden dann auch Entspannung, Beschäftigung und soziale Aktivitäten sowie auch die Auseinandersetzung mit existenziellen Fragen des Lebens genannt, neben denen das Sterben als letzter Punkt auf der Liste einen Platz hat.

Wer dieses umfangreiche Programm sieht, ahnt, wie viele eine gute Pflegekraft täglich im Blick haben sollte und welche Qualitätsanforderungen an die umfassende Pflege eines Menschen gestellt sind. Schade nur, dass dieser umfassende Pflegebegriff bei Einstufungen der Pflegeversicherung und Qualitätsprüfungen oft zugunsten eines eher an der körperlichen Pflege orientierten Menschenbilds vernachlässigt wird.

Wer weiß, was er kann, weiß auch, wo seine Grenzen sind. »Ganzheitliche Pflege« im Sinn der oben beschriebenen Sorge für zahlreiche Aktivitäten des täglichen Lebens kann auch eine Falle werden, wenn diese dazu führt, dass Altenpflegekräfte sich selbst überschätzen und glauben, all die psychosozialen, psychiatrischen und spirituellen Anfragen allein durch ihr pflegerisches Handeln abdecken zu müssen. Die Fähigkeit, bestimmte Teilbereiche an Sozialarbeiter, Seelsorger sowie Ehrenamtliche oder Angehörige zu delegieren, ist ein Zeichen von Fachlichkeit und kompetenter Teamarbeit.

Noch ein Wort zur palliativen Pflege. Bei Betonung einer aktivierenden Pflege als »gute Pflege« besteht in der Begleitung Sterbender die Gefahr, sich vor allem auf die Kompensation der abnehmenden körperlichen Funktionsfähigkeit zu konzentrieren und dabei die Möglichkeiten seelischen Wachstums im Sterbeprozess zu vernachlässigen. Im normalen Pflegealltag sind häufig beanstandete pflegerische Mängel das Wundliegen (Dekubitus), Untergewicht (Mangelernährung), Austrocknung und unzureichendes Kontinenztraining. Wenn man weiß, dass sterbende Menschen oft kaum mehr Appetit und Durstgefühl haben und auch die eigentlich vorgeschriebene zweistündliche Lageveränderung zur Verhinderung des Wundliegens vielleicht eher als belastend denn als hilfreich empfinden, kann man sich leicht vorstellen, dass palliative Pflege Sterbender bei Unkenntnis von außen auch als »Vernachlässigung« im Sinn eines Qualitätsmangels beanstandet werden könnte. Hier zeigt sich einmal mehr die Wichtigkeit einer ausführlichen Dokumentation sowie gemeinsamen Pflegeplanung, um bei einer Qualitätskontrolle oder gar juristischen Auseinandersetzungen zu dokumentieren, an welchen Richtlinien die pflegerische Arbeit sich orientiert hat. Hier müssen erfahrene Pflegekräfte auch einmal »Nachhilfe« in Palliativversorgung im Rahmen einer »Abschiedskultur« bei Kritikern durchführen, um ihnen den veränderten Blickwinkel dieser Pflegehaltung zu verdeutlichen.

▩ Weiterführende Literatur zu besonderen Aspekten der Professionalisierung in der Altenpflege
(Spezielle Literatur zur Palliativpflege bei »Pflegekräfte« in Teil II)

Belardi, N. (1996): Sterbebegleiterinnen benötigen Unterstützung. Organisationsberatung – Supervision – Clinical Management, 3 (4): 349-358. – Der interessante Vergleich eines Supervisors zwischen freiwilligen und hauptamtlichen Mitarbeiterinnen in der Sterbebegleitung, der sehr divergente Motivlagen aufzeigt und daraus Unterstützungsaufgaben im Begleitungsprozess folgert.

Falkenstein, K. (2001): Die Pflege Sterbender als besondere Aufgabe der Altenpflege. Hagen. – Eine empirische Untersuchung an Altenpflegekräften, die die Bedeutung der Sterbebegleitung für die Pflegekräfte einerseits, andererseits aber auch problematische organisatorische Rahmenbedingungen aufzeigt, etwa in der Kommunikation mit Angehörigen und Ärzten.

Richter, J.; Eisemann, M.; Bauer, B.; Kreibeck, H. (1999): Entscheidungen und Einstellungen bei der Behandlung inkompetenter, chronisch kranker, alter Menschen. Ein Vergleich zwischen Krankenschwestern und Ärzten – oder: Warum fragt keiner die Krankenschwester? Zeitschrift für Gerontologie und Geriatrie 32: 131-138. – Untersuchung zur Problematik der unterschiedlichen Sichtweise von Medizin und Pflege zum Behandlungsabbruch.

Schwerdt, R. (Hg.) (2004): Probleme der Ernährung dementiell veränderter älterer Menschen. Paradigma und Indikator für die Versorgungssituation von Menschen in Demenzprozessen? Frankfurt a. M. – Dokumentation eines hoch spannenden, interprofessionellen Expertensymposiums der Fachhochschule Frankfurt mit dem katholischen Berufsverband für Pflegeberufe zum aktuellen Thema »Ernährung bei Demenz« (insbesondere Maßnahmen gegen Unterernährung); mit vielen Literaturangaben.

Vachon, M. L. (2003): Psychische Belastung von Pflegekräften bei der Betreuung Sterbender. In: Wittkowski, J. (Hg.): Sterben, Tod und Trauer. Grundlagen, Methoden, Handlungsfelder. Stuttgart. – Zusammenfassung empirischer Studien zu Eckdaten einer Burnout-Prophylaxe Pflegender im Hospizbereich in einem auch sonst lesenswerten Buch des bekannten deutschen Thanatopsychologen.

Neue Betreuungskonzepte für demenzkranke Menschen

Hauptschwierigkeiten bei einer Demenz

Die Hauptprobleme demenzkranker Menschen sind Desorientierung sowie Kommunikationsprobleme. Sie wissen zunehmend nicht mehr, wo sie sind, in welcher Tages- oder Jahreszeit sie sich befinden, erkennen schließlich auch vertraute Personen nicht mehr – das Leben wird für sie immer unverständlicher. Ihre Fähigkeit, Sprache zu verstehen und die richtigen Worte zu finden, lässt nach und erschwert bei Fortschreiten der Gedächtnisprobleme zunehmend die Alltagsbewältigung. Mit diesem Handicap auch noch in eine völlig neue Umgebung, in ein Heim umzuziehen, ist doppelt schwer. Erleben sie dort dann unangemessenes Verhalten der neuen Umgebung, sind Verhaltensprobleme wie Wut, Aggression oder Weglaufen die Folge.

Demenzkranke sind Menschen, die in einer anderen Wirklichkeit leben. Sie brauchen zur Befriedigung ihrer Grundbedürfnisse wie Nahrungs- und Flüssigkeitsaufnahme, Bewegung, Schlaf die Unterstützung anderer und können schließlich nur in deren Nähe Sicherheit und Geborgenheit erfahren. Das ist der Grund, warum sie diesen vertrauten Personen hinterher laufen und immer wiederkehrende Fragen stellen. Gerade, wenn man nicht mehr weiß, wer man selber ist, ist man darauf angewiesen, dass einem andere immer wieder bestätigen, wer man ist und war.

Außenstehende erleben die Erkrankung einer Alzheimer-Demenz als einen Rückschritt, eine Regression auf eine kindliche Entwicklungsstufe. Wenn auch die intellektuellen Leistungen zum Teil hinter die von 3- oder 4-jährigen Kindern zurückgehen, so haben wir es doch zu tun mit einem ganzen gelebten Leben, voll Liebe und Kränkungen, Erfolgen und Scheitern. Demenzkranke sind meist emotional noch lange ansprechbar und mobil und nehmen wahr, ob sie wertgeschätzt oder wie unmündige Kinder behandelt werden. Im Endstadium sind ne-

ben Verlust der Alltagskompetenz, der Sprache und der Mobilität Inkontinenz, Essprobleme sowie eine allgemeine Unruhe
besonders belastend für pflegende Angehörige.

Vor 30 Jahren waren Diagnosen wie »Senile Demenz vom Alz-
heimer-Typ (SDAT)« selten. Man sprach von »Verkalkung« oder
»Senilität« und erfuhr dann, dass hier nichts mehr zu machen
sei. Inzwischen kann man immer früher und immer differenzierter demenzielle Erkrankungen diagnostizieren und insbesondere
im Anfangsstadium auch durch die Gabe von Medikamenten in
ihrem Verlauf verzögern. Ursächlich ist die Alzheimer-Krankheit
als die häufigste Form der Demenz jedoch immer noch nicht zu
behandeln und in ihrem fortschreitenden Verlauf die Hauptursa-
che für den Heimaufenthalt älterer Menschen.

Vom Einschließen zur Milieutherapie

Früher wurden Kranke im fortgeschrittenen Stadium häufig in
geschlossenen Abteilungen untergebracht, mit Medikamenten
ruhig gestellt oder im schlimmsten Fall einfach an ihren Stüh-
len oder Betten festgebunden, wenn sie unruhig und aggressiv
wurden. Inzwischen weiß man, dass dem entsprechenden Milieu, der räumlichen und personellen Umgebung des Kranken,
der Art der Kommunikation mit ihm eine große Bedeutung für
sein Verhalten zukommt. Demenzen sind zwar nicht behandel-
bar, aber sie sind beeinflussbar in ihrer Auswirkung auf das
Umfeld. Dieses Umdenken war ein langer Prozess, der zahlreicher fachlicher Weiterbildung und Fachorgane bedurfte. Dennoch gab es allen Begleitern im Umfeld Demenzkranker das
Gefühl, endlich etwas tun zu können. Dies machte so die Arbeit pflegender Angehöriger und Mitarbeiter seelisch und
körperlich erträglicher. Neben den gerontologischen Fachgesellschaften versucht vor allem die »Deutsche Expertengruppe
Dementenbetreuung« (DED) sowie das »Kuratorium Deutsche
Altershilfe« (KDA) neben den verschiedenen nationalen Alz-
heimer-Gesellschaften den Boden für eine Weiterentwicklung
und Umsetzung neuer Erkenntnisse in die Praxis zu sorgen

(Kontakte siehe Anhang) – ein Weg, der auch noch viele Barrieren in den Köpfen zu überwinden hat.

Bei den neuen Betreuungskonzepten für demenzkranke Menschen geht es nicht um eine neue Therapie mit individuellen Veränderung der Kranken, sondern um eine Haltung, mit der jede Pflegehandlung und Begegnung anders gestaltet wird. Da Demenzkranke kaum mehr lernfähig sind, steht das Training von Betreuern und die Veränderung der Umwelt im Vordergrund – die Etablierung eines sogenannten dementengerechten Milieus, das auf die Kranken abgestimmt ist.

Nachdem man anfänglich glaubte, eine Integration von Demenzkranken und geistig noch klaren Bewohnern würde die »Normalität« des Miteinanders im Heim besonders fördern, werden derzeit zumindest zeitweise getrennte Gruppen (»Segregation«) oder sogar gesonderte Einrichtungen mit entsprechender Milieugestaltung bevorzugt – nicht um Demenzkranke zu isolieren, sondern weil man beobachtet hat, dass so ein entspannteres Klima zwischen den Bewohnern möglich ist.

Beispiele aktueller Betreuungskonzepte

Eine der wichtigsten Komponenten aller derzeitigen Betreuungsmethoden bei Demenz ist die *Biographieorientierung*. Je mehr man über Angehörige, aus bruchstückhaften Erzählungen oder Fotoalben über das Leben der Demenzkranken weiß, umso besser kann man ihre Reaktionen verstehen. Neben der Biographieorientierung hat die *Milieugestaltung*, wie bereits erwähnt, einen wichtigen Effekt für die Kranken. Während man früher durch konkrete Hinweise aus der Realität (Kalender, Namenschilder) in einem »Realitätsorientierungstraining« häufig versucht hat, Bewohner auf die Realität der gesunden Menschen hinzuweisen, geht es heute eher darum, neben der Ausstattung durch die Gestaltung der sozialen Umgebung Sicherheit zu vermitteln und den Alltag so weit zu erleichtern, dass sich die Kranken darin wohl fühlen – ein besonders anschauliches Beispiel geben wir noch. Eine neu entwickeltes, aus England kommendes Beobachtungsverfahren zur Einschätzung des Wohlbefindens von Bewohnern mit fortgeschrittener Demenz (»dementia«) ist das sogenannte DCM (*dementia care mapping*). Externe, geschulte Beobachter (sog. »mapper«) dokumentieren hierbei in bestimmten Zeitintervallen anhand vorgegebener Kategorien, welche Form des Verhaltens und der Interaktion in der Pflege (»care«) zu welchem Wohlbefinden bei den dementen Bewohnern führt. Als ideales Kommunikationsmodell wird dabei die Begegnung auf Augenhöhe, die »personenzentrierte« Haltung gesehen, bei der weniger Bevormundung als vielmehr Respekt vor dem Individuum handlungsleitend ist.

Die *basale Stimulation*, aus der körperorientierten Arbeit mit behinderten Kindern kommend, stellt einen weiteren Weg dar, auch bei Nachlassen der Seh- und Hörfunktion neue Begegnungsebenen zu erschließen. Den Körper mit allen Sinnen neu erleben lassen, Reize über die Haut als wichtigstes Organ zu setzen, beruhigende Massage, Arbeit mit Düften und Einreibungen sind wichtige Wege, um insbesondere im Spätstadium die Außen- und Innenfühler demenzkranker Menschen wieder sensibel zu machen und so den Kontakt mit der Außenwelt herzustellen. Aus Holland kommend, gibt es in Ausweitungen der basalen Stimulation das Konzept des *Snoezelens*, in dem in besonderen Entspannungsräumen für kranke Bewohner und auch Mitarbeiter (auch diese müssen in der »Welt der Demenz« einmal abschalten können) mit Wasserbetten, in Kuschelecken, bei angenehmer Beleuchtung und entspannender Musik über möglichst viele Sinneskanäle gearbeitet wird. Gerade auch um am Bewegungsdrang der Kranken anzuknüpfen sowie die emotionale Ebene zu erreichen, haben sich Gruppenaktivitäten wie Tanzen, Singen, Kochen oder gemeinsame Spaziergänge bewährt, in denen Zuwendung und Liebe erfahren werden können.

■ Einfühlsame Kommunikation – beispielhaft

Eine besondere Methode einfühlender kommunikativer Haltung mit Demenzkranken nennt sich *Validation*. Sie wurde von einer amerikanischen Sozialarbeiterin eingeführt und inzwischen in Form der »integrierten Validation« modifiziert. Validieren heißt ursprünglich: für gültig erklären. Hier geht es darum, die Äußerungen der Kranken nicht zu kritisieren, zu hinterfragen, sondern mit einfachen, nicht wertenden Fragen, durch Körperkontakt und angepasste Bewegung im Rhythmus der Kranken auf ihre Stimmungen einzugehen und Wertschätzung zu vermitteln. Dadurch soll das Selbstwertgefühl verbessert, Aggressionen gemindert werden und so eine Atmosphäre des Vertrauens als Grundlage von Beziehung entstehen. Nachfolgend ein schönes Beispiel aus einem Artikel von Ursula Gutenthaler über den Arbeitsalltag in einer Wiener Geriatrieeinrichtung mit dem beziehungsvollen Titel »Können verwirrte und demente alte Menschen unsere Lehrer sein?«, das zeigt, wie einfühlsam eine solche validierende Kommunikation gerade zum Thema Tod und Sterben aussehen kann.

EXKURS: VALIDIERENDER DIALOG

Frau K. war erst kurze Zeit im Geriatriezentrum. Sie sprach verschiedene Brocken von Polnisch und Deutsch durcheinander, war unruhig und fühlte sich sichtlich unwohl. Sie wich Berührungen aus, verneinte die Frage nach Schmerzen, sie hatte keinen Hunger, musste nicht auf die Toilette und auch sonst konnte die Pflegerin weder an der Kleidung noch im Zimmer Störendes für die Patientin entdecken. Frau Gutenthaler schreibt:

»Frau K. lief zu ihrem Bett und schaute dabei in meine Richtung.
Aus ihrem Blick las ich, dass ich ihr folgen sollte.
Sie legte sich mit dem Gesicht nach unten auf den Fußboden.

Frau K. lag ohne jede Bewegung da.

In diesem Moment dachte ich: ›Vielleicht möchte sie, dass ich mich zu ihr lege?‹

Ich legte mich auch auf den Fußboden, ganz nah zu ihr.

Ich atmete in ihrem Rhythmus und machte vorerst sonst nichts.

Ich wartete auf ihre Reaktion.

Nach etwa einer Minute drehte Frau K. den Kopf zu mir und sagte:

›Ich bin nicht tot – ich atme.‹

Ich berührte vorsichtig ihre Hand.

Sofort griff sie nach meiner Hand und ließ sie nicht mehr los.

Ich half ihr vom Fußboden aufzustehen.

Wir setzten uns auf den Rand ihres Bettes.

Sie ließ sich von mir am Kopf streicheln und entspannte sich sichtlich.

Sie atmete ruhiger und stieß dann einen erleichterten Seufzer aus: ›Jetzt ist alles gut.‹

Wir saßen noch ein paar Minuten Hände haltend zusammen.

Ich verabschiedete mich.

Sie ließ mich gehen.

Zum Abschied sagte sie zu mir: ›Du hast gesehen – ich lebe.‹

Ich erzählte meiner Vertretung, Schwester Magda, von meinem Erlebnis mit Frau K. Wir kamen beide zu der Vermutung, dass ihr sonderbares Verhalten wahrscheinlich sowohl Ausdruck ihrer Angst vor der Einsamkeit, des ›sozialen Todes‹ als auch der Angst vor ihrem Sterben war.«

(Aus: Metz, C.; Wild, W.; Heller, A. (Hg.), Balsam für Leib und Seele. Freiburg 2000, S. 149-151.)

In den nachfolgenden Tagen entwickelte sich noch eine intensive Beziehung zwischen Frau K. und Schwester Magda, welche von Frau K. liebevoll »Coni« genannt wurde.

Sterben, Tod und Demenz

Interessanterweise ist in den zahlreichen Büchern zum Thema Demenz selten oder gar nicht vom Sterben die Rede, ebenso wie das Thema Demenz in der Hospizliteratur zur Sterbe- und Trauerbegleitung sowie auch in der Palliativmedizin lange Zeit ausgeklammert wurde. Vielleicht hat dies damit zu tun, dass Demenzkranke selbst sich in ihrer fehlenden Zeitperspektive kaum als Sterbende wahrnehmen. Ob sie tatsächlich keine Gedanken oder Ängste hinsichtlich des Sterbens haben, bleibt ungewiss.

Was sicherlich eine Schwierigkeit ist, sind zunehmende Schmerzzustände, deren Einordnung und Benennung Demenzkranken schwer fällt. Da man inzwischen weiß, dass viele Verhaltensauffälligkeiten Demenzkranker sich nach einer entsprechenden Schmerztherapie gebessert haben, gilt es, die körperliche Gesundheit nicht zu vernachlässigen und so viel Informationen wie möglich über die frühere Krankengeschichte in Erfahrung zu bringen.

Gerade auch in der Begleitung sterbender Demenzkranker haben sich Kombinationen aus Wertschätzung des Patienten in der validierenden Haltung und basale Stimulation mit Anregung aller Sinnesebenen besonders bewährt, um Geborgenheit zu vermitteln. Auch biographisch eingebundene Musiktherapie scheint ein erfolgversprechender Weg zu sein, Entspannung und Wohlbefinden zu erzeugen. Hier wird – wie auch bei der personenzentrierten Haltung – deutlich, wie sehr Umsetzungen des Hospizgedankens logische Fortsetzungen des »demententgerechten« Milieus in der Altenpflege sind.

Demenzkranke Menschen schätzen Rituale und Symbole sowie atmosphärische Rahmenbedingungen, die sie aufnahmebereit machen zur Teilnahme an Verabschiedungen, Trauerfeiern und auch religiösen Veranstaltungen. Hier werden Elemente der Endlichkeit und Transzendenz für sie und oft auch die Begleiter in der Gemeinschaft spürbar, die schwer mit nüchterner Alltagssprache »operationalisiert« oder gar in Pflegedokumentationen kategorisiert werden können. Unter der

Gruppe der »Seelsorger« im Teil II bei der Beschreibung des *Netzwerks Abschiedskultur* beschreiben wir dazu eine Taizé-Gebetsstunde mit Musik im Haus Riseby, die genau diese Stimmung wiedergibt. Auch der Besuch eines Seelsorgers, selbst wenn seine Worte nur noch teilweise aufgenommen werden können, werden durch seine Kleidung oder Sprache und Gesten von Demenzkranken oft als wohltuende und beruhigende Wertschätzung verstanden. Gott sei Dank gibt es inzwischen immer mehr Seelsorger, die sich auch im Bereich der Gerontopsychiatrie fortgebildet haben und so die Kommunikation mit Demenzkranken nicht für unter ihrer Würde halten.

Die Forderungen nach intensiver Fortbildung in den genannten Betreuungskonzepten ist für alle mit Demenzkranken Befassten unverzichtbar. Wer argumentiert oder selber ungehalten wird, wird schnell nur noch mit dem Rückzug des Kranken konfrontiert und kann keine Kommunikation mehr herstellen und Botschaften anbringen – auch und besonders im Sterbeprozess. Vielleicht ist das Ausklammern des Themas Sterben weniger für die Demenzkranken selbst als für ihre Begleiter ein Problem. Gerade der lange Abschied von einem demenzkranken Menschen bereits in der häuslichen Pflege beinhaltet viele Trauerprozesse (s. den Exkurs »Trauer und Trauerbegleitung«, S. 113ff.). Die Aufgabe des Loslassens fällt besonders schwer, wenn man gleichzeitig immer intensiver für einen Menschen sorgen muss und über den Abschied mit ihm selbst nicht reden kann. Er ist vielleicht nur zu verkraften, wenn man ihn verdrängt. Darum sind Formen der Trauer der Begleiter beim Thema Sterben und Demenz ein wichtiger Teil hospizlicher Abschiedskultur.

Weiterführende Literaturhinweise zum Thema »Leben mit Demenz«

Aus der umfangreichen Literatur zum Thema Demenz und Pflege (allerdings fast immer ohne Anmerkungen zum Sterben!) unten stehende Hinweise mit zahlreichen weiteren Literaturquellen.

Cox, S.; Cook, A. (2003): Caring for people with dementia at the end of life. In: Hockley, J.; Clark, D. (Hg.), Palliative Care for Older People in Care Homes. Buckingham, S. 86-103. – Die Umsetzung des personenzentrierten Ansatzes in der Palliativversorgung von Alteneinrichtungen – mit weiteren einschlägigen Artikeln auch zu ethischen gesundheitspolitischen Fragen im Heim.

Deutsche Alzheimer Gesellschaft (2001): Stationäre Versorgung von Alzheimer-Patienten. Leitfaden für den Umgang mit demenzkranken Menschen. Berlin. – Aus der bewährten Schriftenreihe wichtige, praxisnahe Hinweise zur angemessenen baulichen und pflegerischen Umgebungsgestaltung im Heim, auch mit rechtlichen Tipps und Hinweisen zur Auswahl eines geeigneten Pflegeheims für demenzkranke Menschen.

Kuratorium Deutsche Altershilfe (Hg.) (2001): Qualitätshandbuch Leben mit Demenz. Köln. – Eine umfassende Darstellung der wichtigsten Betreuungsmethoden in Form von pflegerelevanten »Türöffnern« in der Arbeit mit Demenzkranken; ein dicker Ringordner mit zahlreichen Literaturhinweisen und Adressen vorbildlicher Praxisbeispiele.

Lindt, S. (2003): Demenzkranke Menschen pflegen. Grundlagen, Strategien und Konzepte. Bern. – Gegen den Mainstream neuster Betreuungskonzepte verteidigt der Autor als Psychologe die Vorteile einer »demenzspezifischen Normalität«, die sich an der Lebenswelt des Kranken orientiert und die Effektivität einfacher kommunikativer Ablenkungsstrategien im Pflegealltag betont.

Müller-Hergl, C. (2000): Demenz zwischen Angst und Wohlbefinden: Positive Personenarbeit und das Verfahren des Dementia Care Mapping. In: Tackenberg, P.; Abt-Zegelin, A. (Hg.), Demenz und Pflege. Frankfurt a. M., S. 249-262. – Eine Beschreibung des Einschätzungsverfahrens zum Wohlbefinden demenzkranker Bewohner (DCM) auf der Basis der personenzentrierten Haltung des britischen Psychologen Tom Kitwood.

Wilkening, K. (2001): Hospizarbeit – milieutherapeutischer Luxus für Demenzkranke? Die Hospizzeitschrift – Fachforum für Hospizarbeit, 8: 9-11. – Als Ergebnis der ersten gemeinsamen Fachtagung der deutschen Hospiz- und Alzheimer-Dachverbände 2001 in der Ev. Akademie Loccum eine Analyse von Gemeinsamkeiten und Unterschieden in der Betreuung von demenzkranken und sterbenden Menschen.

Qualität hat ihren Preis

Dimensionen der Qualitätsdiskussion

Wer sich heute mit Mitarbeitern aus Altenheimen unterhält oder die einschlägige Literatur liest, kann an dem Wort »Qualität« nicht vorübergehen. Qualitätsmanagement, Qualitätssicherung und -entwicklung – das sind Begriffe, die man eher aus der Industriefertigung kennt, um ausgezeichnete »Markenartikel« herzustellen, die überall vergleichbare »Qualität« haben, auf die sich die Kunden verlassen können – zum Beispiel Papier nach DIN-ISO-Normen, Coca-Cola, McDonald's. Dazu muss man das Produkt genau kennen, es laufend verbessern, damit die Kunden zufrieden sind und nicht zur Konkurrenz gehen. Mitarbeiter müssen von der Leitung motiviert werden, ihr Bestes zu geben, was meistens am ehesten gelingt, wenn das Betriebsklima gut ist, wozu auch Mitbestimmung, gute Bezahlung und Aufstiegschancen gehören.

Wichtige Fragen hierbei sind:
– Wer legt für das Produkt fest, was gute Qualität ist (Soll-Zustand)?
– Wer ermittelt, wie gut das Produkt derzeit ist (Ist-Zustand)?
– Ist man sich einig darüber, wie man von der schlechteren zur besseren Qualität kommt?

Um diese Fragen beantworten zu können, muss man sich drei Dinge genauer ansehen:
– die Rahmenbedingungen, unter denen das Produkt oder die Leistung hergestellt wird, zum Beispiel den Arbeitsplatz, das Material, die Qualifikation der Mitarbeiter (Strukturqualität),
– die Beschreibungen der einzelnen, standardisierten Arbeitsprozesse (Prozessqualität),
– das Ergebnis der Leistungen, das heißt das Produkt selber oder die Zufriedenheit des Kunden mit dem Produkt, oder der Leistung (Ergebnisqualität).

Wenn wir das alles auf eine McDonald's-Filiale beziehen, dann sieht man, welchen Weg man hier vom privaten Würstchengriller zum normierten Hamburgerfabrikanten zurückgelegt hat. Je komplexer die Produkte werden – und bei Dienstleistungen ist es besonders problematisch –, desto schwieriger wird es, Qualität zu bestimmen, zu messen und eine Einigung über die drei Elemente der obigen Qualitätsebenen zu erzielen.

Altenheime, Qualität und Kundenzufriedenheit

In den USA hat im Gesundheitswesen die Qualitätsdiskussion und Messung in den Krankenhäusern begonnen und dazu geführt, dass jede Klinik sich dort einem externen Qualitäts-Check stellen muss und sich dann, mit einem »Gütesiegel« versehen, mit ihren Stärken und Schwächen im Internet auf einer Rangliste wiederfindet – die Kunden sollen so nach ihren Bedürfnissen Kliniken auswählen. Der Altenheimbereich folgte. Nach dem Willen der deutschen Gesetzgeber sind Altenheime seit Einführung der Pflegeversicherung Gewerbebetriebe, die sich der Konkurrenz und der Qualitätsüberprüfung stellen müssen, wenn sie mit öffentlichen Geldern arbeiten wollen. Das Ziel ist verlässliche Pflege mit mehr Transparenz – verbraucherfreundlich und kundenorientiert. Prävention und Rehabilitation sollen ganz vorn stehen und zuerst alle ambulanten Versorgungsformen ausgeschöpft werden, bis stationäre in Betracht kommen – soweit gute und vernünftige Prinzipien, deren Probleme oft erst in der Ausführung und insbesondere bei Sterbenden sichtbar werden.

 In der deutschen Pflegeversicherung werden Pflegebedürftige – je nach Zeitumfang ihrer Pflegebedürftigkeit – in eine von drei Pflegestufen eingeteilt, erhalten danach Pflegegeld oder eine Pflegeersatzleistung und suchen sich selbst als »Kunden« den ambulanten oder stationären Anbieter, bei dem sie glauben, für ihr Geld die beste Pflegeleistung zu erhalten. Bereits hier ahnt man die Probleme des *Kundenbegriffs*, die in zahlreichen Veröffentlichungen kontrovers diskutiert werden:

– Ein Kunde sollte auswählen können, doch immer noch ist
   die Nachfrage nach Heimen größer als das Angebot, und
   häufig kommen Patienten aus dem Krankenhaus in das
   Heim, das gerade einen Platz frei hat – ganz ohne Auswahl.
– Mit einer fortgeschrittenen Demenz ist man als Kunde nur
   schwer in der Lage, ein gutes Heim zu erkennen und auszuwählen.
– Befragungen zur »Kundenzufriedenheit« (Ergebnisqualität)
   sind bei Demenz schwierig.
– Da alte Menschen bei direkten Fragen häufig im Sinn »sozialer Erwünschtheit« antworten und insgesamt wenig Kritik
   äußern, sind besondere Arten von Befragungen notwendig.
– Werden Angehörige zur Pflegequalität befragt, so ist ihre
   Sicht nicht automatisch die Sicht der Gepflegten.
– Die wenigsten älteren Kunden kaufen bei Unzufriedenheit
   ein anderes Produkt, das heißt sie wechseln selten die Pflegenden oder das Heim.

Insbesondere bei demenzkranken Bewohnern werden immer mehr die informierten Angehörigen diejenigen sein,
die sowohl bei der Auswahl des Heims als auch während des
Heimlebens die Qualität beurteilen und überwachen. Dazu
müssen sie allerdings gut informiert sein – auch dies ein
Ziel unseres Buchs. Dennoch sind Angehörige selbst durch
die häufige finanzielle Mitbeteiligung an den Heimkosten
vielleicht nicht immer bereit, für gute Pflege auch mehr
Geld zu bezahlen oder laufend das Pflegepersonal zu kritisieren. Wer also schützt den »Kunden«, den Heimbewohner,
vor schlechter Pflege?

■   Die externe Qualitätskontrolle

In Deutschland sind derzeit der MDK (Medizinischer Dienst
der Krankenkassen) der Pflegeversicherung und die Heimauf-
sicht, die es bereit seit den siebziger Jahren gibt, die externen
Prüforgane für die Qualität der Pflege in Altenheimen. Der

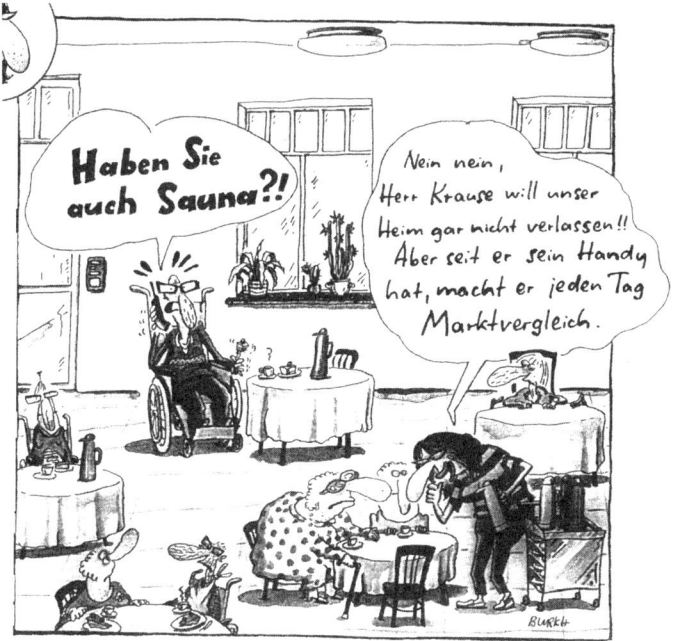

Abbildung 2: Marktvergleich (von Burkhard Fritsche, in: Altenpflege 8/1997).

MDK schaut sowohl bei der Festlegung der Pflegestufen sowie auch später im Heim vor allem auf körperliche Beeinträchtigungen bei Verrichtungen zur Hygiene und Ernährung sowie Mobilität. Er orientiert sich an den eingangs erwähnten drei Qualitätsdimensionen:

- Strukturqualität: Größe der Zimmer und Funktionsräume, Anzahl und Qualifikation der Fachkräfte sowie Vorhandensein von Stellenbeschreibungen, Dienstplänen, Pflegemodellen,
- Prozessqualität: Gewissenhaft dokumentierte Angaben zu Pflegehandlungen und Pflegezielen.
- Ergebnisqualität: Hier werden Bewohnerstichproben gemacht zum Gesundheitszustand, und da sind es zuerst die altbekannten Themen Mobil-Sein, nicht wundgelegen, gut genährt und nicht ausgetrocknet sowie manchmal auch tat-

sächlich die Frage nach Zufriedenheit an die Bewohner
selbst – wobei diese noch zu selten gestellt wird und mit den
genannten Problemen einhergeht.

Brisant wird diese Kontrolle, da im Gesetzestext der Pflegeversicherung durchaus soziale Bedürfnisse und soziale Betreuung
als Anteile einer umfassenden Pflege »in gemeinsamer Verantwortung« vorkommen, ja sogar das Trösten und die Sterbebegleitung – in der Qualitätsprüfung diese Themen aber selten
abgefragt werden, da sie ja auch bei der Einstufung wenig
Bedeutung hatten. Die Ergebnisse – die Zufriedenheit des Bewohners – werden hierbei häufig weniger beachtet als die Einhaltung von Strukturen (z. B. die Fachkraftquote oder die Zim-
mergröße) und manchmal auch von bestimmten Pflegestandards, die aber im Einzelfall – wie bei der palliativen Pflege
beschrieben – vielleicht individuell angepasst werden müssen.
Hier zeigt sich nach Ansicht von Fachleuten ein grundsätzliches Dilemma. Gerade Demenzkranke und Sterbende brauchen, um sich wohl zu fühlen, im Zweifelsfall vielleicht eher jemanden, der mit ihnen singt, als jemanden, der »normgerecht«
alle zwei Stunden ihre Lage wechselt. Was also tatsächlich be-
dürfnisgerechte Pflege für die verschieden Bewohnergruppen
und was der angemessene Geldbetrag ist, dies ist nicht über
eine Kamm zu scheren, und so wird – insbesondere für die
mobilen Demenzkranken – schon lange ein Expertengremium
gefordert, das nach internationalen Standards auch für die externen Kontrollen festlegt, was für eine bedürfnisorientierte
Pflege tatsächlich unverzichtbar ist (und was auch einmal weg-
gelassen werden könnte).

   Bei Sterbenden sind Aktivierung und Rehabilitation – die
wichtigsten Elemente moderner Pflege – oft nicht mehr ange-
messen. Daher müssen auch beim Thema palliative Versorgung
Sterbender besondere Expertisen zur Qualitätsprüfung durch
externe Kontrollorgane vorliegen. In den neuen Leistungs-
und Qualitätsvereinbarungen (LQV) werden auf den drei genannten Ebenen wichtige Aspekte benannt, die allesamt für Tod
und Sterben sowie Abschiedskultur wichtig sein können: die

Definition eines Unternehmens- und Pflegeleitbilds, Ausstattung der Räume, betreuende Personen, Leistungen der Behandlungspflege und sozialen Betreuung, Weiterbildungsangebote, personelle Ausstattung (inkl. Hauswirtschaft) und freiwillige Helfer – all diese Aspekte werden uns bei der Veränderung der Institution im Teil II noch begegnen. Dass hier in den Einrichtungen noch viel zu tun ist, zeigen die Ergebnisse einer gerade in NRW abgeschlossenen Studie zum Pflegebedarf und den Leistungsstrukturen in stationären Einrichtungen, in der insbesondere bettlägerige Personen am wenigsten von den insgesamt nur mageren 10 Prozent der »psychosozialen Zuwendung« im Rahmen der Pflege erhielten.

Die positiven Aspekte der Qualitätsdiskussion

Wir haben das Thema Qualität so ausführlich angesprochen, weil es nicht nur in Deutschland, sondern in immer mehr Ländern nicht nur eine Kür ist, sondern zu einem Pflichtprogramm wird, zu etwas, womit sich die Häuser beschäftigen müssen, das Herausforderung und Problem zugleich ist, und das sowohl bei der Leitung als auch bei Mitarbeitern neue Kompetenzen braucht, die bisher so nicht notwendig waren.

In Deutschland ist Januar 2002 das Pflegequalitätssicherungsgesetz (PQsG) vorgestellt worden, das Leistungen in Heimen transparenter und damit überprüfbar machen soll. Dort wird unter anderem jedes Heim verpflichtet, seine Pflegequalität durch ein »Qualitätsmanagementsystem« nachzuweisen. Dokumentation, Einstufungen, Konzepterstellung und Befragungen sind bereits heute vorgeschriebene Qualitätssicherungsmaßnahmen, die zeitintensiv sind und schwer von den Pflegenden nebenbei erledigt werden können. Aus diesem Grund haben Heime Qualitätsbeauftragte eingestellt, die der Heim- und Pflegeleitung helfen beim »Qualitätsmanagement«: Qualität planen, in der Dokumentation sichern (so dass andere sie nachvollziehen können) und letztlich Qualitäts(weiter-)entwicklung sind die Themen.

Das Gute am Qualitätsmanagement ist, dass es dazu führt, die eigenen Leistungen immer wieder kritisch zu betrachten, sich zusammenzusetzen und – auch im Austausch und Vergleich mit anderen – über Verbesserungen nachzudenken. Es ist Aufgabe der Leitung, solche Orte zu schaffen, sogenannte *Qualitätszirkel*, in denen das geschieht. Dazu werden Beschwerden – auch von Bewohnern und Angehörigen – geradezu herausgefordert und möglichst zügig bearbeitet (Beschwerdemanagement), denn nur so kann man wissen, wo den Kunden der Schuh drückt. Eines der bekanntesten Qualitätsmanagementsysteme ist das der Europäischen Stiftung für Qualitätsmanagement (EFQM), mit dem sich in den USA in den neunziger Jahren Gesundheitseinrichtungen an Qualitätswettbewerben beteiligen konnten. Es arbeitet mit einer Selbsteinschätzung der Leistungen einer Einrichtung und beinhaltet die folgenden Schritte:

- Alle *Mitarbeiter* sind zu *motivieren*, indem sie (a) genau wissen, was sie zu tun haben (dazu gibt es Beschreibungen des Arbeitsplatzes), und (b) Gelegenheit bekommen, sich fortzubilden und (c) sich über ihre Arbeitsbelastungen austauschen (Supervision). Eine jährliche Selbstbewertung soll jedem seine Stärken und künftige Potentiale verdeutlichen – wobei dies auch für die Leitung gilt.
- *Mitbestimmungen sowie Mitwirkung der »Kunden«*, das heißt der Bewohner und Angehörigen bestimmen den Prozess der Qualitätsentwicklung, daher sind regelmäßige Befragungen wichtig.
- *Netzwerke* müssen geknüpft werden zur Heimumwelt und zu anderen Einrichtungen, um von diesen fachlich zu lernen und Heime auch als Begegnungsort zu öffnen.
- Zusätzliche Ressourcen zum Beispiel auch durch Ehrenamtliche werden gesucht und genutzt. Letztlich lohnt sich dann die Investition in ein gutes Image, das ein Heim sich durch gute Arbeit sowie auch Einladungen und Feste erwirbt. Dann ist es auch attraktiv für Freiwillige, die in so einem Haus besonders gern helfen.
- Letztlich müssen sich langfristig die Mühen finanziell loh-

nen, also die betriebswirtschaftliche und menschliche Seite gleichermaßen zu ihrem Recht kommen.
– Die gewonnenen Ergebnisse und Erkenntnisse sind dann – für die externen Kotrollinstanzen wie die neu einzuarbeitenden Mitarbeiter, aber auch künftige Kunden – in einem *Handbuch* nachzulesen. Die Frage nach einem Hausprospekt, einem Betreuungskonzept bringt darum ein gutes Haus auch nicht in Verlegenheit. Der vom Kunden so angestrebte Vergleich mit den Besten der Zunft (benchmarking) ist genau das, was dem Haus hilft, wieder etwas dazu zu lernen und zu zeigen, was man kann.

Es geht dabei nicht in erster Linie darum, alle Schritte minutiös vorzugeben, sondern sicherzustellen, dass laufende Verbesserungen möglich werden. Es gilt nicht »das war schon immer so, das nicht auch noch«, sondern der Mut zum »Warum eigentlich nicht?«. Dazu muss ein Ziel, eine *Vision* gefunden werden, auf die man sich verständigen kann und die geeignet ist, Impulse für Veränderungen zu geben, indem man sie immer wieder mit der Bestandsaufnahme der derzeitigen Stärken, aber auch Schwächen im Leistungsspektrum der Einrichtung vergleicht. Alles dies geht nur in *Gemeinsamkeit* von Leitung und Mitarbeitern und muss sich in der *Zufriedenheit* der Bewohner und Angehörigen niederschlagen. Gerade weil es so schwer ist, Sterbende nach ihrer Zufriedenheit zu befragen, sind nachträgliche *Befragungen* der Angehörigen ein wichtiges Barometer.
Da aus der Industriefertigung kommende Qualitätsmanagementsysteme im sozialen Dienstleistungsektor eines Heims immer in Gefahr sind, mechanistisch angewendet zu werden, so dass zwar der Form Genüge getan wird, aber der Inhalt, die Haltung, mit der gearbeitet wird, nicht greifbar ist, gilt es, Ziele und Inhalte zu formulieren, die auch inhaltlich überzeugen und die Umsetzung der Techniken lohnen. Dabei werden nicht nur Mindeststandards, sondern besonders gute Leistungen zur Profilierung der Einrichtung angestrebt. Das EFQM-Modell ist hervorragend dazu geeignet, gleichzeitig eine wertorientierte Qualitätsverbesserung vorzunehmen, wie wir sie im Hospiz-

konzept des *Netzwerks Abschiedskultur* vorstellen und den Anforderungen der neuen Gesetzeslage zu genügen. Da ist es gut
zu wissen, dass in den Regionen, aus denen unsere Praxisbeispiele im Teil III kommen, von den externen Kontrollorganen
zunehmend nach der Sterbebegleitung gefragt wird, da sich an
ihr offensichtlich viele Qualitätsmerkmale eines funktionieren-
den Qualitätsmanagements überprüfen lassen.

▦ Weiterführende Literatur zu »Qualitätsentwicklung« in der Altenhilfe

In den neuesten Heften der Pflegefachzeitschriften (z. B. »Altenheim« oder »Pro Alter«) findet man derzeit laufend Artikel zum Thema Qualität.

Gebert, A.; Kneubühler, H.-U. (2001): Qualitätsbeurteilung und Evaluation
der Qualitätssicherung in Pflegeheimen. Bern. – Eine sehr fundierte Auseinandersetzung mit verschiedenen internationalen Qualitätssicherungssys-
temen sowie den theoretischen Vorraussetzungen insbesondere des proble-
matischen »Kundenbegriffs« und der Messung von Qualität von zwei
Schweizer Autoren.

Kämmer, K., et al. (2001): Qualitätsverfahren im Überblick. Der Weg zum
besseren System. Hannover. – Eine gute Einführung und Arbeitshilfe für
die Auswahl geeigneter Qualitätsmanagmentsysteme.

Landespflegeausschuss Nordrhein-Westfalen (Hg.) (2002): Pflegebedarf und
Leistungsstruktur in vollstationären Pflegeeinrichtungen. Duisburg (zu be-
stellen bei der ministeriellen Geschäftsstelle und Fax 0049 211 86183119). –
Eine alarmierende Studie, die zeigt, dass die Tätigkeitsprofile von Fach-
und Hilfskräften in der Pflege kaum Unterschiede aufweisen und zu ge-
plantem, bedürfnisorientiertem Handeln in den Heimen kaum Zeit bleibt.
Mit umfassenden Literaturhinweisen zu Fragen von Leistungsbedarf und
Leistungsbemessung.

Wallrafen-Dreisow. H.; Weigel, H. (2002): EFQM – Wissen wo man steht. Altenheim 9: 18-22. – Hier wird die Selbstbewertung nach dem Europäischen
Qualitätsmodell EFQM als sicherer Schritt geschildert, um weniger einzelne Strukturen und Prozesse als vielmehr die wichtigeren Ergebnisse von
Qualität ins Auge zu fassen und auch unter Kombination mit anderen Methoden Leistungen im Heim zu verbessern; mit einem Hinweis auf
www.deutsche-efqm.de, die Internetplattform der European Foundation for
Quality Management.

Veränderungen der Heimlandschaft

Heime gehören abgeschafft!

Es gibt zahlreiche Stimmen von Experten, die meinen, stationäre Alteneinrichtungen gehörten eigentlich abgeschafft. Fast alles, was die moderne Gerontologie zur Kompetenzförderung des Alters anführt, wird im Heim problematisch: Fähigkeiten zur selbstständigen Alltagsgestaltung werden kaum mehr gefordert, vieles, was man eigentlich selber machen könnte, wird einem abgenommen, die Normalität, die biographiebezogenen Kontakte werden beim Einzug erst abgeschnitten und dann mühsam wieder durch Milieutherapie und Gruppenarbeit aufgebaut; ist man erst einmal im Heim, können Sonderwünsche nur selten erfüllt werden. Als einziger großer Vorteil erscheint dann lediglich, dass man medizinisch-pflegerisch und vor allem als Demenzkranker sicher versorgt wird. Dazu passt dann das Wort von der »Satt- und Sauber-Pflege«, die auf psychosoziale Bedürfnisse wenig Rücksicht nimmt.

Sieht man weiterhin die Kosten und die Möglichkeiten von Tagespflege, Betreutem Wohnen und den von Skandinavien kommenden, eher auf Selbsthilfe basierenden Wohngemeinschaften älterer Menschen, dann könnte man für den derzeitigen Preis eines Heimaufenthalts sicher eher für die Bewohner passende Arrangements finden – dies vor allem auch mit dem Argument, dass es nicht einzusehen ist, warum sich der »Kunde« der Institution anpassen muss und nicht die Institution dem Kunden – vor allem dann, wenn dieser durch eine Krankheit wie Demenz in seinem Anpassungs- und Lernvermögen weitestgehend eingeschränkt ist. Sicher ist, dass wir in Zukunft viele unterschiedliche Varianten von ambulanter und stationärer sowie teilstationärer Unterbringung entwickeln müssen bis hin zu dezentralen virtuellen Heimen, in denen Hilfs- und Pflegeangebote von einer Zentrale nach Bedarf koordiniert, die eigentlichen Wohneinheiten aber privat und lebensnah gestaltet werden. Vielleicht wird das derzeitige Heim als Kompetenzzentrum für Krisenzeiten weiterleben, in dem man als Angehöriger vorübergehend Entlastung und Beratung bei Pflegeaufgaben finden kann und nur noch Schwerstpflegebedürftige ohne eigene soziale Netzwerke ihr Lebensende beschließen.

▨ Alten- und Pflegeheime heute

Noch gibt es stationäre Alteneinrichtungen, und vieles spricht dafür, dass wir sie für intensive Pflegeanforderungen in den nächsten Jahren auch weiterhin behalten werden. Es ist interessant zu sehen, wie sich die Heimlandschaft auch architektonisch verändert hat. Aus den großformatigen »Siechenhäusern«, die eher an Verwahranstalten mit »Insassen« erinnern, wurden in den siebziger Jahren die klinikähnlichen Gebäude mit langen, uniformen Fluren und Mehrbettzimmern, bei denen man von »Patienten« und »Bettenplätzen« sprach. Hier stand die medizinische Versorgung im Vordergrund, für Demenzkranke hatte man geschlossene Abteilungen.

Mitte der achtziger Jahre stieg das Einzugsalter in die Heime, und gleichzeitig erhöhte sich die Zahl Demenzkranker sowie Schwerstpflegebedürftiger. Viele Häuser, einst als kombinierte Wohn- und Pflegeheime gebaut, entwickelten sich immer mehr zu reinen Pflegeinrichtungen. Mit dem Aufkommen neuer Betreuungsmethoden für Demenzkranke wurden Häuser des 20. Jahrhunderts in Einzelzimmer mit privatem Bad auf kleinen Abteilungen umgewandelt, in die man sogar seine eigenen Möbel mitbringen konnte. Der Leitgedanke war, Heime zum Leben zu bauen, in denen möglichst viel Normalität ein Zuhause schaffte, in dem auch Angehörige als wichtige Verbindungsglieder der Bewohner zum Umfeld gehörten. Es wurden neue Betreuungsformen entwickelt und Kranke mit möglichst gleichartigen Beeinträchtigungen und Verwirrtheitszuständen zusammengefasst, was bei entsprechender Schulung des Personals einen weitgehenden Verzicht auf früher notwendige Maßnahmen wie Einsperren oder Ruhigstellung durch Medikamente ermöglichte und so viele der früheren Eskalationen vermied.

Die aktuellen Entwicklungen verstärken diesen Trend, indem immer mehr kleine Wohn- oder Hausgemeinschaften entstehen, in denen mit einer festen Bezugsperson in Konzentration um hauswirtschaftliche Alltagsaufgaben wie in der Familie ein Tageslauf unter Einbeziehung von ambulanten Pflegekräften und unverzichtbaren Angehörigen möglich wird. Ob solche lockeren Arrangements auch für Demenzkranke im fortgeschrittenen Stadium sowie Sterbende Sicherheit und Geborgenheit vermitteln, bleibt abzuwarten. Keine gefährdende, sondern eine beschützende Normalität ist hier erforderlich.

Die Entwicklung der Heimlandschaft hin zu einem Heim mit möglichst viel Normalität wie zu Hause ist auch ein Lebensumfeld, das dem Hospizgedanken sehr nahe kommt. Dass das Sterben ebenso wie das Leben zu Hause immer die erstrebenswerte Variante bleibt, ist unbestritten. Ob sie allerdings für Angehörige auch künftig lebbar (auch bei den derzeitigen Wohnverhältnissen), ohne Angehörige überhaupt gestaltbar und mit ambulanten Maßnahmen letztlich kostengünstiger ist, bleibt abzuwarten. Heime sind auch in dieser Diskussion im Dilemma, auf der einen Seite immer mehr Normalität haben zu wollen und auf der anderen Seite gleichzeitig Brandschutzbestimmungen, Bauvorschriften und Hygienevorgaben der Behörden entsprechen zu müssen, etwas, das zu Hause auch nicht gewährleistet ist.

Die meisten alten Menschen machen am liebsten einen Bogen um Heime und möchten mit den Alten und »Verrückten«, die dort leben, nichts zu tun haben. Dabei lohnt es sich, die Häuser von innen zu betrachten, weil man zum einen erst dann die Unterschiede sieht und merkt, was sich in der Zwischenzeit getan hat, und zum anderen wahrnehmen kann, was einem gefällt und was nicht. Manchmal kann man bereits einem Gebäude ansehen, welche Betreuungsphilosophie dahinter steckt. Immer dann, wenn neben den rein medizinisch-pflegerischen auf den Körper ausgerichteten Pflegeleistungen auch die psychosozialen und spirituellen Bedürfnisse von Bewohnern in der Hausphilosophie tatsächlich berücksichtigt wird, ist es wahrscheinlich, dass dies auch in einer Begleitung am Lebensende und im Sterben angeboten wird. Wichtig ist, dass

»Heime zum Leben« auch »gute Orte zum Sterben« sind und
man nicht noch am Ende in eine andere Einrichtung oder Abteilung verlegt werden muss.

Der Spagat zwischen Effektivität und Menschlichkeit

Manchmal hat man das Gefühl, dass Altenpflegeheime heute
aus zwei Teilen bestehen – aus einem eher bürokratischen, ver-
standesmäßigen, nüchternen Teil, in dem es um betriebswirtschaftliche Effizienz und Sparsamkeit geht, und einen bewoh-
nernahen Gefühlsteil, in dem ethisch ausgerichtete Bezie-
hungspflege stattfindet, in dem Pflegende nicht in erster Linie
Experten, sondern eher Begleiter bis in die Stunden des Todes
sind. Diese Seiten zu verbinden, ist nicht leicht.

Heime haben kein gutes Image. In den Medien ist neben
dem Pflegenotstand immer wieder von spektakulären Vernachlässigungen bis hin zu Tötungshandlungen zu lesen, wie sie in
Deutschland, Österreich und jüngst in einem Luzerner Altenheim vorkamen und durch die Presse gingen. Heime sollen einerseits risikobereit, andererseits aber auch sicher, standardi-
siert, aber auch individuell, gut, aber auch billig sein, normal
und doch allen gesetzlichen Vorschriften genügend, aktivierend
in der Pflege, aber im richtigen Moment auch palliativ. Staatliche Qualitätskontrollen von außen könnten Orientierung schaffen. All diese Verfahren sind mit viel Papierkrieg verbunden, in
dem jede Leistung im Heim dokumentiert werden muss, damit
sie auch abrechenbar wird – das braucht Zeit, die dann oft
nicht mehr für die Begegnung mit den Bewohnern zur Verfügung stehen kann. Wer die Literatur zu den neuen Leistungs-
und Qualitätsvereinbarungen sowie Prüfverfahren liest, ahnt,
dass es sich hier um eine Art »Wissenschaft« handelt, deren Be-
herrschung sicher nicht jedem Heimleiter oder jeder Pflegefachkraft gleich leicht fällt. Gute Pflege durchzuführen reicht
nicht mehr, man muss sie auch sichtbar machen können für
die Kostenträger, die die Leistung bezahlen. Derzeit stöhnen alle Seiten, dass alles immer effektiver und kostengünstiger wer-

den soll (für Pflegehandlungen müssen standardisierte Richt-
werte vorgegeben werden, anhand derer der Zeitaufwand pro
Bewohner berechnet werden kann), aber gleichzeitig immer
mehr Qualität bei »ganzheitlicher« Pflege und individueller,
sozialer Betreuung gefordert wird.

Die Pflegeleistung eines Heims wird von einem Team erbracht. Das Team besteht neben dem Heimleiter aus der Pflegedienstleitung sowie den Pflegefachkräften und auch Pflege-
hilfskräften, des weiteren der Hauswirtschaftsleitung und ihren
Mitarbeitern und den Verwaltungskräften. Das ist sozusagen
die Standardausstattung. Dazu kommen für die psychosoziale
Begleitung oder den sogenannten gruppenübergreifenden Dienst
die Sozialarbeiter (oder Sozialpädagogen, was an einigen Aus-
bilungsorten zusammenfällt), die, wie wir am Konzept der ver-
netzten Sterbebegleitung in Teil II sehen werden, verschiedene
Aufgaben haben, sowie therapeutische Kräfte wie Musik- oder
Maltherapeuten, Ergotherapeuten, Psychologen und andere.
Von außerhalb ins Haus kommend, ergänzen Ärzte und Seelsorger das Team. Angehörige und freiwillige Helfer gehören
ebenfalls zum weiteren personellen Milieu des Heims. Es gilt,
die Mitarbeiter zur guten Arbeit für die Bewohner anzuhalten,
ihnen aber auch gleichzeitig günstige Arbeitsbedingungen mit
guter Bezahlung, Pausen und so weiter anzubieten – nicht immer leicht bei den oben genannten zum Teil widerstreitenden
Vorgaben.

Während Seelsorger und Ärzte »extern bezahlt« werden
oder auf andere Weise ihre Leistungen abrechnen (das gilt auch
für die Bestatter), sind die Fachkräfte des hauseigenen Teams
und ihre Personalkosten ein wichtiger Teil der Heimkosten im
Pflegesatz. Neben den Personalkosten gehen Sachmittel in der
Pflege und der Verwaltung sowie die Aufwendungen für Essen
und Unterkunft, die sogenannten Hotelkosten und eine gewisse Rücklage für bauliche oder andere Investitionen, mit in den
Pflegesatz ein. Der Pflegesatz ist auch abhängig von der Höhe
der Pflegebedürftigkeit, die in sich Deutschland durch die Pfle-
gestufe ergibt, in die man von den Gutachtern eingeteilt wird.
Dabei wird die notwendige Zeit ermittelt, die man braucht, um

eine pflegebedürftige Person in ihren »regelmäßigen und wie-
derkehrenden Aktivitäten des Alltags« zu unterstützen. Da über
die Körperpflege hinaus gehende Angebote einen Gutteil der
Lebensqualität in einer Einrichtung ausmachen, müssen auch
sie gesondert im Pflegesatz ausgewiesen werden.

Die Einführung der Pflegeversicherung in Deutschland ging
von dem Grundgedanken aus, dass Wettbewerb das Geschäft
belebt. Die Monopolstellung der Träger von Heimen sollte abgebaut werden hin zu mehr Öffnung auch für private Anbieter.
Häufig sind Bewohner erstaunt, dass sie mit dem Geld der Pflegeversicherung die Heimkosten nicht völlig bezahlen können.
Häufig wird dann um jede Mark gefeilscht und auch von Angehörigen die preiswerteste Pflegeeinrichtung ausgesucht. Gerade
weil die Qualität in der Vergangenheit häufig nicht transparent
gemacht wurde, konnten die Kunden, meist die Angehörigen,
nicht einsehen, warum sie im Einzelfall mehr oder weniger
Geld für gleiche Leistungen bezahlen sollten. Ein weiterer
Grundgedanke der Pflegeversicherung ist, dass gute Qualität
belohnt werden sollte. Zukünftig wird es mit zur Kompetenz
der Heimleitung zählen, ihre besonderen Leistungen transparent zu machen – auch um die jetzt möglichen individuellen
Pflegesätze für besondere Angebote auszuhandeln.

Ein Drittel der Heimbewohner in Deutschland hat zur Bezahlung der Heimkosten nach kurzer Zeit das eigene Vermögen
aufgebraucht, so dass bei entsprechend langem Heimaufenthalt das Sozialamt die Heimrestkosten bezahlen muss, wenn
die Kinder dazu nicht in der Lage sind und das Heim nicht seine Kunden auf die Straße setzen will (was Gott sei Dank bis
jetzt nicht geschieht). Es gilt also, diesen Sozialhilfeträger in
Deutschland davon zu überzeugen, dass man für gute Pflegequalität auch mehr bezahlt bekommen muss. In Zukunft müssen Bewohner und Angehörige, wenn sie in einem Heimbeirat
vertreten sind, der Erhöhung von Pflegesätzen zustimmen. Das
wird im Einzelfall sicher nur dann geschehen, wenn zusätzliche
Qualität von Pflege zumindest den Angehörigen deutlich wird
und für sie das Geld wert ist.

■ Hinweise zur Heimauswahl

Wie kann man als Außenstehender bei der Heimauswahl erkennen, ob es sich um ein gutes Heim handelt? Im Gegensatz
zu früher sind heute die Wartelisten der Einrichtungen kürzer.
Ein wohnortnahes Heim ist zu bevorzugen, da hier die Wahrscheinlichkeit von Besuchen sowie das Zusammentreffen mit
Bewohnern aus demselben Ort für den Bewohner wahrschein-
licher ist. Hier einige Gesichtspunkte:

1. Welche räumliche Ausstattung hat die Einrichtung? Gibt es
   Einzelzimmer mit eigenen Nasszellen? Kann man eigene Möbel und Einrichtungsgegenstände mitbringen?

2. Gibt es ein schriftliches Pflege- und Betreuungskonzept, insbesondere für demenzkranke Menschen?

3. Gibt es regelmäßig wiederkehrende tagesstrukturierende Gruppenaktivitäten auch für demenzkranke Menschen? Wie werden Angehörige einbezogen? Gibt es Angehörigengruppen
   oder besondere Sprechstunden? Nutzt man die Informationen Angehöriger zur Pflegeplanung?

4. Gibt es ein Mitbestimmungsgremium wie zum Beispiel einen Heimbeirat? Können auch Angehörige dort vertreten
   sein?

5. Welche Berufsgruppen arbeiten in dem Heim (Sozialarbeiter, Musiktherapeuten o. Ä.) neben Pflegekräften? Welchen
   Personalschlüssel gibt es im Heim (ist eine Fachkraftquote
   von 50 Prozent Pflegekräften vorgesehen)?

6. Gibt es neben der üblichen freien Arztwahl durch den Hausarzt regelmäßige Besuche durch einen Facharzt für Neurolo-
   gie oder Psychiatrie?

7. Ist die seelsorgerliche Begleitung geregelt?

8. Welche Angaben werden zu Fragen der Sterbebegleitung gemacht?

▨ Sterbebegleitung und Dementenbetreuung als besondere
   Qualitätsmerkmale

Gerade Fragen des Umgangs mit den Gestaltungsmöglichkeiten am Lebensende sowie der Einsatz besonderer Betreuungskonzepte für demenzkranke Bewohner sind inzwischen zu einem zentralen Thema der Gewaltvermeidung und der Versorgungsqualität im Altenpflegeheim geworden. Daher sind Informationen hierzu in Hausprospekten, dem Pflegekonzept sowie spätestens beim Heimeinzug ein Zeichen von Pflegequalität. Gedanken zur Hospizbewegung, zur Palliativversorgung sowie das gesamte *Netzwerk Abschiedskultur* im Teil II vermitteln einen Eindruck von dem zur Sterbebegleitung Möglichen. Zumindest Teile davon sollten bei einem guten Heim zu finden sein. Auch Fragen danach werden dort willkommen sein, weil sie der Einrichtung und den Mitarbeitern erlauben, die Qualität ihrer Leistungen unter Beweis zu stellen: Palliativpflege, gemeinsame Pflegeplanung, Begleitungsmöglichkeiten, Patientenverfügungen, Zeitpunkt der Krankenhausverlegung, Abschiedsrituale sind solche wichtigen Eckpunkte.

Es ist schon ein großer Widerspruch, dass auf der einen Seite in der Pflegeversicherung deutlich ausgedrückt ist, dass das Trösten und die Sterbebegleitung Bestandteil pflegerischen Handelns in Einrichtungen sein sollen, es aber bisher immer noch schwierig ist, bei den Kostenträgern qualitative Verbesserungen auf diesem Gebiet als abrechenbare Leistungen einzufordern. Hier hilft der Austausch der interessierten Einrichtungen untereinander und das Weitergeben positiver Erfahrungen, damit eine gemeinsame Lobby entsteht.

Bereits die Frage der Gestaltung eines Heimeinzugs zeigt, wie einfühlsam die Einrichtung Entlastungen und Schuldgefühle der Angehörigen sowie die Ängste der zukünftigen Bewohner aufgreifen und durch umfassende Informationen auffangen kann.

Weiterführende Literatur zur Heimgestaltung und Heimauswahl

Bundesministerium für Familien, Senioren, Frauen und Jugend (Hg.) (2001): Auf der Suche nach einem Pflegeplatz im Heim. – Bestelladresse: BMFSFJ, 11018 Berlin, Tel. 0049 30 206550 oder im Internet unter den Links »Senioren« und »Ratgeber«, *www.bmfsfj.de.* Sehr guter Wegweiser zur Heimauswahl.

Held, C.; Ermini-Fünfschilling, D. (2004): Das demenzgerechte Hein. Lebensgestaltung, Betreuung und Pflege für Menschen mit leichter, mittelschwerer und schwerer Alzheimerkrankheit. Basel. – Das Buch orientiert sich an einem phasentypischen Betreuungs- und Architekturkonzept mit Fokus auf der viel diskutierten Schweizer Einrichtung Haus Sonnweid in Wetzikon.

Kuratorium Deutsche Altershilfe (Hg.) (1998): Qualitätshandbuch Wohnen und Heim, Wege zu selbstbestimmtem und selbstständigem Leben. Köln. – In bewährter KDA-Manier werden hier – wie im »Qualitätsbuch Demenz« – sehr ausführliche Beispiele einer wohnlichen Umgebungsgestaltung im Heim für Praktiker zusammengestellt.

Pantlen, A. (1999): Ratgeber zu Auswahl eines Heimplatzes für ältere Menschen und ihre Angehörigen. München. – Ein praktischer Ratgeber, leider ohne Bezug zum Thema Demenz.

Zank, S.; Baltes, M. M. (1994): Psychologische Interventionsmöglichkeiten im Altenheim. In: Kruse, A.; Wahl, H.-W. (Hg.), Altern und Wohnen im Heim: Endstation oder Lebensort? Bern, S. 147-175. – Eine Zusammenstellung wichtiger Forschungsergebnisse zur Umsetzung interventionsgerontologischen Wissens im Heim.

3. »Palliative Geriatrie« – das Recht auf Leidenslinderung im Alter

Palliative Care – eine Disziplin entwickelt sich

Die WHO definiert Palliative Care als »Lindern eines weit fortgeschrittenen, unheilbaren Leidens mit begrenzter Lebenserwartung durch ein multiprofessionelles Team mit dem Ziel einer hohen Lebensqualität für den Patienten und seine Angehörigen …«.

Palliative Care ist ein Betreuungskonzept für Menschen jeden Alters, die an einer chronischen, unheilbaren und fortschreitenden Krankheit leiden. Es richtet sich an Patienten mit Krebskrankheiten, mit fortgeschrittenen neurologischen Leiden, mit schweren Lungenkrankheiten und progredienter Herzschwäche, an Demenzkranke in späten Stadien und an geriatrische, polymorbide Patienten. Alle diese Patientengruppen sind geprägt von der Tatsache, dass sie keine Aussicht mehr haben auf Heilung, dass sie aber umso mehr Anstrengungen der Medizin und der Pflege brauchen, ihre Lebensqualität zu erhalten oder sogar zu verbessern. Palliative Care richtet sich somit nicht nur an Sterbende im Sinne der End-of-life-Care, sondern auch an Patienten mit langsam fortschreitenden Krankheiten, die noch eine Lebenserwartung von Monaten oder sogar Jahren haben.

Geschichtliche Entwicklung

Der Begriff Palliative Medizin wurde zuerst bei terminalen Krebspatienten verwendet. Nachdem lange Zeit diese Patienten kaum mehr als »behandlungswürdig« betrachtet und von den Ärzten gemieden wurden, erkannten einzelne Pflegende und Ärzte die Notwendigkeit der Behandlung und Begleitung dieser Menschen. Ein Sterben mit unbehandelten Schmerzen sollte nicht mehr vorkommen. So entstand im letzten Viertel des

20. Jahrhunderts die Disziplin der palliativen Medizin, die sich in erster Linie um die Leidenslinderung durch Behandlung belastender Symptome wie Schmerzen, Atemnot, Übelkeit und Angst bemühte.

Parallel dazu engagierten sich vor allem Ehrenamtliche und Seelsorger in der Betreuung von sterbenden Menschen, denen sie eine Atmosphäre der Geborgenheit und Zuwendung unter Berücksichtigung der individuellen Wünsche bieten wollten. Es entstand die Hospizbewegung als Ausdruck einer Haltung, die zu Hause, in der Institution oder einem stationären Hospiz gelebt wird. Das Bemühen um Lebensqualität bis zuletzt entsprang somit zwei verschiedenen Initiativen, die sich in einzelnen Ländern von Anfang an verbündeten, in anderen erst heute immer mehr annähern in der Palliative Care, welche die interdisziplinäre gemeinsame Bemühung verschiedenster Berufsgruppen und Ehrenamtlicher um ein würdiges Leben bis zuletzt und ein Sterben frei von Schmerzen und Leiden zum Ziel hat. Sie geht über das Sterben hinaus und beinhaltet auch die Trauerbegleitung.

Die Entwicklung von Palliative Care in Europa erfolgt sehr unterschiedlich. In einigen Ländern wie Großbritannien hat die Hospizbewegung eine lange Tradition, in anderen geht die Verbreitung mehr von der palliativen Medizin aus und öffnet sich erst zögerlich der Hospizarbeit, zum Beispiel in der Schweiz. War Palliative Care zuerst den Krebskranken vorbehalten, ist sie heute ein wichtiges Behandlungsprinzip auch für Aids-Patienten und in der Geriatrie geworden.

Wie weiter?

In der Folge der Euthanasie-Debatten wird in vielen europäischen Ländern ein Auf- und Ausbau der palliativen Angebote gefordert. Diese Forderung tut sich aber schwer in einem gesundheitspolitischen Umfeld, das sich in erster Linie darum bemüht, die Kosten einzudämmen. Aus diesem Grund ist es wichtig, dass Palliative Care nicht als neue medizinische Disziplin eingeführt wird, die dem Spardruck zum Opfer fällt, sondern in ihrer Haltung Bestandteil der Grundversorgung wird. Das Ziel muss sein, *allen* Ärzten und Pflegenden – neben einer konsequenten Weiterentwicklung von notwendigem Expertenwissen für *einige* Schmerz-Spezialisten – in der Ausbildung und Weiterbildung ein Grundwissen in guter symptomlindernder Therapie und Sterbebegleitung zu vermitteln. Dazu gehören auch interdisziplinäre Seminare, welche die Kommunikation und Zusammenarbeit unter den beteiligten Berufsgruppen verbessern helfen. Wie kaum ein anderer Bereich lebt Palliative Care von der Zusammenarbeit aller Beteiligten. Dass auch Ehrenamtliche, Seelsorger, Sozialarbeiter und Angehörige wichtige Glieder des Care-Teams sind, wird von Ärzten und Pflegenden oft noch zu wenig wahrgenommen.

Die meisten Sterbenden könnten gut und kompetent am bisherigen Ort der Betreuung begleitet werden, sei es in den Pflegeheimen oder zu Hause. Dazu müssen aber die Hausärzte und die Pflegenden in den Heimen sowie in der Gemeindekrankenpflege über das notwendige Grundwissen in palliativer Behandlung und Pflege verfügen. Um außerordentliche und komplexe Patientensituationen optimal behandeln zu können, sind wir zusätzlich auf ein Netz von spezialisierten Palliativpflegestationen an Krankenhäusern angewiesen. Daneben muss die Palliativmedizin als Spezialdisziplin im universitären Umfeld einen Platz erhalten, um sich auch durch wissenschaftliche Forschung weiterzuentwickeln und ihre Qualität zu überprüfen.

Zum Verhältnis von kurativer und palliativer Medizin im Alter

Die kurative Medizin verfolgt das Ziel, eine Krankheit zu heilen. Die heutige Medizin ist ganz auf Heilung ausgerichtet, geschichtlich begründet auf dem ärztlichen Ethos, alles für die Lebenserhaltung zu tun. Diese Bestrebungen gelten bei der Behandlung älterer Menschen genauso. Es gibt kaum mehr Grenzen, die Möglichkeiten der hoch technischen Medizin werden auch im hohen Alter voll ausgenutzt. Unbehandelbare Krankheiten des Alters treten in den Hintergrund, werden kaum beachtet und somit oft auch nicht palliativ behandelt, obwohl gerade sie viele alte Menschen belasten.

Bei Patienten mit Krebserkrankungen wird im Krankheitsverlauf irgendwann der Punkt erreicht, in dem keine kurativen Möglichkeiten mehr bestehen, weil der Krebs zu weit fortgeschritten ist. Die Behandlungsstrategie wird von kurativ auf palliativ umgestellt. In der Geriatrie besteht immer ein Nebeneinander von kurativen und palliativen Maßnahmen, kein Moment des Therapiekonzept-Wechsels. Gegen Ende des Lebens stehen palliative Therapien im Vordergrund, ohne dass kurative Interventionen prinzipiell unterlassen werden sollten. Auch bei einem Patienten mit einer fortgeschrittenen Demenz kann eine kurative Maßnahme wie die Behandlung einer Blasenentzündung angezeigt sein. Sie würde ohne Behandlung Beschwerden und oft auch eine Verschlechterung der Demenz bewirken, ohne dass der Patient daran stirbt.

Palliative Medizin hat die maximale Lebensqualität des Patienten trotz unheilbarer Krankheit zum Ziel und bedeutet nicht »Nichts-mehr-Machen«. Dieses Therapiekonzept kann von der Behandlung Krebskranker genauso auf Geriatriepatienten, vor allem auch auf Demente übertragen werden. In den meisten europäischen Ländern wie auch in den USA wird zunehmend erkannt, dass die Geriatrie ein zentrales Gebiet der palliativen Medizin sein muss. Die nationalen Fachgesellschaften der palliativen Medizin arbeiten vermehrt mit Geriatern zusammen. Palliative Geriatrie ist das neue, gemeinsame Schnittfeld von Geriatrie und Palliativmedizin. Falsch ist aber sicher der Weg in den USA, der Palliative Care (hospice care) nur sterbenden Menschen zugesteht, die eine Lebenserwartung unter einem halben Jahr haben.

Auch in der Pflege von alten, multimorbiden Patienten und Dementen sollte die Lebensqualität zum Maßstab werden. Bei Entscheidungen, ob bei einem geriatrischen Patienten eine bestimmte Abklärung oder Therapie eingeleitet wird, ist nicht

nur die medizinische Machbarkeit zu beurteilen. Zentral ist
vielmehr die Frage, wie das Verhältnis zwischen Belastung
durch die Maßnahmen und zu erwartendem Gewinn an Lebensqualität ist. Entscheiden soll der Betroffene selbst, nachdem
er über seine genaue Diagnose, die Prognose, die Aussichten einer bestimmten Therapie informiert wurde. Solche Entscheidungen benötigen Zeit für Gespräche; leider überfahren wir oft
ältere Menschen mit Vorschlägen, deren Konsequenzen sie nicht
absehen können.

▓ Warum ist das Nebeneinander von kurativ und palliativ so
  schwierig?

Ärzte werden dazu ausgebildet, mit allen Mitteln gegen Krankheiten zu kämpfen. Lehnt ein Patient eine vorgeschlagene Therapie ab, wird dies vom Arzt meist nur schwer akzeptiert, er
fühlt sich gekränkt. Als Arzt ist es immer einfacher zu begrün-
den, weshalb etwas getan wird, als den Verzicht auf Maßnahmen zu rechtfertigen. Es braucht deshalb Richtlinien für Entscheidungen bei Schwerkranken und Sterbenden, an denen
sich Ärzte orientieren können. Die »medizinisch-ethischen
Richtlinien für die ärztliche Betreuung sterbender und zerebral
schwerst geschädigter Patienten« der Schweizerischen Akademie der medizinischen Wissenschaften und die »Grundsätze
zur ärztlichen Sterbebegleitung« der Bundesärztekammer sind
ein Beispiel dafür. Darin wird auch betont, dass beim Verzicht
auf lebensverlängernde Maßnahmen alle Möglichkeiten der
Leidenslinderung ausgeschöpft werden müssen.
  Pflegende stehen heute unter dem Druck der Kriterien der
Pflegequalität. Aufsichtsorgane der Heime sehen häufig nicht
die Qualität der individuellen palliativen Pflege, sondern eher
Einzelkriterien wie Gewichtsverlust, Hydratationszustand oder
den Anteil bettlägeriger Patienten einer Institution. Es ist dringend notwendig, Qualitätskriterien für palliative Pflege einzusetzen, um die Qualität einer Altersinstitution zu überprüfen.
  Nachdem über Jahrzehnte in der Geriatrie defizitorientiert

gepflegt wurde, betonte man in den letzten Jahren die aktivierende, rehabilitative Pflege, die zum Qualitätsmerkmal einer
Institution geworden ist. Jeder Patient wurde zu maximaler
Selbstständigkeit geführt (gedrängt?), die Pflege »mit den Händen in den Hosentaschen« wurde zum Leitsatz. Aber werden
dabei die Patienten auch nach ihren Zielen und Bedürfnissen
gefragt? Ist es für Frau M. wichtiger, dass sie nach wochenlan-
gem hartem Training die Strümpfe wieder selbst anziehen
kann, oder hätte sie lieber auf diese Fähigkeit verzichtet und
dafür etwas mehr Zuwendung erhalten und sich verstanden ge-
fühlt? Rehabilitation ist in der Geriatrie wichtig, aber es müssen Fähigkeiten gefördert werden, die für den Einzelnen individuell bedeutsam sind. Eine Zahnsanierung oder eine neue
Lesebrille bringt dem Patienten manchmal mehr Lebensqualität als eine mühsam erkämpfte kleine Verminderung der Abhängigkeit, die ihn gar nicht gestört hat.

Ist palliative Medizin billiger als kurative Medizin? Diese
Frage kann nicht pauschal beantwortet werden. Eine gute
Schmerztherapie kann teuer werden, wenn zum Beispiel Peri-
duralkatheter oder eine palliative Bestrahlung notwendig wird.
Im Altenheim bringt die Einführung der Palliative Care sicher
keine Mehrkosten, wenn die personellen Ressourcen richtig
eingesetzt werden. Es braucht hauptsächlich eine Haltungsän-
derung. Wenn auf die individuellen Bedürfnisse des sterbenden
Menschen eingegangen wird, kann dafür oft auf unnötige Au-
tomatismen der Pflege verzichtet werden (Infusionen, Wasch-
prozeduren usw.)

Symptomlinderung bei totalem Schmerz

Verbesserung der Lebensqualität bei geriatrischen Patienten
heißt in erster Priorität Symptomlinderung. Schmerzen sind
ein häufiges Symptom älterer Menschen. 60 bis 80 Prozent der
Bewohner von Pflegeheimen leiden unter täglichen Schmerzen.
Was häufig ist, wird zur Normalität, »Schmerz gehört zum al-

ten Menschen«. Häufig erfolgen auf auf chronische Schmerz-
klagen Antworten wie »Sie sind schließlich nicht mehr zwan-
zig«!

Der erste Schritt zur Schmerzbehandlung ist das Erkennen
und Ernstnehmen der Schmerzen. Viele ältere Menschen äußern ihre Schmerzen kaum mehr, weil sie glauben, diese akzep-
tieren zu müssen. Neben der gezielten Befragung ist es wichtig,
auch auf indirekte Schmerzhinweise zu achten. Folgestörungen
von chronischen Schmerzen werden oft als eigenständige Probleme verkannt und behandelt, zum Beispiel Schlafstörungen,
Appetitlosigkeit, Depressionen, Aggressivität.

Schmerzerfassung

Sind Schmerzen erkannt worden, müssen sie möglichst genau
erfasst werden. Dies ist einerseits wichtig für die Wahl der
Schmerztherapie, andererseits ermöglicht es, eine gezielte kausale Behandlung der Schmerzursache einzuleiten. Die Schmerzerfassung beinhaltet folgende Fragen:

– *Wo:* der Patient beschreibt und zeigt den Ort der Schmerzempfindung
– *Wann:* Dauerschmerzen oder intermittierende Schmerzen
– *Wie:* bohrend, brennend, klemmend, kolikartig usw.
– *Wodurch:* Mobilisation, Bewegungen, Nahrungsaufnahme
  usw.
– *Wie stark:* auf einer visuellen Analogskala (VAS) von 1 (kein
  Schmerz) bis 10 (maximaler Schmerz) drückt der Patient seine subjektive Schmerzempfindung aus. Diese Messung muss
  über den Tag verteilt mehrfach wiederholt werden, um ta-
  geszeitliche und aktivitätsabhängige Schwankungen zu erfassen.
– *Vorgeschichte:* frühere Schmerzepisoden, schmerzhafte Erkrankungen.

Die ganze Schmerzerfassung ist entsprechend festzuhalten und
sollte fester Bestandteil der Patientendokumentation sein. Ein

gutes Beispiel ist das »strukturierte Schmerzinterview für geriatrische Patienten« des DGSS-Arbeitskreises »Alter und Schmerz«. Eine ausführliche Schmerzerfassung ist bei der Aufnahme in eine Altersinstitution durchzuführen und jederzeit beim Auftreten einer neuen Schmerzsituation.

Oft wird von Pflegenden beklagt, dass die Schmerzen der geriatrischen Patienten von den Ärzten nur ungenügend beachtet und behandelt werden. Eine häufige Ursache ist die schlechte Kommunikation. Je genauer die Beobachtungen aus der täglichen Pflege registriert werden können, desto eher werden die Ärzte diese auch ernst nehmen. Die beste Grundlage für diese Kommunikation ist eine sorgfältige, dokumentierte Schmerzerfassung.

Totaler Schmerz

Den vier Bedürfnisebenen (körperlich, seelisch, sozial und spirituell) entsprechen auch vier Schmerzebenen, die sich zum totalen Schmerz verbinden. Gerade beim Heimeintritt spielen diese Schmerzkomponenten eine besondere Rolle. Aber auch im Heimalltag gibt es viele Gründe für totalen Schmerz: der Ärger über den Bettnachbarn, der die ganze Nacht geschnarcht hat, das lange Warten nach dem Läuten, bis jemand den Kopf ins Zimmer streckt und sagt, man müsse schon ein bisschen Geduld haben, die Falten im Leintuch oder der Telefonapparat, den man nicht erreichen kann, weil er weggestellt wurde.

Schmerztherapie

Nach der Erfassung des Schmerzes muss er analysiert werden. Primär ist immer eine Behandlung der Ursache anzustreben, bevor eine rein symptomatische medikamentöse Schmerztherapie eingeleitet wird. Die Grundsätze der Schmerztherapie sind:

– Chronische Schmerzen benötigen eine fest verordnete Dauertherapie. Schmerzmittel nach Bedarf sind unsinnig, da der Patient in diesem Fall immer wieder neu Schmerzen erleiden muss und um Schmerzmittel bitten muss, was oft als erniedrigend erlebt wird, ihn abhängig macht vom Verständnis der Pflegenden.

– Der Weg der Schmerzmittel-Verabreichung soll möglichst einfach sein (d. h. Medikamente zum Schlucken oder als Pflaster). Es sind Präparate in Retardform zu verwenden, um eine möglichst gleichbleibende Wirkung rund um die Uhr zu erreichen. Injektionen sind ungeeignet für die Langzeittherapie.

– Die Auswahl der Substanzen erfolgt gemäß der Stufenleiter der WHO:

    I.   Nicht-opioide Schmerzmittel wie Aspirin, Paracetamol, Antirheumatika (NSAR)

    II. Schwache Opiate wie Codein, Tramadol

    III. Opiate wie Morphin, Hydromorphon, Fentanyl

Die Gruppe der Antirheumatika wird bei älteren Menschen sehr großzügig eingesetzt, obwohl sie in ihren Nebenwirkungen nicht harmlos sind. Ihre Verwendung ist nur sinnvoll bei entzündlichen schmerzhaften Erkrankungen. Der Einsatz der Opiate bei älteren Menschen erfolgt immer noch viel zu zaghaft. Korrekt eingesetzt sind sie sehr gut verträglich und auch für den Langzeiteinsatz bei nicht krebsbedingten Schmerzzuständen geeignet. Eine Suchtgefahr besteht nicht, wenn Präparate in Retardform kontinuierlich verwendet werden. Weiterführende Angaben zur medikamentösen Schmerztherapie älterer Menschen sind der Fachliteratur zu entnehmen (siehe Literaturhinweise).

Ein eindrückliches Beispiel der Behandlung des totalen Schmerzes soll die vielfältigen Möglichkeiten der Behandlung illustrieren:

Frau S. leidet an einem metastasierenden Zervix-Karzinom. Der Krebs wächst auch in die Nerven im Bereich des Beckens ein und verursacht ihr sehr starke Schmerzen. Nach Operation und Radiotherapie sind die Schmerzen immer noch sehr dominant trotz hoher Dosen von Morphin (600 mg pro Tag). Sie lebt nun im Pflegeheim, ihren Ehemann hat sie zwar im Standesamt, aber nicht kirchlich geheiratet. Nun äußert sie den Wunsch, auch noch kirchlich zu heiraten. Im Heim wird ihr

Unterstützung geboten bei der Organisation der Trauung, die schließlich in der Hauskappelle stattfindet. Während der ganzen Vorbereitungszeit auf die Hochzeit geht es der Patientin überraschend gut, die Schmerzen sind kein Thema mehr. Nach der Hochzeit werden die Schmerzen wieder unerträglich. Nachdem alle Versuche der Optimierung der Schmerztherapie erfolglos blieben (inkl. Periduralkatheter-Einlage), wurde uns bewusst, dass Frau S. nun kein Ziel mehr hatte, dass das Warten auf den Tod und die Angst vor noch mehr Schmerzen zu ihrem Lebensinhalt geworden waren. Wir suchten mit ihr nach neuen Zielen. Schließlich sagte sie, sie möchte wieder bei ihren Katzen sein. Noch am selben Tag organisierten wir den Einzug ihrer Lieblingskatze in ihr Zimmer im Heim, und die Schmerzmedikamente konnten in den nächsten Tagen reduziert werden. Die Katze blieb bei ihr, bis sie gestorben ist, ohne dass die Schmerzen nochmals zum unlösbaren Problem geworden sind.

Behandlung weiterer Symptome

Der Schmerz ist sicher das Symptom, das am meisten Leiden verursacht, sofern es nicht entsprechend behandelt wird. Deshalb steht die Schmerzlinderung im Vordergrund der Anstrengungen der Palliative Care. Darüber jedoch die anderen Symptome zu vergessen ist falsch.

Atemnot: Das Gefühl, nicht genügend Luft zum Atmen zu bekommen, wirkt lebensbedrohend wie kaum eine andere Situation. Atemnot ist immer begleitet von der Angst, ersticken zu müssen. Betroffen sind Patienten mit chronischen Lungenkrankheiten, aber auch mit einer schweren Herzinsuffizienz oder mit einer Pleuraerkrankung. Sie benötigen lindernde Maßnahmen wie die Zufuhr von Sauerstoff, das Entlasten von Flüssigkeitsansammlungen und bei chronischer Atemnot die regelmäßige Verabreichung von Morphin in kleinen Dosen. Morphin senkt die subjektive Empfindung der Atemnot, ohne dass sich die respiratorische Situation verschlechtert, sofern eine kontinuierliche Therapie und nicht einmalige Injektionen gewählt werden. Daneben ist es wichtig, Menschen mit Atemnot nicht allein zu lassen, ihnen zu versichern, dass sie am Ende nicht ersticken müssen und dass man ihnen dies mit Medikamenten ersparen kann (terminale Sedation).

Übelkeit und Erbrechen: Der ständige Brechreiz kann eine massive Einschränkung der Lebensqualität bedeuten. Er hindert soziale Kontakte und lässt Essenszeiten zur Tortur werden. Primär muss auch hier eine kausale Therapie gesucht werden, mit Antiemetika (z. B. Metoclopramid, Haloperidol) und oft auch mit Steroiden (z. B. 2–4 mg Dexamethason) kann in den meisten Fällen auch rein symptomatisch ein guter Erfolg erzielt werden. Wie beim totalen Schmerz sind auch bei der Übelkeit andere Komponenten beteiligt. Oft fühlt sich der Patient in seiner Situation, durch das Schicksal der Krankheit oder die Reaktion der Familie, zum »Kotzen«. Diese Ursachen müssen deshalb ebenfalls erkundet und angegangen werden.

Angst: In jedem Menschen, der dem Sterben entgegensieht, kommt mindestens zeitweise Angst auf. Nebst den spirituellen Fragen sind es oft auch ganz konkrete Ängste: Werde ich Schmerzen haben, werde ich ersticken, kann man mir bei einer weiteren Verschlechterung noch helfen? Aber auch finanzielle Ängste, Ängste um die Familie können mitspielen. Anxiolytica können symptomlindernd wirken, daneben ist es aber wichtig, mögliche Ängste anzusprechen. Aufklärung hilft Angst abzubauen, wir müssen konkret darüber mit den Patienten sprechen. Vielleicht braucht es auch Hilfe, damit der Betroffene seine Familie einbezieht. Eine Sozialarbeiterin kann unter Umständen finanzielle Fragen klären. Auch das Regeln von Testamentsfragen hilft oft, angstvolle Sorgen loszuwerden.

Für jeden sterbenden Menschen stehen andere Symptome im Vordergrund. Die Gewichtung kann nur im Gespräch mit ihm gefunden werden. Appetitlosigkeit, Kraftlosigkeit, verändertes Aussehen sind zum Beispiel weitere solche Symptome. Das ESAS (Edmonton Symptom Assessment System) hilft, mit dem Patienten zusammen herauszufinden, was im Moment seine Lebensqualität am meisten einschränkt und vordringlich behandelt werden muss.

Erleben und Verhalten demenzkranker Bewohner

Bevor wir über Palliative Care für Demenzpatienten sprechen, müssen wir klären, was diese Patientengruppe unterscheidet von anderen älteren Menschen. Demenzkranke leiden nicht nur an Vergesslichkeit, wie das von Laien oft gesehen wird. Es ist wichtig, sich die Folgen der neuropsychologischen Defizite dieser Patienten zu vergegenwärtigen, um ihre Andersartigkeit, ihre für uns manchmal fremden Reaktionsweisen zu verstehen und über die Probleme am Lebensende des Dementen zu sprechen.

Gedächtnis

Durch den zunehmenden Verlust des Frischgedächtnisses leben Demenzkranke oft in einem früheren Teil ihres Lebens. Informationen verstehen sie zwar im Moment, während einer Handlung vergessen sie diese aber schon wieder und wehren sich dann oft gegen für sie unverständliche Maßnahmen. Schon bald werden sie deshalb als schwierige Patienten bezeichnet.

Mit dem Gedächtnis verbunden ist auch die Orientierungsfähigkeit. Die Orientierung in Raum und Zeit, aber auch bezüglich des eigenen sozialen Umfelds (Familie) und der eigenen Person, gehen im Krankheitsverlauf zunehmend verloren. Wer sich nicht mehr orientieren kann, sucht nach etwas Bekanntem, nach Geborgenheit, nach dem »Zuhause«. Dies führt zu Angst und Unruhe sowie Abwehr gegen alles Fremde, aber auch zu angstreduzierendem Verhalten wie Wandern und Suchen in allen Zimmern.

Abstraktes Denken, Urteilsfähigkeit

Der Verlust des abstrakten Denkens lässt das Verstehen von Zusammenhängen zunehmend unmöglich werden. Trotz guter Information können sich Demenzkranke kaum mehr entscheiden. Insbesondere sind sie meist nicht mehr fähig, sich zu vorgeschlagenen Therapien zu äußern. Es ist deshalb unerlässlich, dass spätestens zu Beginn einer Demenzerkrankung die Vertrauensperson bestimmt wird, die in späteren Krankheitsstadien stellvertretend für den Patienten entscheiden soll. Eine in gesunden Tagen verfasste Patientenverfügung leistet hierbei wertvolle Hilfe (vgl. S. 240f. im Anhang). Oft werden schon einfache diagnostische Schritte, zum Beispiel eine Röntgenaufnahme oder eine Blutentnahme, unmöglich, weil der Patient die Maßnahme nicht verstehen kann. Infusionen und Injektionen werden zur unverstandenen Bedrohung für Demente. Nur wenn wir uns sicher sind über den Nutzen für die Lebensqualität des Patienten sind solche eingreifenden diagnostischen und therapeutischen Schritte gerechtfertigt.

▦ Kommunikation

Es fällt dem Dementen zunehmend schwer, Beschwerden und subjektives Erleben verbal ausdrücken zu können. Die sorgfältige Verhaltensbeobachtung hilft, aus Mimik, Körperhaltung und Reaktionsweisen auf mögliche Symptome zu schließen. Dies gilt insbesondere für die Erfassung von Schmerzen. Das Sprachverständnis wird von uns meistens überschätzt. Wenn der Patient unsere Fragen nicht versteht, wird er entweder lächeln oder sich unwirsch abwenden – was oft als Verneinung der Frage interpretiert wird und uns in der falschen Annahme lässt, er habe keine Beschwerden.

▦ Körperempfindung

Die Wahrnehmung des eigenen Körpers kann zunehmend verloren gehen. Dies zeigt sich manchmal in einer völlig veränderten Körperhaltung, die sich nicht korrigieren lässt, aber auch darin, dass vielleicht der Mund zur Nahrungsaufnahme nicht mehr gefunden wird. Die Lokalisierung von Schmerzen kann dadurch verunmöglicht werden, weil der Patient nicht mehr zeigen kann, wo es ihm wehtut. Eine volle Harnblase führt dann manchmal zu einer zunehmenden Unruhe und Aggressivität, weil der Demente das Gefühl des Harndrangs nicht mehr richtig interpretieren kann.

▨ Emotionen

Die Erlebnisfähigkeit für Gefühle bleibt bis zuletzt erhalten. Ein positives Umfeld, in dem sich der Patient sicher, geborgen und verstanden fühlt und seine Gefühle ausleben kann, ist zentral wichtig für die Lebensqualität Dementer. Biographiebezogene Aktivitäten ermöglichen Freude und positive Empfindungen, Rituale vermitteln Ruhe und Geborgenheit, Musik und Tanz lassen das Bewegungsbedürfnis positiv erleben.

Obwohl die meisten Demenzkranken viel in der Gedankenwelt ihrer Kindheit leben, ist es immer wieder erstaunlich, wie sie beim Sterben von Mitpatienten reagieren. Verstummte Patienten machen manchmal in dieser Situation ganz adäquate Bemerkungen, zeigen sehr viel Anteilnahme. Einzelne Patienten verabschieden sich ganz bewusst von Pflegenden, sagen, »ich sehe dich nicht mehr«, und sterben in der nächsten Nacht. Wegen der Kommunikationsschwierigkeiten wissen wir aber sehr wenig über die Bewusstwerdung bevorstehenden Sterbens. Die Ängste scheinen aber eher auf der Seite der Angehörigen und Helfer zu liegen.

▨ Schmerzerfassung und -behandlung bei Demenz

▨ Probleme der Schmerzerfassung bei Demenz

Wie wir bereits festgehalten haben, basiert das Konzept einer guten Schmerzbehandlung auf den drei Säulen Schmerzerkennung, Schmerzerfassung und Schmerztherapie. Menschen mit

Kommunikationsstörungen, vor allem demente Patienten, können meist nicht mehr auf ihre Schmerzen hinweisen, eine
Schmerzerfassung im herkömmlichen Sinn ist ebenfalls nicht
mehr möglich. Dies führt dazu, dass Schmerzen bei diesen Patientengruppen sehr oft nur ungenügend oder gar nicht erkannt
und demzufolge auch nicht erfasst und behandelt werden. In
verschiedenen Studien wurde die Schmerzmittel-Verordnung
für Patienten mit und ohne Demenz bei akuten Schenkelhals-
Frakturen verglichen. Alle diese Untersuchungen zeigten, dass
demente Patienten vor und nach der Operation deutlich weniger Analgetika erhielten. Bei chronischen Schmerzen dürfte
dieser Unterschied noch wesentlich ausgeprägter sein.

Verschiedene bekannte Schmerz-Assessment-Instrumente wurden auf die Anwendbarkeit bei Demenzpatienten überprüft.
Dabei zeigte sich, dass bei fortgeschrittener Demenz die üblichen Instrumente nicht benutzt werden können. Wenn die Kooperation des Patienten bei der Schmerzerfassung nicht mehr
möglich ist, sind somit andere Hilfsmittel gefragt.

In der Praxis ist festzustellen, dass Schmerzen oft zu Verhaltensänderungen der Patienten führen. Unruhe, Aggressivität,
verminderter Appetit oder Schlafstörungen sind solche Beobachtungen wie auch Veränderungen der Mimik, der Körperhaltung und der Mobilität. Es existieren zwei Assessment-In-
strumente, welche eine systematische Verhaltensbeobachtung
ermöglichen: Doloplus und ECPA (siehe Anhang). Beide Instrumente sind in der französischen Originalversion validiert
und praxisbewährt.

Doloplus und ECPA werden im Abstand von 2 bis 3 Tagen
eingesetzt und vom Pflegeteam ausgefüllt, das den Patienten in
den letzten Tagen gepflegt hat. Idealerweise erfolgt das Ausfüllen der Skalen durch ein multidisziplinäres Team, meistens
durch den behandelnden Arzt zusammen mit den Pflegenden.
Das resultierende Score ergibt einen Ausgangswert, nach der
Einleitung einer Schmerztherapie wird durch die erneute Erfassung der Erfolg der Therapie messbar. Da bestimmte Verhaltensänderungen auch durch die Demenz selbst bedingt sein
können, ist die total erhobene Punktzahl nicht ein absolutes

Maß des Schmerzes, sondern eine globale Erfassung der Verhaltensänderungen. Neben der Dokumentation des Therapieerfolgs kann mit der Verwendung dieser Instrumente in der Praxis auch eine Sensibilisierung der Pflegenden für die Zusammenhänge zwischen Verhaltensänderungen und Schmerzen erreicht werden. Es hat sich bewährt, für alle Patienten mit fortgeschrittener Demenz eine solche Verhaltensbeobachtung einzuführen und in die Patientendokumentation zu integrieren.

Weitere Hinweise auf mögliche Schmerzen von Demenzkranken ergeben sich aus der Anamnese. Im Gespräch mit den Angehörigen kann man erfahren, ob der Patient früher regelmäßig Schmerzmittel benötigte, ob er unter schmerzverursachenden Krankheiten gelitten hat, welche auch in der aktuellen Situation den Patienten leiden lassen könnten (Osteoporose, Arthrose, Gallensteine usw.).

■   Fragen der Schmerzbehandlung bei Demenz

Wenn sich aus der Beobachtung oder der Anamnese Hinweise für Schmerzen ergeben, ist eine geeignete Schmerztherapie einzuleiten. Für den Einsatz der Schmerzmittel gelten die gleichen Grundsätze wie für Patienten ohne kognitive Defizite. Auch Opiate haben ihren festen Platz bei der Schmerzbehandlung von dementen Patienten. Bei der Auswahl der Analgetika ist auf die Einfachheit der Therapie zu achten. Langwirkende Substanzen sind wegen der seltener notwendigen Verabreichung vorzuziehen und geeignete Zubereitungen (Tropfen, Sirup, Pflaster) können die Anwendung erleichtern.

Lebensqualität im Alzheimer-Spätstadium

Entscheidungsgrundlagen palliativen Handelns

Die Stadien-Einteilung der Demenz erfolgt meistens auf der Grundlage der noch vorhandenen Fähigkeiten. Diese Einteilungen helfen aber selten weiter, wenn es bei einer akuten Verschlechterung des Gesundheitszustands darum geht, über das weitere Prozedere zu entscheiden. Viel wichtiger ist die Einschätzung der momentanen Lebensqualität der Patienten. Es gibt Menschen mit weit fortgeschrittener Demenz, die in ihrer eigenen Welt ruhig und oft freudvoll den Tag erleben, sich an kleinen Ereignissen wie dem Essen oder einem Besuch erfreuen. Andererseits können Patienten schon in mittleren Demenzstadien in einer angstgeprägten Unruhe in stetem Leiden ihre Tage und Nächte verbringen. Es ist auch äußerst schwierig, in irgendeinem Demenzstadium eine Prognose für die Lebenserwartung zu stellen.

Die Einschätzung der Lebensqualität ist sehr subjektiv und wird vom Arzt, den Pflegenden und den Angehörigen sehr unterschiedlich wahrgenommen. Wenn nun der Arzt allein eine Entscheidung trifft, sei es für oder gegen eine Therapie, werden die Angehörigen und/oder die Pflegenden mit Schuldgefühlen und nach dem Tod des Patienten oft auch mit Vorwürfen reagieren. Der bewährte Weg führt über gemeinsame Gespräche wie bei einer Familienkonferenz. Bei dieser Gelegenheit können alle Beteiligten ihre Einschätzung der Lebensqualität und des Willens des Patienten einbringen, um schließlich eine von allen gemeinsam getragene Entscheidung zu finden. Dabei ist zu berücksichtigen, dass für die Angehörigen beim möglichen bevorstehenden Tod plötzlich der eigene Lebensinhalt verloren zu gehen droht und dass sie aus diesem Grund vielleicht eher für eine Ausnützung aller medizinischen Möglichkeiten plädieren. Für die Pflegenden kann der drohende Verlust eines liebgewonnenen Patienten einerseits die Sicht auf seine Situation verdecken, andererseits werden unter Umständen überforderte, ungenügend ausgebildete Pflegende die »Erlösung« des für sie schwierigen Patienten wünschen. Es ist hilfreich, wenn der Arzt zusammen mit den Pflegenden und den Angehörigen nochmals den bisherigen Krankheitsverlauf zusammenfasst, um die unaufhaltbare Progredienz bewusst zu machen. Dazu gehört auch die Feststellung, dass die Demenz selbst nicht zum Tod führt, sondern der Patient immer an einer indirekten Komplikation stirbt.

Strategien gemeinsamer Pflegeplanung – ein Fallbeispiel

Wie und mit welchen Ergebnissen eine gemeinsame Pflegeplanung durchgeführt werden kann, wollen wir anhand der am häufigsten eintretenden Komplikation, der Lungenentzündung, an einem Fallbeispiel schildern:

Frau M. leidet seit 7 Jahren an der Alzheimer-Krankheit. Sie wurde in den ersten 5 Jahren zu Hause vom Ehemann aufopfernd gepflegt bis seine Kräfte versagten. Sie lebt nun seit 2 Jahren im Pflegeheim, und der Ehemann ist täglich bei ihr. Sie spricht nicht mehr, isst nur noch ganz kleine Bissen, die ihr vor allem vom Ehemann eingegeben werden. Oft verschluckt sie sich dabei. Als sie Fieber entwickelt, wird die Diagnose einer Pneumonie gestellt. Folgende Fragen stellen sich:
– Soll diese Pneumonie mit einem Antibiotikum behandelt werden?
– Wenn die Patientin das Antibiotikum nicht schlucken kann, soll eine Infusion gelegt werden?
– Könnte eine Infusionstherapie überhaupt im Heim durchgeführt werden oder hätte dies eine Hospitalisation zur Folge?
– Frau M. hat zunehmende Schluckstörungen gezeigt. Auch nach der Therapie der Pneumonie würde die Gefahr des Verschluckens und damit einer erneuten Aspirationspneumonie weiter bestehen. Soll deshalb eine Magensonde oder eine PEG-Sonde gelegt werden?

Im gemeinsamen Gespräch werden alle diese Punkte angesprochen. Dabei zeigt der Arzt auch die Konsequenzen der einzelnen Entscheidungsschritte auf:

– In verschiedenen Studien konnte keine eindeutige Verlängerung der Überlebenszeit Schwerstdementer durch eine antibiotische Therapie gezeigt werden. Insbesondere sind auch die möglichen Komplikationen (Durchfall mit Austrocknungstendenz, Pilzerkrankungen u. a.) zu berücksichtigen.

– Die Durchführung einer Infusionstherapie ist in vielen Fällen nur unter zusätzlichen Fixationsmaßnahmen möglich, da die Patienten sich sonst die Infusion wieder entfernen. Fixationen verstehen die Kranken aber nicht und fühlen sich bedroht.

– Eine Verlegung ins Spital bringt für den Patienten einen extrem belastenden Milieuwechsel mit sich, der die Lebensqualität zusätzlich beeinträchtigt und keine Verlängerung der Lebenserwartung bringt.

– Das Einlegen einer Sonde verringert die Häufigkeit von Aspirationen nicht, da der eigene Speichel und Magensaft trotzdem in die Lunge gelangen können. Die oft als Grund für die Sondenernährung genannte erniedrigte Dekubitusgefahr ließ sich in mehreren Studien nicht nachweisen, im Gegenteil zeigten die Sonden-Patienten sogar eher häufiger Druckgeschwüre. Dies ist darauf zurückzuführen, dass bei der Sondenernährung der Patient viel eher im Bett liegen gelassen wird, als wenn er noch durch den Mund ernährt wird.

Im Familiengespräch hat Herr M. erzählt, wie sich seine Frau jeweils gefreut habe, wenn er ihr von zu Hause ihr Lieblingsgebäck mitgebracht habe. Deshalb entschließt man sich, auf eine Sondenernährung zu verzichten. Herr M. hat dafür weiterhin die Möglichkeit, seiner Frau beim Eingeben des Essens seine Zuwendung zu zeigen und auf diese Weise mit ihr zu kommunizieren. Wichtiger als die Menge der zugeführten Flüssigkeit ist die Anregung der Sinne. Die Lebensqualität von Frau M. ist sicher größer, wenn sie einen Bissen ihres Lieblingsessens, das der Mann von zu Hause mitgebracht hat, riechen und schmecken kann oder die Lippen mit ihrem bevorzugten Getränk (es darf auch mal Wein oder Bier sein!) befeuchtet werden, als wenn ihr eine dosierte Menge Flüssigkeit über eine Infusion oder Sonde verabreicht werden.

Wenn beim sterbenden Patienten eine gute und regelmäßige Mundpflege durchgeführt wird, ist sein Leiden nachgewiesenermaßen kleiner als bei künstlicher Hydrierung, die zu vermehrter bronchialer Sekretion mit Rasseln und Atemnot, zu verstärkter Schmerzempfindung und auch zu häufigerem Erbrechen durch vermehrte Magensekretion führt.

Der Entscheid, keine lebensverlängernden Maßnahmen wie eine Antibiotikatherapie durchzuführen, darf nie unter Zeitdruck gefällt werden. Die Angehörigen brauchen Zeit, um die Entscheidung zu treffen und in der Familie zu diskutieren. Sie müssen auch nach dem Tod des Patienten mit dieser Entscheidung weiterleben. Wichtig ist, dass Angehörige auch im Sterbeprozess in die Pflege integriert werden. Wenn sie angeleitet werden, Mundpflege oder Formen der basalen Stimulation anzuwenden, wenn sie die Lieblingsmusik des Patienten mitbringen können, fühlen sie sich weniger hilflos und erleben die Sterbebegleitung als intensives Abschiednehmen im positiven Sinn.

Der Umgang mit sterbenden Dementen ist eine wichtige Qualitätsdimension von Heimen. Hierzu gehören Respektierung der Autonomie der Patienten, Empathie, Kenntnis und Anwendung ganzheitlicher Palliative Care, Einbeziehung der Angehörigen sowie Spiritualität als wichtige Dimension in Form von Ritualen.

Weiterführende Literatur zur Schmerztherapie und palliativen Geriatrie

Beubler, E. (2003, 2. Auflage): Kompendium der medikamentösen Schmerztherapie. Wien. – Übersichtliches Buch über die wichtigsten Schmerzmittel, ihre Wirkungen, Nebenwirkungen und Anwendungsmöglichkeiten inklusive Kapitel über Schmerztherapie beim alten Menschen.

Ferrell, B. R.; Ferrell, B. A. (1996): Pain in the elderly. Seattle. – Ausgezeichnetes Standardwerk über die besonderen Aspekte von Palliative Care bei älteren Menschen.

Kunz, R. (2002): Palliative Medizin für ältere Menschen. Swiss Medical Forum 5: 100-105. – Übersichtsartikel über die besonderen Aspekte der Palliative Care bei älteren Menschen.

Kunz, R. (2002): Schmererfassung bei Patienten mit Demenzerkrankungen. Geriatrie-Journal 6/02: 14-21. – Darstellung der Schmerzerfassungsmöglichkeiten bei Dementen.

Kunz, R. (2003): Palliative Care für Patienten mit fortgeschrittener Demenz: Values Based statt Evidence Based Practice. Zeitschrift für Gerontologie und Geriatrie 36: 355-359. – Aspekte der palliativen Versorgung von Demenzpatienten.

Volicer, L.; Hurley, A. (1998): Hospice Care for People with Advanced Dementia. New York. – Der Klassiker zur Ausweitung von Palliativversorgung in Langzeitpflegeeinrichtungen für demenzkranke, alte Menschen am Beispiel amerikanischer Hospizprojekte.

II. Sterbeort Pflegeheim

Wie es ist und wie es sein könnte

4. Erfahrungen und Konsequenzen

Zwei Fallbeispiele zur Einstimmung

Die Begegnung mit dem Sterben in Alteneinrichtungen ist von einer seltsamen Ambivalenz gekennzeichnet. Hier gibt es Bilder vom friedlichen und behüteten Sterben ohne Medizintechnik, von dem die Pflegenden immer wieder sprechen und das auch für sie aus ihrem beruflichen Selbstverständnis heraus die ideale, gelungene Sterbebegleitung darstellt. Das Ergebnis einer solchen Begleitung versöhnt mit dem unabänderlichen Schicksal und gibt Kraft für die weitere Arbeit.

Auf der anderen Seite finden auch immer wieder gewaltsame und chaotische Bilder Eingang in die Erzählungen vom Sterben. Die Realität einer geringen Personaldecke, ungenügende Zeit für pflegerisches Handeln, Angehörige, die nicht da sind oder zusätzlich Arbeit machen, Ärzte, die Pflegende mit Entscheidungen im Stich lassen – Stress und Hektik am Sterbebett, die nicht nur zu einer Flucht aus den Zimmern der Sterbenden führen, sondern insgesamt vor der Behandlung des Themas. Man lässt sich nicht mehr auf Gespräche über den Tod mit Bewohnern oder Angehörigen ein, verleugnet nahende Todesanzeichen, und nach Eintreten des Todes wird in heftigen Wasch- und Desinfektionsritualen alles getan, um sich vor dem »ansteckenden Tod« zu schützen. Der distanzierte Umgang mit dem Bestatter und das möglichste schnelle Aus-dem-Haus-Schaffen der Verstorbenen sind die letzten Bausteine von nur noch der Angstabwehr dienenden Verhaltensweisen.

Nachstehend die Zusammenfassung zweier Beispiele aus einer ethnologischen Studie von Corina Salis Gross, die in einer teilnehmenden Beobachtung in einem Altenheim sehr ausführlich die dortigen Praktiken im Umgang mit dem Sterben beschrieben hat. Wir stellen diese beiden von uns zusammengefassten Fallschilderungen (aus demselben Schweizer Altenheim) unserer Konzeption des *Netzwerks Abschiedskultur* ausdrücklich voran, um deutlich zu machen, dass es zwar strukturelle Veränderungen gibt, die die Wahrscheinlichkeit eines möglichst natürlichen Sterbens vergrößern und so die Hilflosigkeit des Umfelds sowie das Leiden des Sterbenden reduzieren können – im Einzelnen planbar kann Sterben jedoch nie sein.

Das »natürliche Sterben« von Frau B.
Frau B., über 90 Jahre alt und seit längerer Zeit bereits im Heim wohnend, wollte keine Diagnosen und Therapien mehr und hatte mit ihrem Hausarzt sowie ihrer Schwester über die Vorbereitung ihres Sterbens gesprochen. Eine Vollmacht war ausgefüllt, in der stand, welche Personen für den Fall ihrer Entscheidungsunfähigkeit für sie sprechen sollten, weiterhin hatte sie festgelegt, wer nach ihrem Tod informiert und wie die Bestattung organisiert werden sollte.

Eine Erleichterung für das Personal war, dass Frau B.s Sterbeprozess eine kontinuierliche Verschlechterung ohne große Krise zeigte. Anfangs aß sie noch am Tisch in ihrem Zimmer, wurde dann bettlägerig und dort versorgt. Gegen Schmerzen bekam sie Medikamente, sie wurde zunehmend müder und schlief viel. Wurde sie zu den Mahlzeiten geweckt, sagte sie manchmal: »Schon wieder Zeit zum Essen?«, und hatte keinen Appetit. Sie redete viel vom bevorstehenden Sterben und meinte: »Ich bin so müde, ich kann die Augen kaum noch offen halten.« Auch Durst, Angst oder Anzeichen von Schmerzen waren nicht zu bemerken. Aufgrund ihrer vorherigen Anordnungen bekam sie nur minimale Flüssigkeit, zeigte jedoch durch eine regelmäßige gute Mundpflege keine pflegerischen Zeichen von Austrocknung. Insgesamt empfanden allen Pflegenden ihr Sterben als angenehm und führten dies zum einen auf die Qualität ihrer Pflege und entsprechende palliative Medikamentierung zurück, sowie auf die tiefe Religiosität der Bewohnerin, die an ein Leben im Himmel glaubte. Immer wieder einmal schauten die Pflegenden für kurze pflegerische Verrichtungen ins Zimmer. Eines Tages – nachdem sie das Abendessen bekommen hatte – wurde Frau B. tot im Bett aufgefunden. Salis

Gross resümiert: »Niemand war mit ihrem letzten Moment konfrontiert gewesen, und trotzdem hatten alle den Eindruck, sich genügend um sie gekümmert zu haben.«

Das »schreckliche Sterben« von Frau M.
Das zweite Fallbeispiel von Frau M. wird von Salis Gross als der Prototyp des »schrecklichen«, als gewaltsam erlebten Sterbens beschrieben. In der Vorgeschichte von Frau M. ist wichtig, dass sie zusammen mit ihrem Mann ins Heim eingezogen ist, dieser aber vor ihr verstarb. Die Angehörigen machten den Pflegekräften den Vorwurf, aufgrund unzureichender medizinischer Maßnahmen sei damals der Tod vorzeitig eingetreten und drohten mit rechtlichen Schritten.

Kurz vor ihrem eigenen Tod wurde Frau M. noch aus ihrem Doppelzimmer, das anderweitig benötigt wurde, in ein Einzelzimmer verlegt. Sie wurde dort zunehmend depressiv und auch aggressiv und als »schwierige« Bewohnerin eingestuft. Eine kurze zwischenzeitliche Verbesserung ihres Zustands ergab sich durch die Zuwendung eines jungen Pfarrers im Praktikum auf der Abteilung. Nach seinem Weggang verschlechterte sich ihr Zustand wieder. Die Pflegekräfte sprachen offen davon, dass sie Frau M. nun für eine »Todeskandidatin« hielten. Ihre Gesundheit war ein Auf und Ab und viele Symptome nicht eindeutig zu deuten. Sie hatte Atemprobleme, Schwierigkeiten beim Wasserlassen und verfärbten Stuhlgang. Manchmal wurde ihr Körper starr, wobei sie nach Luft schnappte und verkrampfte. Trotz der immer wieder auftretenden Essprobleme aß sie noch im Rollstuhl sitzend im Speisesaal. Dort hatte sie eines Tages wieder Schluckprobleme, bei denen sie verkrampfte, plötzlich nach Luft schnappte und blau anlief. Die anschließende Situation war von zunehmender Hektik gekennzeichnet. Man entschied sich für künstliche Beatmung und suchte zunächst verzweifelt das Sauerstoffgerät. Inzwischen war man mit Frau M. und dem Rollstuhl am Zimmer angekommen und versuchte dort nach Aufsetzen der Sauerstoffmaske noch eine künstliche Beatmung. Diese brachte jedoch keinen Erfolg, und Frau M. verstarb.

Der Einsatz des Sauerstoffs war, wie die Pflegekräfte hinterher erklärten, weniger geschehen, um Frau M.s Leben zu ret-
ten, sondern um zu demonstrieren, dass alles Menschenmög-
liche getan worden war, was man bei Lebensgefahr macht, um
so den Tod wenigstens noch ein bisschen hinauszuschieben
und sich nicht wieder den Angriffen der Angehörigen auszuset-
zen. Das spätere Eintreffen des eiligst herbeigerufenen Arztes,
der ohne nähere Inspektion nur durch einen kurzen Blick auf
Frau M. ihren Tod feststellte, bestärkte die Pflegenden in ihrem
Gefühl, hier keine besonders wertvolle, anerkennenswerte Arbeit geleistet zu haben.

▨   Weiterführende Literatur zu teilnehmenden Beobach-
    tungsstudien in Alten- und Pflegeheimen

Koch-Straube, U. (1997): Fremde Welt Pflegeheim. Eine ethnologische Studie.
    Bern. – Eine Vorgängerstudie aus dem Alltag eines deutschen Pflegeheims.
Salis Gross, C. (2001): Der ansteckende Tod. Eine ethnologische Studie zum
    Sterben im Altenheim. Frankfurt. – Die detaillierten Schilderung und
    Schlussfolgerungen einer mehrwöchigen, teilnehmenden Beobachtung der
    Autorin in einem Schweizer Pflegeheim.

▨   Was können wir tun? – Handlungsperspektiven

An beiden Beispielen wurde deutlich, welche Bedeutung für die
Atmosphäre in der Sterbebegleitung die geäußerten und festge-
haltenen Bedürfnisse der Bewohnerinnen sowie der Kontakt
mit den Angehörigen darstellte. Wir haben gesehen, dass eine
gute »Sterbekultur« ihren Anfang schon sehr früh im Zuge des
Heimaufenthalts nimmt und bis nach dem Tod nachwirkt.
    Wie kann man bei allen Unsicherheiten des individuellen
Sterbens möglichst gute Rahmenbedingungen schaffen, die
größtmögliche Lebensqualität für Bewohner und Angehörige
sowie Handlungssicherheit für Mitarbeitende bewirken? Neben
den Grundsätzen hospizlicher Haltung und palliativer Versor-

gung, wie wir sie (S. 27 u. 38) ausgeführt haben, sind im Folgenden noch einmal die in Teil I erwähnten wichtigsten derzeitigen Folgerungen zum Sterbeort Pflegeheim zusammengefasst:

1. Die Auseinandersetzung mit Tod und Sterben, mit Sinnfragen, Lebensrückblick sowie konkreten Gestaltungsmöglichkeiten des Lebensendes sind eher für Angehörige oder Mitarbeiter als für ältere Menschen selbst ein Tabuthema. Chronologisches Alter sowie Krankheit allein ist kein Grund, ältere Menschen nicht in die Entscheidungsfindung für ihre Handlungsoptionen am Lebensende mit einzubeziehen (S. 20f.).

2. Fragen der Würde am Lebensende sind in erster Linie Fragen einer würdigen Begleitung. Subjektive Lebensqualität von Bewohnern wird von Außenstehenden meist unterschätzt. Fragen einer Liberalisierung der Sterbehilfe sowie Diskussionen zur Freitodbegleitung können ältere Menschen moralisch unter Druck setzen und zunehmend ökonomische Gesichtspunkte als Entscheidungsgrundlage in den Vordergrund rücken. Dem empfehlenswerten Ausfüllen von Betreuungsverfügungen und Vollmachten sollten eingehende Beratungen vorausgehen; dies gilt insbesondere für Patientenverfügungen (S. 40f.).

3. Bei demenzkranken Menschen besteht die besondere Gefahr einer unzureichenden Schmerzbehandlung. Palliative Versorgung im engeren Sinn muss mit den bewährten Formen der Demenzbetreuung (vgl. S. 57ff.) kombiniert werden.

4 Die Professionalität von Pflegenden in Alteneinrichtungen zeigt sich darin, die besonderen Akzente der Palliative-Care-Haltung mit den Normen einer herkömmlichen aktivierenden Pflege in Einklang zu bringen. Kurative und palliative Medizin dürfen nicht länger als Gegensatz gesehen werden. Die Durchführung einer umfassenden Pflegediagnose sowie Dokumentation und Pflegeplanung unter weitestgehender Einbeziehung von Angehörigen sind unumgänglich. Regelmäßige Fallbesprechungen in einem erweiterten Team von Ärzten, Sozialarbeitern und Seelsorgern gehören zur Abschiedskultur (S. 49 u. 66ff.).

5. Interdisziplinäres Arbeiten bedeutet für Altenpflegekräfte, sich nicht sämtliche psychosozialen Begleitungs- und Betreuungsaufgaben (z. B. mit Angehörigen) sowie spirituelle Anfragen einer Abschiedskultur aufbürden zu lassen, sondern eindringlich die Erreichbarkeit und Kooperation mit anderen Berufsgruppen für Fortbildung und Praxisbegleitung einzufordern. Auch Bestattungsunternehmen sind in diesem Zusammenhang als externe Fachleute für Fragen im Umgang mit Verstorbenen zu berücksichtigen.

6. Die Weiterqualifikation zumindest einer Fachkraft im Bereich Palliativpflege, die Kooperation mit in der Palliativmedizin erfahrenen Ärzten und die Integration freiwilliger Helfer im Sinn einer Normalisierung des Heimlebens sowie einer Enttabuisierung von Tod und Sterben sind unabdingbare Voraussetzungen für die Weiterentwicklung einer optimalen hospizlichen Abschiedskultur (S. 27ff. u. S. 84ff.).

7. Im Hausprospekt nachlesbare Bausteine einer Abschiedskultur sind ein wichtiges Zeichen für die Pflege- und Betreuungsqualität einer Einrichtung. Insbesondere die Einbeziehung des Umfelds inklusive freiwilliger Helfer ist dabei Merkmal einer gesellschaftspolitisch-ethischen Verantwortung (S. 75ff.).

8. Die Verwirklichung einer Abschiedskultur ist sowohl mit anderen inhaltlichen Themen eines Qualitätsmanagements (z. B. besondere Dementenbetreuung oder Angehörigenarbeit) gut zu vereinbaren als auch zum Ingangsetzen von Qualitätsentwicklungsprozessen geeignet (vgl. S. 66ff.). Zusätzliche räumliche sowie personelle Anstrengungen einer »lernenden Organisation« für das Konzept eines »Netzwerks Abschiedskultur« sollten in individuellen Pflegesatzverhandlungen mit Kostenträgern angesprochen werden.

9. Es ist nicht hinzunehmen, dass Altenpflegeheime im Rahmen einer würdigen Gestaltung des Lebensendes vom Gesetzgeber und von Kostenträgern systematisch benachteiligt werden. Professionelle Altenpflege und Wohngestaltung im Heim, besondere Methoden der Demenzbetreuung sowie Fortschritte der Hospizarbeit und Palliativversorgung geben

Heimbewohnern heute die Möglichkeit, auch bei körperlichen und auch intellektuellen Einschränkungen Wachs-
tumsprozesse und Lebenssinn bis zu ihrem Lebensende zu
gestalten. Unter einer solchen Einstellung muss in der Le-
bensqualitätsdiskussion – wie bereits in der internationalen
Dementenversorgung anerkannt – der Blick weg von der Legalisierung von Sterbehilfe hin zu den Rahmenbedingungen
sowie Gestaltungsmöglichkeiten einer Begleitung bis zum
Lebensende gerichtet werden.

Abschiedskultur ist mehr als Sterbebegleitung

Wenn wir von Kultur sprechen, meinen wir ein gewachsenes,
sichtbares System von Werten, Normen und Symbolen, die sich
in unserem Verhalten niederschlagen. Die Abschiedskultur einer Organisation ermöglicht dem Einzelnen den Austausch von
Informationen sowie die Durchführung angemessener Handlungen zu Fragen von Sterben, Tod und Trauer. Zu einer Kultur
gehören Rituale, die uns erlauben, in Gemeinschaft unseren
Gefühlen Ausdruck zu verleihen. Die Wiederentdeckung oder
Neuentdeckung von Ritualen ist ein wichtiger Teil von Kultur.

Abschiedskultur ist mehr als Sterbekultur. Es geht hier nicht
nur um das, was *während* des Sterbens geschieht, sondern auch
um das, was *vorher und nachher* geschieht. In der unten darge-
stellten strukturellen Verbindung im Netzwerk (Tab. 1, S. 118)
gibt es zwischen allen Beteiligten das verbindende Gefühl der
Trauer, die sich nicht erst nach einem Todesfall, sondern bereits
lange vor einem tatsächlichen Verlust ankündigen kann.

EXKURS: TRAUER UND TRAUERBEGLEITUNG

Trauern als natürlicher Teil des Abschiednehmens gehört zum
Leben und auch zur Hospizarbeit. Dabei kann Trauer sowohl
bei erfolgten Verlusten (nachgehend) als auch bei sich aktuell

ereignenden (begleitend) und in Zukunft erwarteten (voraus-
eilend) stattfinden. Vorauseilende Trauer kann nachgehende
nicht völlig verhindern – das heißt, dass auch nach langem
Krankenlager und Pflege der Tod als Verlust empfunden wird.

Trauer betrifft immer den ganzen Menschen, seine Gefühle,
Gedanken und Verhaltensweisen und seine Körperreaktionen.
Appetitlosigkeit, Kurzatmigkeit oder Halluzinationen, ebenso
wie Gefühle der Hilflosigkeit, Sehnsucht, aber auch der Wut
und Schuldgefühle sind hierbei völlig normal. Gerade letzteres
wird oft von Mitarbeitern und Ärzten verkannt, die möglicherweise Zielscheibe von Vorwürfen werden.

Ähnlich wie im Modell der Sterbephasen (vgl. S. 27ff.) empfinden Betroffene in der ersten Begegnung mit dem Tod eine
Art Betäubung oder Schock, der oft bis zur Beerdigung anhält
und in dem sie ihre Umwelt wie durch einen Nebel wahrnehmen. Intensive Gefühle können erst nach dieser Zeit ausgedrückt werden und dazu brauchen Angehörige manchmal eine
»Erlaubnis« ihrer Umgebung. Gut, wenn es dann Rituale und
zeitversetzt nachgehende Gespräche und Gedenkfeiern gibt,
die hierfür Möglichkeiten schaffen. Fragen zur Beziehung zum
Verstorbenen, bisheriger Umgang mit eigenen Verlusten sowie
die heutigen Lebensumstände beeinflussen den Verlauf individueller Trauer Hinterbliebener.

Die Bearbeitung sogenannter Traueraufgaben nach W. Worden erleichtern das Leben mit dem Verlust, wobei der Zeitbe-
darf im Einzelnen sehr unterschiedlich sein kann. Die Aufgaben lauten:

– Realisation des Verlusts *(den Toten sehen und berühren)*
– Ausdrücken von Gefühlen *(Gespräche, Rituale)*
– Anpassung an eine Welt ohne den Verstorbenen *(Kleider
  aussortieren, Räume allmählich verändern)*
– Abzug der emotionalen Energien vom Verstorbenen und Investition in neue Bindungen *(das »innere Bild« vom Verstorbenen abschließen, wieder beziehungsfähig werden)*

Angehörige brauchen für diesen Prozess mindestens das ganze
erste Trauerjahr und länger. Hauptamtliche Begleiter (Pflegen-

de, Ärzte etc.) müssen diese Phasen schneller durchlaufen. Versorgung der Verstorbenen, Abschiedsrituale und Gedenkfeiern im Heim sind jedoch auch für sie notwendige Stationen, damit Trauer fließen kann und nicht stecken bleibt und sich zur Depression entwickelt. Trauern kann nur vermeiden, wer keine Beziehungen eingeht – ein hoher Preis.

Da der gut stirbt, der intensiv und gern gelebt hat, ist das Ziel eines jeden Lebens im Heim vorgegeben – nicht lebensmüde, sondern lebenssatt zu sterben. Der Zeitpunkt des Beginns eines Sterbens insbesondere im Rahmen langer chronischer Erkrankungen oder bei einer Demenz ist schwer zu bestimmen und daher ist es sinnvoll, die Aufgabe der »Lebenssättigung« bereits am Tag des Heimeinzugs zu beginnen. Unter diesem Blickwinkel beginnt Sterbebegleitung – oder eben besser umfassende »Abschiedskultur« – am Tag des Einzugs. Diese Sichtweise erschreckt häufig Pflegende, denn der Heimeinzug gilt ja ohnehin vielen als der Beginn des »sozialen Tods« mit dem Abbruch von lieb gewordenen Sozialkontakten aus dem bisherigen Alltag. Kann man da dann wirklich schon über das »richtige«, das biologische Sterben zu sprechen anfangen? Wir werden sehen, dass dies nötig und hilfreich sein kann, aber Fingerspitzengefühl verlangt, weshalb gerade die positive ritualisierte Gestaltung des Heimeinzugs ein wichtiger Teil von Abschiedskultur sein kann.

Vieles, was zu einem guten Sterben gehört, muss bereits lange im Vorfeld des Sterbens auf vielen Ebenen im Heimalltag organisiert und in die Wege geleitet werden. Auch dazu werden wir Vorschläge machen.

▨ Weiterführende Literatur zu Trauer und Trauerbegleitung

Dobrick, B. (1989): Wenn die alten Eltern sterben – Das endgültige Ende der
Kindheit. Stuttgart.

Eder, R. (1999): Ich spür immer noch ihre Hand. Wie Frauen den Tod ihrer
Mutter bewältigen. 4. Auflage. Freiburg. – Bücher, die Angehörigen helfen
zu verstehen, warum die Trauer beim Tod der Eltern so ein wichtiger Teil
eigener Persönlichkeitsentwicklung ist.

Kast, V. (1997): Trauern. Phasen und Chancen des psychischen Prozesses. 19.
Auflage. Stuttgart. – Einer der Bestseller der bekannten Schweizer Psycho-
analytikern zur Analyse innerpsychischer Trauerprozesse.

Müller, M.; Schnegg, M. (1997): Unwiederbringlich – vom Sinn der Trauer.
Freiburg. – Ein Buch, das hilft, eigene Trauer zu erkennen, mit ihr zu leben
und andere zu begleiten.

Schibilsky, M. (1989): Trauerwege. Beratung für helfende Berufe. Düsseldorf.
– Ein Buch des verstorbenen Münchner Theologieprofessors, das Helfern
hilft, ihre eigene Trauer im Begleitungsprozess zu erkennen und umzusetzen.

Smeding, R.; Aulbert, E. (1997): Trauer und Trauerbegleitung in der Palliativ-
medizin. In: Aulbert, E.; Zech, D. (Hg.), Lehrbuch der Palliativmedizin.
Stuttgart, S. 866-878. – Ein komprimierter, klarer Überblick zu Fragen des
Umgangs mit der Trauer als wichtigem Aspekt palliativer Arbeit unter der
Mitarbeit einer der führenden deutschsprachigen Trauerexpertinnen.

Wilkening, K. (1998). Geteiltes Leid ist halbes Leid. Ein Bericht über die Arbeit in Trauergesprächskreisen. In: Becker, K. et al. (Hg.): Sterben und Tod
in Europa. Neunkirchen, S. 108-117. – Anleitung und Reflexion zu Aufbau
und praktischer Durchführung offener Trauergruppen für Verwitwete.

Worden, W. (1994): Beratung und Therapie in Trauerfällen. 2. Auflage. Bern. –
Der amerikanische Klassiker zur Arbeit mit Trauernden anhand von Traueraufgaben, nun auch mit einem Kapitel zur Trauer bei älteren Menschen.

▨ Das *Netzwerk Abschiedskultur* im Überblick

Im Hospizkonzept ist für die ganzheitliche, bedürfnisorientierte Versorgung Sterbender mit all ihren körperlichen, seelischen,
sozialen und spirituellen Bedürfnissen ein interdisziplinäres
Team vorgesehen. Diesem gehören neben der Pflege die Medizin, die Seelsorge und die Sozialarbeit an, erweitert bisweilen
durch die Psychologie sowie andere therapeutische Disziplinen
und natürlich in stationären Einrichtungen auch die Hauswirtschaft. Interdisziplinarität heißt dabei nicht, dass all diese Be-

rufsgruppen am Sterbebett sitzen, sondern dass sie als potentielle Ansprechpartner sowohl für Sterbende und ihre Angehörigen als auch die Mitarbeiter zumindest bei Praxisbegleitung und Fortbildung da sind. Die Hauptlast der Sterbebegleitung liegt weiterhin bei den pflegerischen Berufsgruppen. Nachstehende Tabelle zeigt den umfassenden Blick auf die Akteure im Raster des *Netzwerks Abschiedskultur*, wie es sich in einer Einrichtung unter Einbeziehung der oben Genannten darstellt.

Tabelle 1 bezieht sich auf ein erstes Überblicksraster aus dem Jahr 1999 als Teil eines Curriculumentwurfs zur Sterbebegleitung für Altenpflegekräfte im Heim bei der Diakonischen Akademie Berlin. In den »Leitgedanken für eine lernende Organisation« wurde dort von einer Expertengruppe erstmals explizit die Verantwortung der Heimleitung und des Trägers für strukturelle Bedingungen sowie entsprechende Umsetzungsvorschläge hierzu zusammen mit einem individuellen Fortbildungsangebot angemahnt und formuliert (vgl. Literaturangabe S. 193). Von den Pflegekräften wurde diese Entwicklung dankbar als Unterstützung ihrer bisherigen individuellen Bemühungen einer Professionalisierung ihrer Arbeit in der Sterbebegleitung angesehen.

All diese Akteure haben Angebote für die Abschiedskultur; sie haben aber auch Erwartungen, Anfragen an diese. Im Einzelfall sind die Angebote nur kurzfristig und punktuell (z. B. beim Bestatter), im anderen Fall durchziehen sie alle Stationen der Zeitachse vom Einzug bis zur Verabschiedung (wie z. B. bei den Pflegekräften). Auch die Erwartungen/Anfragen sind unterschiedlich intensiv und zeitaufwendig – Angehörige erwarten sicher mehr Gelegenheit zur Verabschiedung als Pflegende oder die Seelsorge, obschon es sich bereits an diesem Punkt lohnt, innezuhalten.

In der Arbeitsgruppe zum Thema Trauer bei einer Tagung zur Altenheimseelsorge tauchte einmal die interessante Frage auf, welche Personen beim Todesfall in einer Einrichtung eigentlich alles »Hinterbliebene« sind (vgl. S. 113ff.). Neben den Angehörigen, die einem sofort einfallen, wurden Pflegekräfte und Mitbewohner genannt, vor allem wenn sie lange Zeit mit

Abschiedskultur der vernetzten Sterbebegleitung (abgekürzt VS)	Akteure					
Zeitachse	Bewohner/Mitbewohner	Angehörige	Pflegekräfte	Leitung/Koordination	Ehrenamtliche	Heimumfeld: Ärzte/Seelsorger/Bestatter
Aufnahmegespräch/Anfangsphase	• Bestattungsform festlegen • Patientenverfügung • Mitbewohnerverabschiedung erleben	• Frage nach Einbindung bei Sterbeprozess • Angehörigengruppen (z. B. Tod der Eltern)	• Projektgruppe • Fortbildung • Hospizkontakte • Angehörigenkontakte • Supervision	• Projektgruppe initiieren • Hospizkontakte suchen • Koordination planen • Heimumfeld • VS initiieren	• Vorbereitungskurs • Kontakt mit Heim • Mitarbeit in Projektgruppe	• Schmerztherapie und Gesundheitsfürsorge • Patientenverfügung • Bestattungsvorsorge
Sterbeprozess im engeren Sinn	• Erleben der hospizlichen Sterbebegleitung • Abschiedsrituale erleben	• Einbindung in hospizliche Sterbebegleitung • Begleitung im Abschied	• Rahmen für Durchführung von VS • Begleitung der Hauptamtlichen	• Für Einbindung von Hospizhelfern sorgen • Palliativversorgung sicherstellen • Supervision stellen	• Einbindung in VS • Praxisbegleitung • Kraftquellen sichten	• Palliativmedizin • Abschiedsrituale • Begleitung von Angehörigen und Mitarbeitern
Verabschiedung des Verstorbenen	• Einbindung in Verabschiedung • Trauerfeier • Nachruf • Bestattung	• Einbindung in kooperative Versorgung des Toten • Angebote für Gedenkmöglichkeiten • Trauerinfos	• kooperative Versorgung Toter • Raum für Trauergestaltung und eigene Trauer • Quali-atszirkel	• personelle und räumliche Voraussetzung für Verabschiedung und Trauer schaffen • Qualitätszirkel initiieren	• Einbindung in Trauer- und Gedenkformen • Bestattung • Qualitätszirkel	• Aussegnung • Bestattung • Totenschein • Trauer und Gedenkmöglichkeiten unterstützen

Tabelle 1: Angebotsüberblick zum *Netzwerk Abschiedskultur* im Pflegeheim (nach Wilkening et al. 1999; Literaturangabe S. 193).

der Verstorbenen zusammen verbracht haben. Es könnten aber auch ein begleitender Seelsorger, eine einfühlsame Putzfrau oder eine ehrenamtliche Besuchshelferin sein, die über längere Zeit Kontakt hatten und zumindest das Angebot haben sollten, Abschied zu nehmen. Unverzichtbarer Teil des hospizlichen Netzwerks stellen die Freiwilligen dar (weiterführende Literatur hierzu S. 164f.).

EXKURS: FREIWILLIGE HELFER

Ohne Freiwillige (Ehrenamtliche) ist ein hospizliches *Netzwerk Abschiedskultur* auch im Heim nicht denkbar. Freiwillige werden häufig als »Fachleute für das Alltägliche« bezeichnet, das heißt, sie verrichten keine pflegerischen Aufgaben, sondern unterstützen Sterbende und ihr Umfeld durch Handreichungen und Gespräche. Ihre Besuche sollen das ganz »normale«, alltägliche Leben hin ans Sterbebett und das Sterben wieder nach draußen zurück in das Leben der Familien und an den Arbeitsplatz bringen, es dort wieder sprechbar machen. Dies bewahrt Heime davor, »betriebsblinde Sterbeghettos« zu werden. Ehrenamtliche sind Angehörigen ähnlich, da sie für ihre Tätigkeit nicht bezahlt werden, und sie ähneln Pflegenden, da sie für ihre Aufgaben in der Begleitung eine fachliche Vorbereitung sowie eine verpflichtende praxisbegleitende Supervision erhalten.

In den Vorbereitungskursen (Grundkurse zwischen 30 und 40 Stunden) und Praxisphasen erhalten die Freiwilligen erstens Informationen aus den verschiedenen Fachdisziplinen zu den Themen Palliativmedizin, Krankheitsbilder, pflegerische Grundbegriffe, psychologische Modelle von Sterbe- und Trauerphasen, religiöse Abschiedsrituale sowie rechtliche Informationen zu Patientenverfügungen oder ethischen Fragen der Sterbehilfe. Ein zweiter Teil ist die praktische Auseinandersetzung mit Verlusterfahrungen und der eigenen Sterblichkeit. Hier soll gewährleistet werden, dass nicht akute persönliche Trauerprobleme in die Begleitung fremder Menschen projiziert werden und Missionierungen am Sterbebett stattfinden. Der dritte Aspekt der Vorbereitung umfasst den Bereich der sozialen Fähigkeiten, in dem vor allem auch Gesprächsführung trainiert wird sowohl mit Angehörigen als auch mit sterbenden Menschen, die häufig mit sprachlichen Symbolen die Gesprächsbereitschaft ihres Gegenübers austesten oder aber nur noch eingeschränkt ihre Ängste ausdrücken können. Gerade in der Sensibilität für non-verbale Kommunikationselemente zeigt sich ein wichtiger Teil der Gemeinsamkeiten zwischen Hospizvorbereitung und den oben angeführten Methoden der Demenzbetreuung.

Auswahlgespräche für die Vorbereitungskurse sollen sicher-stellen, dass Menschen in akuter Trauer zunächst eine Bearbei-tungshilfe für eigene Trauer angeboten bekommen, bevor sie andere begleiten. Häufig genannte Motive für die Arbeit als freiwilliger Sterbebegleiter sind negative Erfahrungen bei der Begleitung eigener Angehöriger, die nun durch positive Erfah-rungen in der Begleitung ergänzt werden sollen oder umge-kehrt, eigene positive Begleitungserfahrungen, die anderen zu-gute kommen sollen. ▪

Unser Netzwerk ist nicht als Checkliste zu verstehen, bei der erst die Vollständigkeit der Abarbeitung aller Rasterpunkte Ab-schiedskultur ergibt. Wichtig ist die Einbeziehung aller Betei-ligten in eine Abschiedskultur in gemeinsamer Verantwortung. So entsteht ein Orientierungsrahmen, der
– eine Übersicht bereits vorhandener Angebote verschiedener Akteure in einer Einrichtung erleichtert,
– Angebotslücken (Schwächen) und Schwerpunkte (Stärken) entlang der Zeitachse aufzeigt,
– einen Überblick über mögliche künftige Aufgabenverteilun-gen erlaubt,
– die Planung künftiger Einbeziehung einzelner Akteure er-möglicht,
– im Rahmen von Fallbesprechungen auch Versäumnisse in der Begleitung deutlich machen kann.

Inzwischen ist das Raster der Tabelle 1 auch bei Einsätzen in Österreich und der Schweiz gelegentlich um einige Berufsgruppen erweitert worden. So sind die Hauswirtschaft und die Verwaltung als wichtige Bausteine dazu gekommen, ebenso in der Schweiz die Aktivierungstherapeuten, die dort die eher sozialpädagogischen Aspekte des begleitenden Dienstes übernehmen. Andererseits werden im Raum Zürich kaum private Beerdigungsunternehmen tätig, da dort das Amt für Bestattungen fast alles für die Bürger relativ einheitlich regelt.

Es geht nicht an, dass Altenheime als Entsorgungseinrichtungen der Gesellschaft immer mehr mit Tod und Sterben zu tun haben, dass aber diese wichtige Aufgabe sozusagen unter Ausschluss der Öffentlichkeit möglichst ohne »Belästigung« des Umfelds »sozialverträgliches Frühableben« organisiert. Daher ist eine Öffnung des Hauses und eine Einbeziehung des Umfelds (auch für Freiwillige und Besucher oder bei öffentlichen Vorträgen) ganz im Sinn der Hospizbewegung, aber auch im Geist der gemeinsamen Verantwortung Teil einer Enttabuisierung von Tod und Sterben, die das Altenpflegeheim als Kompetenzzentrum der Gemeinde zu Fragen von Tod und Sterben macht.

5. Praxisbeispiele und Visionen im *Netzwerk Abschiedskultur*

Abschiedskultur beginnt beim Einzug

Im Folgenden werden aus dem *Netzwerk Abschiedskultur* wichtige Fragen der drei zu gestaltenden Zeiträume hauptsächlich aus der Sicht der Bewohner angesprochen:
vor dem Tod,
im eigentlichen Sterbeprozess,
nach dem Tod.

Für die übrigen Akteure werden diese Aspekte im nächsten Kapitel ausführlicher behandelt.

Heimeinzug

Leitziel: Offene Gespräche über den Tod im Heimalltag möglichst bald in Gang setzen.

Hauptkontaktpersonen: Verwaltung, Heimleitung, Sozialarbeit oder Pflegedienstleitung (möglichst bereits bei einem Hausbesuch vor der Aufnahme), überweisender Arzt, Angehörige, gegebenenfalls juristischer Betreuer.

Da immer noch Bewohnerinnen ins Heim einziehen, die eher überrumpelt oder sogar getäuscht werden (»nur so lange wir in Urlaub sind«), anstatt sich bewusst für den Heimaufenthalt entscheiden zu können, stehen am Anfang häufig Depressionen oder sogar Aggressionen und Weglauftendenzen.

In einigen Einrichtungen gibt es ein richtiges »Einzugsritual«, in dem nach dem Aufnahmegespräch etwa die Pflegedienstleitung die Bewohnerin mit einem Blumenstrauß begrüßt, durch die Einrichtung führt und mit den Mitarbeitern sowie den Bewohnern auf ihrem Wohnbereich bekannt macht.

Wichtig ist, dass bereits beim Aufnahmegespräch mit der Heimleitung auf ein weiteres ausführliches Treffen (zusammen mit der zuständigen Pflegekraft und Angehörigen) in ungefähr vier bis sechs Wochen hingewiesen wird. Bewährt hat sich hierfür als Vorbereitung eine eigene Broschüre, in der wichtige Informationen zu Tod und Sterben und Fragen zusammengefasst sind und die als Denkanstoß, Informationssammlung sowie Grundlage für Dokumentationen dient.

Das Heim ist das letzte Zuhause, und hier in Ruhe sterben zu dürfen und nicht mehr in ein Krankenhaus überwiesen werden zu müssen, wenn man es nicht will, ist für alle eine große Beruhigung. Im Gespräch – das Teil einer gemeinsamen Pflegeplanung ist – gilt es, die Ängste der Bewohner vor dem Abschneiden von früheren Beziehungen sowie dem zu erwartenden zunehmenden Kontrollverlust wahrzunehmen und auf die Möglichkeiten des Pflegekonzepts sowie der palliativen Versorgung auch bei Nahrungsaufnahme und Besuchen einzugehen und auf Vorausverfügungen hinzuweisen. Tod und Sterben bereits hier erstmals zu erwähnen ist nicht makaber, sondern ein deutliches Signal, dass man sich nicht darum drückt, Tod und Sterben anzusprechen. Vergessen wir nicht, dass die Sprachlosigkeit häufig weniger von den Bewohnern als von den sie umgebenden professionellen und informellen Beteiligten (z. B. auch den Angehörigen) ausgeht!

Wichtige Fragen:
- Gab es einen vorbereitenden Hausbesuch?
- Sind wichtige Daten zur bisherigen Krankheitsgeschichte, häuslichem Pflegeverlauf, Biographie, wichtige Sonderwünsche in die Dokumentation eingetragen?
- Was wissen Bewohner (und Angehörige) neben den sonstigen Informationen zum Beispiel für Demenzkranke, Teilnahme an Festen) über besondere Angebote der Abschiedskultur der Einrichtung? Gibt es hierzu schriftliche Unterlagen?
- Sind zur Palliativversorung Empfehlungen des Heims erwünscht und möglich?
- Wie ist der Kontakt zum Hausarzt?

– Gibt es bereits Vorsorgevollmachten, Patientenverfügungen (Vorgespräche hierzu) oder Bestattungsregelungen?
– Sind »abschiedliche« Themen eingebunden worden in ein angekündigtes Gespräch auch über Fragen zur individuellen Pflegeplanung innerhalb der nächsten vier bis sechs Wochen?
– Gibt es regelmäßige Angebote zum Thema Pflegeplanung unter Einbeziehung von Angehörigen und eventuell weiteren medizinischen und therapeutischen Berufsgruppen?
– Gibt es Kontakte zu Seelsorgern? Werden diese gewünscht?
– Gibt es Hinweise für Möglichkeiten der Angehörigen, sich am Heimalltag und im Heimleben – auch bei der Begleitung Sterbender – zu engagieren (Hinweis auf mindestens eine weitere Veranstaltung hierzu)?

▓ Heimalltag

Leitziel: Vorbereitungen zur Gestaltung einer Abschiedskultur für Bewohner, Angehörige und Mitarbeiter.

Hauptkontaktpersonen: Mitbewohner, Pflegekräfte, Sozialarbeiter/Therapeuten, Angehörige, Hauswirtschaft (Essen/Reinigung/Wäsche), Seelsorger, behandelnder Arzt, freiwillige Helfer (Besuchsdienst)

Die Heimleitung ist in dieser Phase eher selten für die Bewohner oder Angehörigen sichtbar, hat aber durch die Vorgabe struktureller Rahmenbedingungen, zum Beispiel Angehörigenabenden, Dienstbesprechungen, Supervisionen sowie Initiierung von Außenkontakten, mit freiwilligen Hospizhelfern oder Besuchsdiensten oder dem gezielten Ansprechen von Ärzten und Seelsorgern die Voraussetzungen für die Aktionsmöglichkeiten in dieser Phase geschaffen. An den Beispielen von Frau B. und Frau M. haben wir gesehen, wie wichtig solche vorangegangen positiven individuellen sowie organisatorischen Vorbereitungen den Sterbeverlauf beeinflussen können.

Im Heimalltag sind neue Bewohner zunächst als Mitbewohner betroffen, sich durch das Sterben anderer ein Bild davon machen, wie möglicherweise auch ihr Sterben und ihre Verabschiedung stattfinden wird.

Um die unterschiedlich aktiven und engagierten Angehörigen gleichermaßen zu ermuntern, zu entängstigen und über das Angebot des Heims auch bezüglich ihrer Mitwirkung vor, im und nach dem Sterben rechtzeitig zu informieren, sind Gruppenangebote zu Hospizthemen in dieser Phase hilfreich.

Auch für Mitarbeiter ist zu klären, ob Sterbebegleitung in der Freizeit stattzufinden hat, welche Dienstplangestaltung in Notfällen herrscht und welche palliativen Maßnahmen im Haus zum Einsatz kommen. Hier sind auch die Sichtweisen eines Vertreters des Vormundschaftsgerichts in Kontaktgesprächen oder Vortragsveranstaltungen von der Heimleitung in Erfahrung zu bringen.

Wichtige Fragen:

– In welcher Weise erleben Mitbewohner Tod und Sterben in der Einrichtung (Sterbevorgang, Todesnachrichten, Trauerfeiern, Rituale, Bestattungsteilnahmen)?

– Welche auf Tod und Sterben bezogene Angehörigenangebote gibt es?

– Werden öffentliche Themenabende zu Schmerz, Patientenverfügung, Hospizidee, Spiritualität und Ähnlichem im Heim angeboten?

– Welche Fortbildungsmöglichkeiten und Supervision gibt es für Mitarbeiter (z. B. auch mit Bestattern oder Vormundschaftsrichtern)?

– Existiert ein laufender Qualitätszirkel, in dem Fragen zu Tod und Sterben angesprochen werden können?

– Bestehen Kontakte zu Ehrenamtlichen oder Planungen für die Vorbereitung ehrenamtlicher Helfer?

– Sind ausreichend qualifizierte Ärzte zur Palliativversorgung für die Einrichtung ansprechbar?

– Sind die Möglichkeiten seelsorgerlicher Angebote ausgeschöpft?

– Gibt es bereits hauseigene Standards sowie Rituale zur Sterbebegleitung?

▓ Im Sterben

Leitziel: Durchführung einer hospizlichen Sterbebegleitung
(Palliative Care im Einsatz) als Leben bis zuletzt.

Hauptbeteiligte: (neben der sterbenden Bewohnerin) Pflegekräfte, Angehörige, Arzt, Hauswirtschaft, freiwillige Begleiter,
Seelsorger.

Der Sterbeprozess kann vorhersehbar oder unverhofft kommen.
Gerade bei dementen Menschen kommt er eher unverhofft, da
sie selbst ihr Sterben selten herannahen sehen. Probleme sterbender Menschen wie Angst, Schmerzen, unzureichende Flüs-
sigkeitszufuhr, unzureichende Ernährung (insbesondere bei
Demenzkranken) einerseits sowie der Wunsch anderseits, ein
friedliches, natürliches Sterben zu gestalten, sind Hauptgegen-
stand pflegerischer Bemühungen, aber auch – wie bereits erwähnt – Gegenstand widersprüchlicher Auffassungen der am
Sterbeprozess Beteiligten.

Um im Einzelfall sowohl fachlich kompetent als auch rechtlich einwandfrei und gleichzeitig einfühlsam eine für alle Seiten
befriedigende Begleitung durchführen und handeln zu können, brauchen Pflegekräfte intensive Unterstützung sowie so
viele Informationen wie möglich über die Wünsche der Betroffenen. Der Sterbende steht im Mittelpunkt, und es geht um die
Gestaltung eines Sterbens, das zu seinem Leben passt. Je länger
ein Sterbeprozess sich hinzieht und je umfassender Palliativversorgung stattfindet, desto dankbarer sind Angehörige für Hinweise zu eigener pflegerischer Mitwirkung am Lebensende. Gerade auch um sich gegen nachfolgende Vorwürfe zu schützen,
sind Vorbehalte und Wünsche Angehöriger ernst zu nehmen
und in die Planung einzubeziehen.

Wichtige Fragen:
- Stehen die Wünsche des Sterbenden im Mittelpunkt?
- Was weiß ich über seine Bedürfnisse (Krankheitsvorgeschichte usw.) und Vorlieben (Musik, Essen, Trinken)?
  - Wenn er Schmerzen hat, sind sie eher körperlich, seelisch oder vielleicht auch spirituell bedingt?
  - Gibt es unerledigte Aufgaben, denen sich der Sterbende widmen möchte, religiöse Orientierungen, Menschen, die ihm wichtig sind?
  - Sind Fragen des Einsatzes einer künstlichen Ernährung oder von Infusionen rechtlich sowie mit Angehörigen und dem Bewohner und dem Arzt geklärt? Ist das Thema Krankenhauseinweisung sowie Antibiotikagaben geklärt? Ist die Patientenverfügung aktuell gültig und nachvollziehbar?
- Ist eine längere, umfassende Palliativversorgung notwendig und durchführbar?
- Gibt es einen Notfallplan bei zeitaufwendigeren Sterbebegleitungen?
- Werden Mitbewohner aus dem Zimmer des Sterbenden verlegt oder miteinbezogen?
- Sind Angehörige benachrichtigt und informiert über Mitwirkungsmöglichkeiten bei der Abschiedskultur?
- Gibt es eine Übernachtungs- und Verpflegungsmöglichkeit für begleitende Angehörige?

  Verabschiedung und Gedenken

Leitziel: Würdige Verabschiedung Verstorbener und Raum für Trauernde im Netzwerk.

Hauptbeteiligte: (neben der Verstorbenen) Angehörige, Pflegekräfte, Bestatter, Seelsorger, Arzt, Mitbewohner, Heimleitung (inkl. Sozialarbeit und Verwaltung).

Es ist ein zwangsläufiges Dilemma, dass für die Hauptamtli-

chen aus Heim und Umfeld – bei allem Respekt vor dem Individuum – das Sterben ein häufiges, für den Sterbenden und
seine Angehörigen jedoch ein einmaliges Ereignis ist. Für Letztere scheint die Zeit plötzlich stillzustehen, und für Erstere
muss der Alltag weitergehen. Das notwendige Innehalten wenigstens für eine kurzen Moment allen zu gönnen, ist Teil der
Abschiedskultur. Hektik ist eigentlich nicht geboten, zumindest nicht vom Gesetzgeber, der 36 Stunden Zeit lässt, bevor
die Verstorbenen in eine Leichenhalle gebracht werden müssen.
Diese Zeit würde sogar noch für eine Überführung nach Hause
und eine dortige Aufbahrung reichen.

Wichtig ist es, den Angehörigen Mut zu machen, die Zeit des
Abschieds zu nutzen. Eine Aufbahrung im Zimmer des Verstorbenen oder besser noch in einem speziellen Raum und die
gemeinsame Versorgung des Leichnams sind wichtige Teile von
Abschiedsritualen, die auch den Mitarbeitern gut tun. Auch
Mitarbeiter brauchen institutionelle Formen des Innehaltens
und der Symbolik, um bei der Fülle der Todesfälle nicht »aus-
zubrennen«.

Durch diese Art des Abschiednehmens sowie die Formen des
Gedenkens erfahren insbesondere die Mitbewohner noch einmal, welchen Stellenwert Todesfälle in der Einrichtung haben.
Sind sie nur traurige Pflichtübungen oder kann man hier tatsächlich noch einmal Spuren hinterlassen in Abschiedsbüchern
oder Nachrufen? Die Abhaltung von Trauerfeiern und die Formen des Gedenkens an Verstorbene für alle in einem bestimmten Zeitraum als Kontaktangebot für Hinterbliebene gehören
zu dieser Angebotspalette. Diese Öffnung nach außen macht
noch einmal deutlich, dass das Heim das Sterben nicht verstecken muss, sondern ein Ort ist, an dem der Umgang mit dem
Tod und der Trauer eine selbstverständliche Heimat hat. Wenn
bei Trauerfeiern am Ende noch einmal die humorigen Anekdo-
ten der Verstorbenen auftauchen oder ein Gläschen Wein getrunken wird, so ist dies keine Kränkung der Verstorbenen. In
manchen Heimen freuen sich auch die Bewohner, wenn sie als
Ausflug die Fahrt zur Beerdigung unternehmen – warum
nicht?

Wichtige Fragen:
- Wie lange bleibt der Verstorbene in der Einrichtung?
- Gibt es Bestatter, mit denen besonders gut zusammengearbeitet wird? Wenn ja, warum?
- Gibt es Gelegenheit und Aufforderung für Angehörige, in die Versorgung Verstorbener einbezogen zu werden? Gibt es einen »Pflegestandard« hierzu?
- Haben Angehörige die Möglichkeit, allein mit dem Verstorbenen zu sein? Wenn ja, wie lange?
- Wo wird der Verstorbene aufgebahrt? Gibt es dazu besondere »Utensilien«?
- Gibt es Rituale am Sterbebett?
- Wer hat wie Gelegenheit, Abschied zu nehmen?
- Gibt es besondere Angebote für Hinterbliebene?
- Wie werden Mitbewohner von einem Todesfall unterrichtet?
- Gibt es im Gebäude sichtbare Symbole nach einem Tod als Form des Gedenkens (z. B. Todesanzeigen, Kerzen, Blumen oder ein Abschiedsbuch)?
- Auf welchem Weg verlässt der Verstorbene das Haus? Zu welchen Zeiten? Durch welchen Eingang?
- Wer gestaltet wie Trauerfeiern im Haus?
- Gibt es regelmäßige Gedenkfeiern (Jahresgedenken, Gottesdienste etc.) für die Verstorbenen der Einrichtung mit Einladung an Angehörige?
- Können Mitarbeiter oder Mitbewohner an Beerdigungen teilnehmen?
- Was geschieht mit dem Zimmer des Verstorbenen? (Wird es verschlossen? Wie lange bleibt es unbelegt? Welche Reinigungsmaßnahmen gibt es?)
- Welche Aufgaben/Angebote hat der Seelsorger?
- Gibt es feste Regelungen für letzte Wünsche, Vermächtnisse Verstorbener (Möbel, kleine Geschenke)?

Sterben geht uns alle an – Angebote und Anfragen verschiedener Akteure

In gemeinsamer Verantwortung – keiner ist unwichtig

Weder irgend eine der Berufsgruppen noch die im Haus ein-
und ausgehenden Besucher aus dem Heimumfeld (Angehörige, Ärzte, Bestatter, Seelsorger) sind völlig unwichtig zur
Gestaltung einer Abschiedskultur. In der Tabelle 1 wurde das
Netzwerk Abschiedskultur in seiner Ursprungsfassung dargestellt und auf zwischenzeitliche Ausweitungen um die Gruppe
Hauswirtschaft/Haustechnik, Verwaltung und Sozialarbeit/
-pädagogik nicht nur als Leitungsassistenz hingewiesen. Wir
beschreiben nachstehend die einzelnen Gruppen von Akteuren
unterschiedlich ausführlich, was nicht unbedingt ein Zeichen
für ihre Bedeutsamkeit im Rahmen des Netzwerks ist. Der Fokus unseres Buchs ist das Aufzeigen der Rahmenbedingungen
und Prozesse einer verbesserten Sterbe- und Trauerbegleitung
im Altenheim – dabei geht es uns mehr um eine Zusammen-
schau der wichtigsten Punkte als um eine detaillierte Bestandsaufnahme zu den Problemen einzelner Akteure.

Hier gibt es inzwischen teilweise umfangreiche Spezialliteratur
tur und Fortbildungsangebote für einige Aspekte und Akteure
(z. B. Vorbereitungskurse für ambulante freiwillige Helfer, Palli-
ative-Care-Programme für Pflegende, Erlebnisberichte von individuellen Begleitungen) und relativ wenig für andere (z. B.
Angehörige im Heim, Heimseelsorge, Bestatter, freiwillige Hospizhelfer im Heim). Hier alle in die Verantwortung zu nehmen
ist unser Ziel. Aus Gründen der Lesbarkeit sind die drei Stufen
des Zeitrasters nicht mehr markiert. Neben allgemeinen Anmerkungen zur besonderen Situation der jeweiligen Akteure werden
zu Beginn unter *Enttäuschendes* Szenarien vorgestellt, die dem
Leser nochmals die immer noch zum Teil vorzufindenden trau-
rigen Ist-Zustände in manchen Heimen vor Augen führen sollen. Unter *Ermutigendes* schildern wir möglichst anschauliche
Beispiele für positive Angebote von Akteuren, die in einigen
Einrichtungen bereits vom *Soll* zum *Ist* umgesetzt wurden.

▦ Die Bewohner – der Nächste könnte ich sein

Enttäuschendes
- Die Bewohner können sich nicht auf den Heimeinzug vorbereiten, haben keine Vorinformationen erhalten; können kaum eigene Gegenstände mitbringen.
- Beim Einzug ist sowohl der Heimleiter als auch seine Vertretung verhindert.
- Es gibt keinen Hinweis auf den Umgang mit dem Sterben im Haus, auch kein späteres Gesprächsangebot dazu. Angehörige werden weder um Informationen gebeten noch werden ihnen solche bezüglich Mitwirkungsmöglichkeiten gegeben.
- Es gibt weder hospizliche Veranstaltungen noch individuelle Aufklärung über palliative Versorgungsmöglichkeiten des Hauses.
- Es gibt kein seelsorgerliches Angebot außer dem Gottesdienst.
- Beim Sterben werden Mitbewohner ins Badezimmer geschoben oder Angehörige zu spät benachrichtigt.
- Es gibt keine »sichtbaren« Todesfälle, keine Angebote zur gezielten Verabschiedungen.
- Bewohner sterben mit Schmerzen und allein.

Ermutigendes
Bereits beim Blick auf den zeitlichen Ablauf des *Netzwerks Abschiedskultur* sowie bei den Beispielen palliativer Geriatrie wurde deutlich, wie viel Angebote von Akteuren ein Heimbewohner in der Einrichtung vom Heimeinzug bis zur Verabschiedung erhalten könnte. Neben den ersten Signalen für ein weiteres Gespräch zu »abschiedlichen« Fragen machen sich Bewohner im Heimalltag über das laufende Miterleben des Sterbens anderer ein Bild von der Akzeptanz von Tod und Sterben in ihrer Einrichtung. Der Ausspruch einer Bewohnerin, »Ich möchte nicht, dass bei meinem Sterben so ein Theater aufgeführt wird«, ist ein so Satz, der aufhorchen lässt. Möchte die Bewohnerin den Pflegekräften keine Arbeit machen? Hat sie eine solche Hektik wie im Fallbeispiel von Frau M. erlebt und

will am liebsten in Ruhe gelassen werden? Möchte sie nach ihrem Sterben unauffällig aus dem Haus transportiert werden, ohne dass noch einmal ihrer gedacht wird? Hat sie die bisherigen Trauerfeiern als deprimierend erlebt und möchte daher so eine Feier für sich nicht haben? Es wäre interessant gewesen, durch eine Nachfrage herauszubekommen, was mit »Theater« eigentlich gemeint ist.

Ein neu hinzukommender Bewohner ist immer auch eine Gefährdung für die gemeinsamen Ressourcen und Konkurrent um die Aufmerksamkeit der Pflegekräfte. Manche Bewohner ziehen sich dann zurück und wollen dem Personal keinen Ärger machen. Hier ist es notwendig, insbesondere die vielen älteren Frauen über 70, die zeitlebens auf andere Rücksicht genommen haben und keinem zur Last fallen wollen, zu ermuntern, überhaupt Kritik oder Wünsche zu äußern – auch zum Thema Tod und Sterben. Viele vertrauen den Pflegenden oder ihren Angehörigen, dass sie das für sie Richtige in die Wege leiten. Eine über 90-jährige Bewohnerin und Dialysepatientin brauchte alle ihre Kraft, um – zunächst gegen den Willen ihrer Kinder – um eine Beendigung der Dialyse zu bitten. Schließlich konnten die Pflegekräfte auch die Kinder überzeugen, dass dies für die Mutter ein Stück Freiheit am Lebensende bedeutet. Sie hat zur Überraschung aller noch mehrere Wochen ohne Apparate gelebt und ist zufrieden eingeschlafen.

Alte Menschen erfahren viele Formen von Einschränkungen, die ihre Entscheidungsfähigkeit beeinflussen. Dennoch können sie noch viele Formen »autonomer« Entscheidungen fällen, wenn man sie unterstützt. Dies bedeutet, dass sie zum Beispiel Unterstützung bei der Ausführung ihrer formulierten Entscheidungen brauchen, wenn sie dies nicht mehr allein können, oder dass man geschult werden muss, ihre eigenständigen Entscheidungen wahrzunehmen, wenn sie diese nicht mehr formulieren können. Es gibt zahlreiche Studien, die zeigen, dass nicht nur Pflegekräfte im Heim dazu tendieren, eigenständiges Verhalten alter, demenzkranker Bewohner zu ignorieren, ja geradezu abhängiges Verhalten durch »Überversorgung« zu fördern.

Es tut gut zu hören, dass Heimbewohner Zimmergenossen im Sterben begleiten und noch einmal zur Verabschiedung an das Bett eines Zimmernachbarn im Wohnbereich geführt werden. Auch im Sterben wollen manche gern bei ihren Zimmernachbarn bleiben, anderen wird eine zwischenzeitliche Verlegung angeboten. Dazu eine Textpassage aus dem eindrücklichen Bildband eines Münsterländischen Altenheims, auf das wir im Schlusskapitel noch einmal auch als Literaturhinweis eingehen.

Der Weg als Ziel

Sie erkundigte sich morgens, wie es der sterbenden Mitbewohnerin geht. Ich erzähle ihr von der nächtlichen Sitzwache. Sie schaut mich an, legt ihre Hand auf meine: »Tun Sie das später mal auch bei mir?«

(aus: Heitkönig-Wilp et al., So nah wurdest Du mir …, S. 63; Literaturangabe S. 233)

Behutsamkeit verlangt die Frage: Wie viel Sterben vertragen Mitbewohner? Eine regelmäßige Aufbahrung aller Verstorbener in der Eingangshalle kann für einige zu viel sein. Hier bietet sich das Abschiednehmen in einem Zimmer für die Bewohner des betreffenden Wohnbereichs an. Alles dies sollte Angebotscharakter haben – es geht um Lebens- und nicht nur um Sterbequalität!

Demenzkranke Bewohner wissen selten, dass sie sterben, auch nicht, wann andere sterben werden oder gestorben sind. Mitmenschen entgleiten ihnen und leben dann auch wieder in ihrer Fantasie, obwohl sie längst verstorben sind. Ob und wie in solch einem Fall Verluste wahrgenommen werden und wie Trauer aussieht, ist schwer zu beurteilen. Da bei Demenzkranken individuelle Beziehungen zunehmend austauschbar werden und das Bedürfnis nach einer angenehmen Umgebung in den Vordergrund tritt, ist auch Trauer eher sporadisch zu beobachten; ähnlich wie die Trauer von Kindern, die aktuell durch andere, positive Kontakte und Erlebnisse in den Hintergrund gedrängt werden kann.

Dennoch sind Rituale und symbolische Handlungen geeignet, auch demenzkranken Menschen einen Trauerfall nahe zu bringen oder im eigenen Sterben eine beruhigende Wirkung zu entfalten. Die Fernsehübertragung der Trauerfeierlichkeiten zum Tod der über 100-jährigen Königin-Mutter in England hat nach Berichten aus englischen Altenheimen zahlreiche Demenzkranke zu Tränen gerührt und bei einigen danach Anknüpfungsmöglichkeiten an eigene Todesfälle in der Familie ermöglicht. Die Teilnahme an solchen Abschiedsritualen mit bekannten Liedern und Gebeten kann ein besonderes Gemeinschaftsgefühl vermitteln und so Gelegenheit geben, Gefühle anderer mitzuerleben und eigene auszudrücken – was in dieser Intensität selten im Heimalltag möglich ist und so, bei aller Traurigkeit des Anlasses, Geborgenheit vermittelt.

▨ Weiterführende Literatur zu Bewohnern von Pflegeheimen

Collopy, B. J. (1988): Autonomy in long-term care: some crucial distinctions. The Gerontologist 28 (supp.): 10-17. – Wichtige Unterscheidungen verschiedener Stufen autonomen Verhaltens alter Menschen, die einer vorschnellen Entmündigung nicht nur im Heim entgegengestellt werden.
Pleschberger, S. (2003): »Die Wünsche, die wir noch haben …« Menschen in Altenpflegeheimen und ihre Sichtweise auf Würde im Leben, Sterben und Tod. Projektabschlussbericht am IFF. Wien. – Differenzierte Aussagen alter Menschen zu verschiedenen Aspekten von Würde, die von großer Genügsamkeit zeugen und gleichzeitig eine nachdenklich stimmende Verpflichtung darstellen, dies einzulösen.

▨ Angehörige – der lange Abschied

Enttäuschendes von Seiten der Angehörigen
- Seltenes oder zu häufiges Kommen, dauerndes Nörgeln.
- Unkooperatives Verhalten in der Pflege (weil z. B. das neue Betreuungskonzept für Demenz nicht bekannt ist).
- Abwehr von Gesprächen über Tod und Sterben und Ablehnung einer Sterbebegleitung.
- Vorwürfe wegen unzureichender medizinischer Pflege und

Betreuung insbesondere beim unerwarteten Sterben eines Bewohners.
– Sofortige Übergabe der Beerdigungsaktivitäten an Bestatter ohne Gelegenheit zum Abschiednehmen für Mitarbeiter und Mitbewohner.

Enttäuschungen für Angehörige
– Es werden kaum Informationen *von* Angehörigen zum vorherigen Pflegeverlauf oder Biographiedaten erfragt und festgehalten.
– Es werden kaum Informationen *für* Angehörige gegeben zu Möglichkeiten der Mitwirkung im Heimleben (Pflegeleitbild und Pflegeplanung, Hauskonzept, Infoabende, Gesprächsgruppen etc.), insbesondere auch beim Prozess des Sterbens des Bewohners.
– Begleitende Angehörige erhalten keine Unterstützung (siehe auch Arzt, Seelsorge, Sozialarbeit) im Begleitungsprozess oder bei der Verabschiedung Verstorbener.
– Es gibt keinen Ansprechpartner für Angehörige, sie fühlen sich als Störfaktor.

Bedingt durch die oft lange vorausgegangene häusliche Pflege, in der Angehörige mitunter bis an die Grenzen beansprucht werden, sowie die gerade beendete, möglicherweise auch aufreibende Suche nach einer geeigneten Pflegeeinrichtung, haben Angehörige in der Anfangsphase oft Schuldgefühle, wenn sie die häusliche Pflege nicht wie geplant fortsetzen konnten. Diese Schuldgefühle führen zu vermehrten Besuchen und Überengagement oder aber auch Rückzug und Nörgelei – oft zu Verhalten, das für die Mitarbeitern des Heims störend oder zumindest unverständlich ist. Pflegende gehen oft davon aus, dass nun sie an Stelle der Angehörigen die verantwortlichen Hauptbezugspersonen seien, und vergessen, dass für den Angehörigen die Pflegerolle noch lange nicht vorbei ist und erst nach der Hinterbliebenentrauer endet. Erst ein Perspektivenwechsel ermöglicht Pflegenden, sich den langen Prozess des Miteinanders vorm Heimeinzug deut-

lich zu machen und auch die Bedeutung des am Ende des
Pflegeprozesses stehenden Todes im Heim für die Angehörigen im Auge zu behalten (vgl. Abb. 3) – ganz gleich, wie in-
nig oder distanziert sich die Beziehung zum Bewohner aus ihrer Sicht auch davor darstellte.

EXKURS: DIE STADIEN DES PFLEGEVERLAUFS VON ANGEHÖRIGEN

Sieht man Angehörigenpflege als ein stressreiches Ereignis, so
gibt es neben Stressfaktoren wie den körperlichen, seelischen
und finanziellen Belastungen der direkten Pflege sowie dem
daraus resultierenden beruflichen oder familiären Ärger auch
entlastende seelische, finanzielle und soziale Ressourcen wie eine kompetente ambulante Pflegehilfe oder einen unterstützen-
den Enkel. Die immer wieder neue unausgesprochene »Bilanz«
von Geben und Nehmen für Pflegende bestimmt, wie lange
man durchhält und wann auch der Zeitpunkt einer Heimpflege
erwogen wird. Ein wichtiger Faktor in diesem Stressmodell ist
der in Abbildung 3 dargestellte Pflegekontext, das heißt die Frage, in welchem zeitlichen Stadium sich die Angehörigenpflege
im Zug des Krankheitsprozesses befindet und welche instituti-
onellen Hilfen bereits in Anspruch genommen wurden. Dabei
gibt es mehrere kritische Übergangsereignisse und sich daran
anschließende Pflegeprozesse.

Die Pflegerolle wird dabei angenommen und ausdifferen-
ziert durch viele Stationen, von denen eine auch der Heimaufenthalt ist, in dem immer noch eine Verbindung zwischen Angehörigen und Bewohner besteht. Die »Befreiung aus der Rolle
der pflegenden Angehörigen« ist erst nach Abklingen des Trauer nach dem Tod des Bewohners möglich, was je nach Schuldgefühlen und Möglichkeiten der Unterstützung auf dem Weg
unterschiedlich lang dauern kann. Mit der Darstellung der verschiedenen Einbindungsintensitäten ist keine Wertung verbunden. Zu jedem Zeitpunkt der Pflege muss im Prinzip eine Befreiung aus der Rolle möglich sein – was noch erträglich ist für

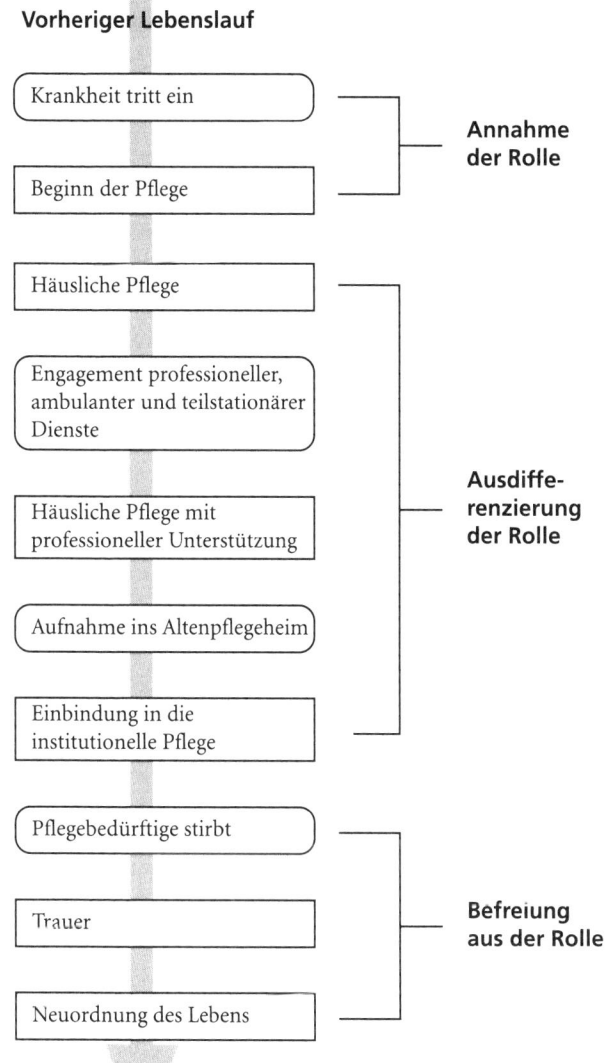

Abbildung 3: Stadien des Pflegeverlaufs bei Angehörigen (nach Wilkening 2000) in Anlehnung an eine Abbildung aus: Aneshensel, C. S., et al., Profiles in Caregiving: The Unexpected Career. New York, Academic Press, 1995.

den Einzelnen, bestimmt das Verhältnis von be- und entlasten-
den Faktoren bei der Bewältigung des Pflegestresses. ■

Für die Angehörigen Demenzkranker ist das Loslassen oft besonders schwer: Da gibt es das immer wieder notwendige Abschiednehmen von Teilen der Person beim Fortschreiten der
Erkrankung, gleichzeitig eine zunehmende Beanspruchung im
Pflegeprozess, dazu oft heimliche Todeswünsche. Dies alles
kann die Trauer verkomplizieren. Da darf es ihnen – in Form
einer Selbstbestrafung – dann oft nicht gut gehen, so lange zum
Beispiel ihre Ehepartner aus ihrer Sicht in der Einrichtung lebt
und leidet. Und da gibt es einen für die Pflegenden schwer
nachvollziehbaren Wunsch nach »Aktivismus« im Hinblick auf
medizintechnisch-pflegerische Intensivprogramme am Lebensende, und manchmal kommt dann auch so etwas wie »ver-
schämte Erleichterung«, wenn endlich der lange Abschied tatsächlich sein biologisches Ende gefunden hat.

Ermutigendes
Gerade bei dementiell veränderten Bewohnern brauchen Angehörige oft die Rückmeldung, dass alles getan wird, damit der
Bewohner sich wohlfühlt, dass er gute Momente hat (auf Grund
seines schlechten Gedächtnisses auch wenn sie nicht da sind),
obschon er beim letzten Abschied von ihnen zunächst traurig
war. Eine laufende gemeinsame Pflegeplanung sowie das rechtzeitige Angebot rechtlicher und medizinischer Aufklärung sind
hier unverzichtbar, um der besonderen komplexen Trauerpro-
blematik zu begegnen.
    Um palliative Pflege nicht als ein »Es kann nichts mehr getan
werden« zu erleben, ist es hilfreich, konkretere Hinweise für die
Durchführung einfacher Pflegeaktivitäten zu geben: Lippen be-
feuchten, die Stirn kühlen, die Hand halten, eine unter Anleitung der Schwester durchgeführte belebende oder beruhigende
Einreibung – das alles kann den Angehörigen vermitteln, auch
beim Einverständnis in das verlöschende Leben noch letzte intensive Zuwendung für ihren Angehörigen ausdrücken zu können. Da das Gehör das am längsten funktionierende Sinnesor-

gan ist, gilt, in Gegenwart des Verstorbenen so lang wie möglich mit ihm und nicht über ihn zu sprechen – auch wenn er im Koma liegt.

Häufig sterben Bewohner gerade dann, wenn niemand im Zimmer ist, und das auch bei einer nahezu rund um die Uhr sich ablösenden Begleitung durch Angehörige. Daran wird deutlich, dass man auch zu viel des Guten tun kann und Sterbende das Gefühl brauchen, gehen zu dürfen und losgelassen zu werden. Sie brauchen auch Eigenzeiten, die nur ihnen gehören. Dies mag ein Trost für all diejenigen sein, die sich Vorwürfe machen, die Sterbeminute oder -sekunde nicht miterlebt zu haben.

Fast alle Angehörigen machen sich Gedanken über den bevorstehenden Tod. Sie haben Angst davor, dass ihr Angehöriger allein sterben könnte, dass er Schmerzen hat und dass sie keine Gelegenheit mehr haben, sich von ihm zu verabschieden. Wer dies zum Thema macht – in Einzelgesprächen oder Gruppenangeboten –, trifft einen Nerv pflegender Angehöriger. Schließlich wollen alle im Heim, dass der Bewohner lebenssatt und nicht lebensmüde stirbt, versöhnt mit sich, seiner Umwelt und im besten Fall auch mit Gott. Dieses Sterben so zu gestalten, dass es möglichst auch den Wünschen des Bewohners entspricht, für die Mitarbeiter leistbar ist und den Angehörigen noch einmal das Gefühl von Nähe und gleichzeitig die Gelegenheit zum Abschiednehmen geben kann, ist ein Ideal, dem man sich in vielen kleinen Schritten nähern kann – ein Ideal, das nicht erst in den letzten zehn Minuten vor dem Tod stattfindet.

Angehörige, die auf die Bedeutung der Sterbebegleitung sowie der Versorgung des Verstorbenen auch im Sinn einer notwendigen und hilfreichen Ingangsetzung *eigener* Trauerarbeit hingewiesen werden, sind normalerweise durchaus bereit, ihren Anteil zur Abschiedskultur einer Einrichtung zu leisten. Sie sehen, dass sie in bestimmten Facetten des Dialogs mit dem Sterbenden nie von Mitarbeitern zu ersetzen sind. Dies entlastet davon, allein an der Rund-um-die-Uhr-Anwesenheit der Pflegekräfte in der Sterbephase die Qualität der Abschiedskultur festzumachen.

Die Gestaltung eines solchen würdigen Sterbens kann ohne
die Einbeziehung von Angehörigen und eventuell ehrenamtlichen Helfern nicht gelingen. Alle Angehörigen wollen vom
Heim ernst genommen werden. Der wichtigste Grundsatz hierbei bleibt, dass Angehörigen vom Aufnahmegespräch an immer wieder Formen der Begleitung oder der Abschiednahme
angeboten werden, jedoch ohne moralische Verurteilung bei einer Ablehnung oder Nichtinanspruchnahme. Das Öffentlich-
machen der hauseigenen Abschiedskultur schafft auch Verständnis bei den noch nicht aktuell begleitenden Angehörigen
für ablaufende »Notprogramme« bei Routinearbeiten, wenn
einmal mehrere Sterbende gleichzeitig zu versorgen sind. Eines
Tages wird diese abschiedliche Haltung auch dem eigenen Angehörigen zugute kommen.

Die Frage, inwieweit man Angehörige in die Versorgung des
Verstorbenen einbezieht, wird unterschiedlich gesehen. Viele
Pflegekräfte, die eine Totenwaschung und -versorgung mit Angehörigen gemeinsam durchgeführt haben, berichten, dass
Angehörige dankbar sind – gerade wenn sie beim Sterben nicht
dabei sein konnten –, den Abschied auf diese Weise sinnlich zu
begreifen und so ihrer Trauer Ausdruck zu verleihen. Hier sind
auch Rituale und Symbole sowohl am Sterbebett als auch beim
Abschiednehmen wichtige Elemente. Auch ein seelsorgerliches
Angebot hat hier seinen Stellenwert sowie einfache meditative
oder auch religiöse, im Zimmer ausliegende Texte für diejenigen, die so schnell keine eigene Erinnerungen hierzu mehr haben (vgl. eine auch optisch ansprechende Broschüre »Ich will
mit Dir sein« aus dem Zürcher Kirchenamt).

Die Abwicklung der Formalitäten nach dem Tod sind für
Angehörige oft eine lästige Pflicht, haben auf der anderen Seite
aber auch viel symbolischen Gehalt als der letzte Eindruck vom
Verstorbenen sowie dem Stil der Einrichtung. Das Kondolieren
durch Mitarbeiter und eine Karte von der Heimleitung sind
solche Stiläußerungen einer Abschiedskultur. Wer um das We-
sen von Trauer weiß, der ahnt, dass im ersten Schockzustand
vieles aus dem Umfeld von Trauernden nicht wahrgenommen
wird. Wie gut, wenn die Einrichtung dann einen weiteren Ge-

sprächstermin mit der Leitung (z. B. nach der Beerdigung) anbietet, etwa wenn der Nachlass abgeholt wird – zusammen mit
einem Erinnerungsfoto, Auszügen aus dem Abschiedsbuch und
einer Einladung zu einem Gedenkgottesdienst, einer Jahresfeier
oder Ähnlichem als Zeichen der Anteilnahme. Auch offene Fragen, die gedanklich nachgehen, können hier gestellt werden.

Weiterführende Literatur zur Angehörigenarbeit im Heim

Daneke, S. (2000): Angehörigenarbeit. München. – Übersichtlicher Leitfaden
  zur Angehörigenarbeit in stationären Alteneinrichtung – leider zur Sterbebegleitung nur knapp eine Seite!
Kleesmann, E. (1996): Wenn Eltern Kinder werden und doch die Eltern bleiben. Die Doppelbotschaft der Altersdemenz. Göttingen. – Die Autorin, von
  Beruf Psychiaterin, erlebt am eigenen Leib, wie schwer es Kinder haben,
  beim Umgang mit ihren demenzkranken Eltern die notwendige Rollen-
  umkehr einer »autoritären Fürsorglichkeit« umzusetzen.
Wilkening, K. (2000): Dimensionen und Auswirkungen familiärer Pflege – ein
  Analyseraster zur Angehörigenarbeit. In: Arnold, K.; Hedtke-Becker, A.
  (Hg.), Angehörige pflegebedürftiger alter Menschen – Experten im System
  häuslicher Pflege. Eine Arbeitsmappe. Frankfurt a. M., S. 123-131.
Wilkening, K. (2001): Angehörigenarbeit und Abschiedskultur – Begegnungen mit dem Tod als Chancen individueller und institutioneller Entwick-
  lungsprozesse. In: AWO-Ostwestfalen-Lippe (Hg.), Fachtagung »Praxis der
  Angehörigenarbeit in Altenhilfeeinrichtungen«, 7./8. 12. 2000, Haus Neu-
  land/Bielefeld. – Zwei Artikel zum Thema Trauer, Abschied und Tod als
  übergreifende Themen der Stressbewältigung für die Arbeit mit Angehörigen während verschiedener Stadien des Pflegeprozesses innerhalb und
  außerhalb von Einrichtungen.

Pflegekräfte, die tragenden Säulen

Enttäuschendes für Pflegende

– unzureichende Behandlung von Tod und Sterben in der
  Ausbildung,
– keine Zurüstung zur Hospizarbeit für Pflegehilfskräfte,
– unsensibler Umgang mit dem ersten Todesfall in der Praxis
  durch Kollegen,

- umgehende Wiederbelegung des Bewohnerzimmers,
- keine Anleitung für schriftliche Dokumentation und Pflegeplanung zu Tod und Sterben,
- kein Raum für Fallbesprechung, Supervision und eigene
  Trauerarbeit,
- keine Angebote zur Fort- und Weiterbildung zu Hospizarbeit, Patientenverfügungen, Palliativpflege etc.,
- kein kompetenter Ansprechpartner für palliative Pflege im
  Haus,
- Sterbebegleitung als »Freizeitjob« – dauernder Zeitdruck,
- Nörgeleien von Angehörigen,
- für Abschiedskultur desinteressierte oder inkompetente Lei-
  tungskräfte.

Enttäuschendes von Pflegenden
- Verkennung der besonderen palliativen Anforderungen am
  Sterbebett (Missionierung oder aktivierende Pflege statt palliativer Pflege und einfühlsamem Begleiten),
- kein Angebot für Angehörige zu einer gemeinsamen Versorgung Sterbender und Verstorbener,
- überhöhter Therapieanspruch oder Konkurrenzverhältnis bei
  Angehörigenarbeit (Inszenierung von »Versöhnung am Sterbebett« oder »Ich bin eigentlich die bessere Angehörige«),
- resignativer Rückzug, sprachliche Abwertung der Verstorbenen (»der ist ex«),
- Konkurrenzverhältnis und fehlende Kooperation mit Freiwilligen,
- keine Teilnahme an Fortbildungen zur Hospizarbeit.

Ermutigendes
Die Häufigkeit des Sterbens im Altenheim ist für manche Mitarbeiter schwer auszuhalten. Manchen gelingt es, der »Flucht
aus dem Sterbezimmer« eine positive Identifikation mit den
Aufgaben der Sterbebegleitung entgegenzustellen. Durch positive Praxiserfahrungen, fachliche Unterstützung und laufende
Fortbildungen unter Einbeziehung der hospizlichen Haltung in
der palliativen Pflege (auch in evtl. notwendiger Abgrenzung zu

den Normen aktivierender Pflege) wird eine Form gefunden, die sowohl der Lebensqualität des Bewohners als auch den Bedürfnissen der Angehörigen und dem eigenen Selbstverständnis ihres Berufs entspricht. In der Beschäftigung mit den Problemen wie Angst, Schmerz und Durst sind Pflegende in der Versorgung am Lebensende durch keine andere Berufsgruppe zu ersetzen, auf ihnen lastet die Hauptgestaltungsarbeit. Dennoch können sie zweifelsohne effektiv von anderen wie Medizin, Seelsorge, Sozialarbeit, Freiwilligen, Hauswirtschaft, Leitung unterstützt werden. Besondere Verantwortung tragen hierbei die leitenden Pflegekräfte, die für ihr Team einschließlich der Auszubildenden und Angelernten Modellfunktion haben.

Inzwischen gibt es für Fachkräfte zunehmend Literatur sowie Fortbildungen zum Thema Palliativpflege, in denen die aktuellen Entwicklungen bearbeitet werden, um auf dem Laufenden zu sein. Leider verdient eine Pflegekraft normalerweise keinen Euro mehr nach dem Kurs, und auch die Einrichtung kann diesen Qualitätszuwachs selten im Pflegesatz abrechnen. Die Kolleginnen sind es, die in der Zeit der Fortbildung sich gegenseitig vertreten und so die Arbeit vor Ort weiterführen müssen – etwas, was sie umso lieber tun, wenn sie wissen, wie auch sie von den neuen Erkenntnissen profitieren können. Im Anhang können anhand der von der Projektgruppe der Arbeiterwohlfahrt (AWO) Niederrhein erarbeiteten Soll-Vorgaben konkrete Beispiele für Angebote Pflegender im Rahmen einer Abschiedskultur nachgelesen werden.

Im Sinn der immer wieder geforderten Interdisziplinarität hospizlicher Arbeit ist nicht nur die Einforderung fachlicher Verantwortung anderer Berufsgruppen (z. B. Ärzte, Seelsorger, Sozialarbeiter) ein Teil der pflegerischen Kompetenz, sondern vor allem auch die Akzeptanz, Einbindung und Anleitung von ehrenamtlichen Helfern. Diese nicht als Konkurrenz zu sehen und ihre Vorbereitungskurse einordnen zu können ist ein wichtiger Teil der Kooperation im *Netzwerk Abschiedskultur*. Eine solche Haltung gelingt besonders gut, sobald in der Einrichtung auch gemeinsame Fortbildungen mit den Freiwilligen durchgeführt werden.

Ein flexibles Zeitmanagement ermöglicht einen Notfallplan, der Pflegeaufgaben definiert, die auch einmal für eine
gewisse Zeit hinten angestellt werden können, ohne andere
Bewohner unzulässig zu vernachlässigen, sowie Zeitkorridore
für die vielen unvorhergesehenen Beanspruchungen im Begleitungsprozess. Inakzeptabel ist Sterbebegleitung als zusätzliches »Freizeitvergnügen« von Hauptamtlichen. Auf einer
Schweizer Tagung wurde beim Stichwort *Präsenz institutiona-
lisieren* ein Beispiel dafür genannt, wie in einer Einrichtung
beim Beginn eines individuellen Sterbeprozesses jeweils anhand des vorhandenen Personalbestands sowie unter Berücksichtigung der Beziehung zur Bewohnerin festgelegt wird, in
welchem Umfang sich welche Mitarbeiter verpflichten, stünd-
lich eine – beliebig kurze – zeitliche Präsenz im Zimmer der
Bewohnerin zu garantieren. Es geht um Verlässlichkeit – und
nicht um eine Rund-um-die-Uhr-Betreuung – in den letzten
Stunden, die häufig, wie wir schon bei den Angehörigen gesehen haben, auch Ausdruck eines Schuldgefühls versäumter
Pflegeleistungen vorangegangener Wochen und Monate sein
kann. Wer über den ganzen Heimalltag verteilt abschiedliches
Leben in der Einrichtung gestaltet, der muss nicht erst in den
Sterbestunden das Abschiednehmen zum Thema machen.

Die Einbeziehung Angehöriger wird ein immer wichtigerer
Teil im Rahmen der Altenpflege. Sicher ist, dass man für die
Arbeit mit Angehörigen neben der Gesprächsführung auch
Kompetenzen im Konfliktmanagement und in der Gruppen-
arbeit braucht. Pflegekräfte haben hier häufig einen hohen
Anspruch und unterschätzen die komplizierten »neurotischen
Familiensysteme«, die ins Heim einziehen. Hier sollte jede Einrichtung überlegen, ob sie ein umfassenderes Angebot für
Angehörige nicht vielleicht doch in die Hände von Sozialarbeiter (oder anderen dafür freigestellten und zugerüsteten Mitarbeitern) legt, die sich für diese Aufgaben der psychosozialen
Begleitung in umfassender Weise in ihrer Ausbildung qualifi-
zieren. Es ist eine Frage des Qualitätsmanagements der Leitung, inwieweit Pflegekräfte im stationären Bereich (im ambulanten ist Anleitung Angehöriger unverzichtbar) zum Teil auf

Kosten der immer anspruchsvoller werdenden direkten Pflege an demenzkranken und sterbenden Menschen diese Aufgaben quasi nebenbei zwischen Tür und Angel erledigen sollen.

Neben der Pflegeplanung, in die Angehörige – wie in den angelsächsischen Ländern immer mehr praktiziert – unbedingt einbezogen werden sollten, ist vor allem auch die gemeinsame Versorgung und Verabschiedung Verstorbener eine gute Möglichkeit, Sprachlosigkeiten und vergangene Kränkungen von Angehörigen in neue Kanäle zu leiten und der Trauer Raum zu geben. Dazu gehört auch, dass Angehörigen Mut gemacht wird, sich eine Zeit des Innehaltens allein beim Verstorbenen zu gönnen, insbesondere wenn sie keine Gelegenheit zur Sterbebegleitung hatten. In manchen Einrichtungen werden die Körper Verstorbener nicht zugedeckt durch die Gänge gefahren, sondern aufgedeckt mit einer Blume auf dem Bett. Das ist eine weitere Möglichkeit, die Wertschätzung eines Menschen auch nach seinem Tod auszudrücken.

In einer Hamburger Alteneinrichtung haben die Mitarbeiter ein Ritual als hilfreiche Form eines ersten spontanen Trauerausdrucks entwickelt: Sie stellen sich nach dem Tod eines Bewohners noch einmal um das Bett. Sofern Mitbewohner oder Angehörige da waren, konnten diese sich ihnen anschließen. Sie fassten sich an den Händen und sagten einzeln, was ihnen zum Verstorbenen noch einmal einfiel. Auch Angehörige, die den Tod nicht miterleben konnten oder schon länger nichts mehr von dem Verstorbenen wussten, bekamen auf diese Weise Anknüpfungspunkte für Gespräche untereinander.

Das Aufräumen des Zimmers, das Neubelegen geht manchmal so schnell, dass den Mitarbeitern gar keine Gelegenheit gegeben wird, »der Seele Zeit zu lassen, auf den Verlust zu antworten«, bevor es zum nächsten Bewohner geht. Die »dritte Traueraufgabe« im Modell von W. Worden (siehe S. 113), »sich einer Umgebung anzupassen, in der der Verstorbene fehlt«, kann eigentlich erst stattfinden, wenn die erste Aufgabe der Wahrnehmung des Todes und die zweite Aufgabe, das Ausdrücken der Trauer, erfüllt werden. Hieran wird deutlich, warum das »Begreifen« der Trauer, das Trauerritual am Verstorbenen, auch für die Mitarbeiter so wichtig ist. Fehlt diese Psychohygiene, so kann dies zu einer dauernden Verdrängung von Trauer führen, die dann möglicherweise bei privaten Traueranlässen zu besonders heftigen Reaktionen führt, die dann von den Mitarbeitern gar nicht mit ihren beruflichen Todesfällen zusammengebracht werden. Die vierte Aufgabe des Trauernden heißt, dem Verstorbenen emotional einen neuen Platz zuzuweisen und lernen, die Erinnerungen der Beziehung mitzunehmen und weiterzuleben. Genau dies ist es, was der Angehörige im Laufe eines langen Trauerjahres durch viele kleine Schritte lernt – Aussortieren von Gegenständen und Änderungen in seiner Wohnung. Die Mitarbeiter der Alteneinrichtung müssen dies alles in wesentlich kürzerer Zeit bewältigen, doch auch für sie könnte es hilfreich sein, gemeinsam mit den Mitbewohnern immer wieder einmal Formen des Gedenkens zu haben.

Grenzerfahrungen

Es gibt Zeiten,
wo die Zeit nicht reicht,
das Not-wendige zu tun.
Es gibt Tage
an denen ich nicht mehr
über den Dingen stehe
sondern in ihnen versinke.
Es gibt Stunden
die sich pausenlos
aneinanderreihen.
Es gibt Minuten
die dem ganzen Tag
das Licht nehmen.
Gut, wenn es Menschen gibt,
die mir zuhören
und mir Zeit schenken,
die Raum lassen für meine Grenzen
und meinen Blick nach vorne richten.

(aus: Heitkönig-Wilp et al., So nah wurdest Du mir …, S. 23; Literaturangabe S. 233)

Die Taizé-Gebetsstunde, die wir im Abschnitt »Seelsorge« (S. 170ff.) beschreiben, ist ein Beispiel eines solchen Innehaltens, was insbesondere in Gemeinsamkeit mit demenzkranken Bewohnern zeigt, welche Bedeutung spiritueller Symbolik in der Lebensbegleitung als Teil einer Abschiedskultur zukommt.

Einige Einrichtungen haben inzwischen im Aufenthaltsraum neben einer Kerze und einem Blumengesteck für alle sichtbar Abschiedsbücher, in denen Fotos der Verstorbenen zu finden sind, und daneben eine freie Seite, in der die besonders verbundenen Bezugspflegerinnen, aber auch Mitbewohner und weitere Mitarbeiter oder Angehörige Bemerkungen zur verstorbenen Person eintragen können. Überrascht war die Pflegekraft, die für die Fotos der Bewohner im Buch zuständig war. Viele hatten keine Fotos von sich und empfinden es als Wertschätzung, wenn nun Porträtaufnahmen von ihnen gemacht wurden. Auch dies wieder ein Beispiel, dass etwas für Außenstehende möglicherweise makaber ist, was von den Betroffenen selbst aber als Teil einer guten Abschiedskultur erlebt wird.

Weiterführende Literatur zur Palliativpflege
(nicht immer mit speziellen Aspekten der Altenpflege oder Gerontopsychiatrie)

Conrad, A.; Spohr, M. (Hg.) (2000): Curriculum für Palliativpflege in Altenheimen und Sozialstationen. Bonn. – Neben dem Curriculum von Kottnik und Mayer (s. u.) eine weitere Variante zur Palliativpflege in Alteneinrichtungen.

Kern, M.; Müller, M.; Aurnhammer, K. (1996): Basiscurriculum Palliative Care. In: Müller, M.; Kern, M.; Nauck, F.; Klaschik, E. (Hg.) (1997), Qualifikation hauptamtlicher Mitarbeiter. Curricula für Ärzte, Pflegende, Sozialarbeiter, Seelsorger in Palliativmedizin. Bonn. – Die »Urmutter« aller deutschsprachigen Palliative-Care-Fortbildungen auch für Pflegende – das Original.

Kern, M. (2000): Palliativpflege. Richtlinien und Standards. Bonn. – Palliativpflegeleitlinien mit knappen Auflistungen spezieller, praktischer Pflegeprobleme und Behandlungsmaßnamen.

Kostrzewa, S.; Kutzner, M. (2002): Was wir noch tun können! Basale Stimulation in der Sterbebegleitung. Bern. – Eines der wenigen Pflegebücher mit den

notwendigen gemeinsamen Kenntnissen von Palliativpflege und Gerontopsychiatrie, geschrieben unter Einbeziehung des Konzepts der Basalen Stimulation für schwerstkranke Bewohner.

Kottnik, R.; Mayer, C. (Hg.) (1999): Vernetzte Sterbebegleitung im Altenpflegeheim – Leitgedanken für eine lernende Organisation und Curriculum
für Hauptamtliche MitarbeiterInnen. Berlin, Diakonische Akademie/DW
der EKD/ DEVA. – Nach dem Vorspann der »Leitgedanken« mit Arbeitshil-
fen wird hier in einem Basis- und einem Aufbaukurs (zu je 80 Stunden) eine Anpassung des obigen Basiscurriculums von Kern, Müller und Aurnhammer auf die Altenpflege vorgenommen.

Pleschberger, S.; Heimerl, K.; Wild, M. (Hg.) (2002): Palliativpflege. Wien. –
Weit gefasster Begriff der Palliativpflege im Sinne interdisziplinärer Palliative Care mit umfassenden Detail- und Überblicksartikeln sowie weiterführender Literatur aus dem Team des österreichischen IFF (siehe Anhang).

Sozialarbeiter – die Vernetzungsspezialisten

Enttäuschendes

Die größte Enttäuschung ist, wenn überhaupt kein Sozialarbeiter in einer Einrichtung ist oder niemand sonst seine unten be-
schriebene Aufgaben wahrnimmt. Nur in zwei Prozent aller
Einrichtungen sind Sozialarbeiter/Sozialpädagogen beschäftigt
(in der Schweiz sind in einigen Einrichtungen »Aktivierungstherapeuten als Aktivitätenbegleiter« eingesetzt oder auch »Al-
tentherapeuten«, die Teile hiervon wahrnehmen). In Zeiten
knapper Finanzmittel werden häufig zuerst die Sozialarbeiter-
stellen gestrichen, obschon sich alle einig sind, dass gerade
auch der »Begleitende Dienst«, in dem viele Sozialarbeiter tätig
sind, die Lebensqualität der Bewohner erhöht und das kleine
bisschen »Mehr« organisiert, das über die Minimalpflege hinaus geleistet werden kann.

In Stellenbeschreibungen der Sozialarbeiter/Sozialpädago-
gen in der stationären Altenarbeit in Heimen finden sich viele
Aufgabenbereiche, die sonst eher »nebenbei« von Pflegekräften
oder auch der Heimleitung (gleichgültig, welche Ausbildung
diese hat) erledigt werden müssen: Das reicht von Angeboten
für Angehörige über Koordination von Freiwilligen bis zum
Qualitätsmanagement. Oft wird Sozialarbeit auch auf adminis-

trative Arbeiten der Heimaufnahme oder der Organisation von Veranstaltungen oder Beschäftigungsangebote für Bewohner reduziert.

Ermutigendes
Die nachfolgende Darstellung von Aufgaben soll ein Plädoyer sein, die Möglichkeiten sozialer Arbeit in Heimen auszuschöpfen, gerade mit dem gezielten Ausbau der Organisation und Verwirklichung einer palliativen Abschiedskultur. Neben der Seelsorge (und dem Sonderfall der Ärzte) hat sich in stationären Alteneinrichtungen insbesondere die Sozialarbeit als wichtiger Motor hierfür in der Praxis gezeigt, wie wir Teil III zeigen. Einige der untenstehenden, der Sozialarbeit zugeschriebenen Aufgaben, können im konkreten Fall auch an andere Berufsgruppen in der Einrichtung delegiert werden. Wichtig ist uns hier, die Fülle der möglichen und nötigen Tätigkeitsbausteine einer Hospizkoordination – neben der palliativen Pflege im engeren Sinn – aufzuzeigen. Gerade weil die Ausbildung von Sozialarbeitern zahlreiche der geforderten Kompetenzen vermittelt, ist es sinnvoll, diese Berufsgruppe effektiv und effizient einzusetzen.

Im Folgenden wird das Aufgabenspektrum sozialer Arbeit in der Einrichtung aufgeteilt nach
– Angeboten, die direkt den Bewohnern und ihren Angehörigen zugute kommen,
– Angeboten, die sich hauptsächlich an haupt- und ehrenamtliche Begleiter richten,
– Angeboten, die in erster Linie der Organisationsentwicklung zugute kommen mit Konzeptentwicklung, Qualitätssicherung und Öffentlichkeitsarbeit.

Sozialarbeiter haben in ihrer Ausbildung das Methodenrepertoire der Einzelfallhilfe, Gruppenarbeit und Gemeinwesenarbeit in vielfältiger Weise vermittelt bekommen. Psychosoziale Unterstützung, Krisenbewältigung, Arbeit mit Ehrenamtlichen, Vernetzung sowie Konzepterstellung sind Schwerpunkte ihres beruflichen Handelns. Alles das ist im Rahmen der Etablierung eines »Netzwerks Abschiedskultur« notwendig. Für Bewohner und Angehörige sind folgende Angebote wichtig:

- Bei Besuchen im Vorfeld sowie Heimaufnahme Dokumentation biographischer Daten,
- Unterstützung in finanziellen Fragen bei der Pflegestufenermittlung,
- Zusammenstellung und Erläuterung medizinischer und sozialrechtlicher Grundlagen (inkl. Patientenverfügungen u. Ä., vgl. S. 40ff.),
- Angehörigennachmittage oder Gesprächskreise in den Wohnbereichen,
- Kenntnis von weltanschaulichen und religiösen Orientierungen, Vorschläge für Abschiedsrituale und hospizliche Angebote des Hauses,
- Gewinnung von ehrenamtlichen Helfern,
- Hinweis auf Unterstützung in der Trauer.

Gerade in der Arbeit mit Angehörigen müssen aus der häuslichen Pflege resultierende Problemlagen oder schwierige Familienbeziehungen durch das »systemische Arbeiten« erkannt und in der Eingewöhnungsphase der Einrichtung mit berücksichtigt werden. Der Sozialarbeiter hat nicht die Aufgabe, selbst am Bett des Sterbenden zu sitzen, soll aber durch Beratung den Angehörigen ermöglichen, die Bedeutung der Sterbebegleitung für ihre eigene Beziehungsgestaltung zu der sterbenden Person zu erkennen. Gerade weil er nicht direkt in der täglichen Engführung der Pflegehandlungen eingebunden ist, hat er oft eher die Möglichkeit, teamorientiert und berufsgruppenübergreifend zu arbeiten. Manchmal macht der Sozialarbeiter auch einen sogenannten »arhythmischen«, nicht an Schichten gebundenen Dienst, der ihm explizit eine Ergänzung bei Begleitungsaufgaben ermöglicht. Durch die Einbeziehung von Personen aus dem Heimumfeld als Referenten oder durch die Einladung von Gruppen aus dem Stadtteil in die Einrichtung kann Sozialarbeit einen wichtigen Beitrag für die Öffnung des Heims nach außen leisten. Der zweite wichtige Tätigkeitsbereich ist die Begleitung der Begleiter:

– Organisation von Fortbildungsveranstaltungen (Hospizthemen, Kraftquellen etc.),
– Praxisreflexion, Organisation von Fallbesprechungen und Supervisionen,
– Qualifizierungsangebot von Freiwilligen in der Sterbebegleitung.

Im Rahmen der Organisationsentwicklung sind insbesondere einige Entlastungen der Heimleitung möglich:
– Bedarfsanalyse zum derzeitigen Stand der »Abschiedskultur« der Einrichtung (Ist-Analyse),
– Konzeptentwicklung im Rahmen einer interdisziplinären Projektgruppe (Soll-Analyse),
– Umsetzung einer Abschiedskultur in der Einrichtung,
– Werbung von Freiwilligen oder Integration von externen Hospizhelfern, Vernetzung mit Berufsgruppen und freiwilligen Ressourcen des Heimumfelds,
– Organisation von Qualitätszirkeln (mit Ehrenamtlichen),
– eventuell Einsatz als Qualitätsbeauftragte.

In Teil III (S. 181ff.) wird ausführlicher zum Organisationsentwicklungsprozess Stellung genommen. Die dort angeführten Praxisbeispiele zeigen, dass gerade auch in der Zusammenarbeit mit Altenpflegekräften, die Teile dieser Bedarfsanalyse in ihren Abteilungen übernehmen, und anhand zentraler Konzeptentwicklungsaufgaben durch die Sozialarbeit eine ideale Ressourcenausnutzung fachspezifischer Kompetenzen erreicht werden kann. Ein weiterer »Sparvorschlag«, der nicht auf Kosten der Qualität gehen muss, ist es, anfallende Aufgaben der Hospizkoordination nach Installation des Netzwerks Abschiedskultur an andere Personen in der Einrichtung stückweise zu übertragen. Ein solches »Ausschleichen« aus einer Begleitungsaufgabe – als Wecken einer neuen *Eigenverantwortlichkeit des Klienten* – müssen Sozialarbeiter auch an andere Stelle beherrschen.

Besonders die rechtlichen Voraussetzungen und Vorschriften sowie Vereinbarungen im Zuge der Qualitätssicherungsmaßnahmen sind von Sozialarbeitern zu berücksichtigen. So

ist in § 80 des Pflegeversicherungsgesetzes ausführlich die Einbeziehung von Angehörigen vorgesehen sowie künftig eine
Mitwirkung im Heimbeirat im Rahmen der Novellierung des
Heimgesetzes in Deutschland möglich. Auch Teile der Biogra-
phiearbeit sowie die Erfüllung der Qualitätsauflagen an die
Pflege (Dokumentation, Pflegeplanung) sind vom Gesetzgeber
hier geregelt und müssen erst in den Einrichtungen umgesetzt
werden – etwas, was einen langen Atem für alle Beteiligten und
immer wieder Ermutigung braucht. Auch in der Öffentlichkeit
deutlich zu machen, welche Anstrengungen in einer Einrichtung vollbracht werden, um so den negativen Schilderungen
von Tötungsdelikten oder Vernachlässigungen in Altenheimen
etwas Positives entgegenzusetzen, kann Teil der von der Sozialarbeit organisierten Öffentlichkeitsarbeit sein. Da die Erschlie-
ßung zusätzlicher Finanzquellen zum Aufgabenspektrum von
Sozialarbeitern im Hospizteam gehört, kann in Verbindung
hiermit bei der individuellen Verhandlung von Pflegesätzen
mit Kostenträgern Sozialarbeit nicht nur für sich, sondern auch
für die Einrichtung zeigen, was sie kann.

▮ Weiterführende Literatur zur Hospizsozialarbeit

Vergleiche hierzu auch die englischen Literaturangaben S. 206.

Raischl, J. (2002): Bis zum letzten Tag – Volunteers in der Hospizarbeit. In:
    Rosenkranz, D.; Weber, A. (Hg.), Freiwilligenarbeit. Einführung in das Ma-
    nagement von Ehrenamtlichen in der Sozialen Arbeit. Weinheim, S. 189-
    198. – Von einem Sozialarbeiter des Christopherus Hospizvereins Mün-
    chen wird über die dortige Auswahl, Schulung und Praxisbegleitung frei-
    williger Helfer berichtet.
Student, J.-C.; Mühlum, A.; Student, U. (2004): Soziale Arbeit in Hospiz und
    Palliative Care. München. – Zielgruppen, Tätigkeitsfelder, Handlungs-
    kompetenzen sowie ethische Fragen der hospizlichen Sozialarbeit werden
    als Grundlage eines eigenen Profils im interdisziplinären Team beschrie-
    ben.
Tewes, W. (1997): Basiscurriculum für Sozialarbeiter in Palliativmedizin. In:
    Müller et al. (Hg.), Qualifikation hauptamtlicher Mitarbeiter – Curricula
    in Palliativmedizin. Bonn, S. 210-240. – Der erste und bisher einzige veröf-
    fentliche deutsche Curriculumsentwurf zur Weiterbildung von Sozialarbei-
    tern für die psychosoziale Begleitung in der Hospizarbeit verschiedenster
    Arbeitsfelder.

Wilkening, K. (2000): Organisationskultur des Sterbens – Herausforderungen für die Sozialarbeit. Theorie und Praxis der Sozialen Arbeit 3: 91-97. – Die Koordination eines »Netzwerks Abschiedskultur« in Alteneinrichtungen wird als prädestiniertes Aufgabenfeld sozialer Arbeit analysiert und konkretisiert.

Zahn, A. (1999): Sterben im Heim. Der Beitrag der beruflichen Sozialarbeit zur Sterbebegleitung in der stationären Altenhilfe. Frankfurt a. M. – Ausführliche Beschreibung von Hospizprinzipien und sozialarbeiterischen Kompetenzen in der Strebebegleitung des Heimalltags.

Hauswirtschaft und Technik – die verborgenen Schätze

Enttäuschendes von der Hauswirtschaft/Haustechnik
- Vorgefertigte Mahlzeiten mit Tablettsystem von außen,
- keine Möglichkeit der Erfüllung von besonderen Essenswünschen Sterbender,
- kein Angebot der Verpflegung/Übernachtung für Angehörige bei Sterbebegleitungen,
- keine Raumausstattung zur Verabschiedung (Bettwäsche, Musik, Blumen, Duftöle, Temperatur im Raum etc.),
- liebloses »Entsorgen« des Nachlasses.

Enttäuschendes für die Hauswirtschaft /Haustechnik
- Keine Miteinbeziehung in das *Netzwerk Abschiedskultur*,
- keine Nachricht über das Sterben und den Tod des Bewohners,
- keine Freiräume bezüglich Verpflegung und Vorschlägen zur Raumgestaltung,
- keine Gelegenheit zum Abschiednehmen.

Essen im Heim ist ein Thema, dem zunehmend Aufmerksamkeit zukommt, auch und gerade bei schwer kranken Menschen. Es entzündet sich auch an den Rationalisierungsbemühungen der bis zu Unkenntlichkeit zerkleinerten, fast geruchlosen Tablett-Menüs von außerhalb. In der neuen Generation der »Wohn- und Hausgemeinschaften« stellt das Miterleben alltäglicher, hauswirtschaftlicher Tätigkeiten – mit dem Platz am Herd als

Kommunikationsmittelpunkt – geradezu den Inbegriff »dementengerechter« Umgebungsgestaltung dar. Welche Möglichkeit der Stimulierung der Sinne stellt doch die Zubereitung von Speisen vor den Augen der Bewohern dar! Hier entsteht Lust zum Essen, und Mangelernährung ist leichter vorzubeugen.

Ermutigendes

Gerade bei Menschen mit Essproblemen und Schluckstörungen kommt der Zubereitung von Lieblingsspeisen oder Nahrungsmitteln, die leicht zu schlucken sind, eine besondere Bedeutung zu. Wer nur noch kurz zu leben hat und in seiner Mobilität eingeschränkt ist, dem mag das Essen und Trinken eine der wenigen verbliebenen Freuden sein. Immerhin nimmt nach neuesten Studien die Verabreichung der Mahlzeiten ein Viertel der bewohnerbezogenen Tätigkeit im Heim ein. Durch das Zwischendurchreichen von mundgerechten Häppchen (fingerfood) kann einer Unterernährung Dementer ebenfalls entgegengewirkt werden.

Der über sein Haus hinaus gerühmte Koch des Schweizer Hospizes Rive Neuve ist für seine phantasievollen Sorbets berühmt. Man stelle sich vor, welche Geschmackserlebnisse sich bieten, wenn man zwar nicht mehr schlucken kann, dafür aber wenigstens noch einmal den Geschmack von lieb gewordenen Speisen kühlend auf der Zunge zergehen lassen kann! Die Leiterin eines Hospiz aus NRW machte jeden Sonntag ihre Runde mit dem Ausschenken selbstgemachten Kirschlikörs, in einem englischen Hospiz gab es einen Barwagen, in dem man abends um fünf zur Cocktailstunde ein besonders schön angerichtetes (auch nichtalkoholisches) Getränk bestellen konnte – auch das ein Zeichen des »Lebens bis zuletzt« in der Abschiedskultur. Die Möglichkeit für Angehörige, in einer Teeküche auf Wunsch des Sterbenden noch einmal Speisen oder Getränke zuzubereiten, ist eine weitere, bisher kaum realisierte Anregung für die Hauswirtschaft.

Altenheimbewohner haben – nicht nur beim Essen – nur noch sehr eingeschränkte Wahlmöglichkeiten – warum nicht beim wenig Verbliebenen mehr Abwechslung schaffen? Der Geruchssinn – mit engen Verbindungen zur emotionalen Seite unserer Erinnerungen – lässt im Alter nach, daher müssen Düfte stärker dosiert werden. Abwechslung tut hier auch den Mitarbeitern gut. (Der Uringeruch beim Betreten einer Einrichtung fällt oft nur noch den Besuchern auf.) Kleine Veränderungen mit großer Wirkung sind eine Duftlampe, Badezusätze oder Einreibungen mit aromatischen Ölen in der Aromatherapie als Beispiele einer solchen Kultur, die nicht nur sterbenden Menschen zugute kommen sollte.

Beim Austeilen der Mahlzeit selbst sind es häufig die Mitarbeiter der Hauswirtschaft oder zivildienstleistende junge Männer, die regelmäßigen Kontakt mit Bewohnern haben, zum Teil auch zu Angehörigen. Häufig ergeben sich hier persönliche Gespräche. Auch die Putzfrau wird nicht sofort ins nächste Zimmer gerufen und wenn sie beim Fensterputzen etwas länger im Zimmer ist, wird ihr vielleicht mehr anvertraut als der Pflegekraft. In einem Zürcher Pflegeseminar wurde von den Teilnehmern diskutiert, wie bereichernd die Anregungen der zumeist ausländischen Reinigungskräfte, die anderen Religionen und Kulturkreisen angehören, bei der Gestaltung von Abschiedsritualen sein könnten. Im Konzept der AWO Niederrhein (siehe Anhang »Soll-Analysen des Netzwerks Sterbebegleitung/Abschiedskultur«), der wir den Hinweis der Ausweitung des *Netzwerks Abschiedskultur* auf diesen Bereich verdanken, ist derzeit der »Utensilienschrank« in der Projektgruppe Thema. Die Bereitstellung besonderer Bettwäsche zur Aufbahrung, Duftöle, Kerzenhalter und Kerzen, alles das, was man zur Umgestaltung eines Raums in einen würdigen Verabschiedungsraum braucht, ist ein hilfreicher Beitrag, um den Pflegenden eine schnelle Umgestaltung des Bewohnerzimmers auch zum Abschiednehmen für Angehörige zu ermöglichen.

▦ Weiterführende Literatur zum Thema Essen im Alten- und Pflegeheim

(vgl. auch den Hinweis auf die Expertentagung zum Thema »Ernährung bei Demenz« S. 56 unter: Schwendt 2004)

Biedermann, M. (2003): Essen als basale Stimulation. Hannover. – Der Schweizer Vordenker der Heim-Kochszene gibt Denkanstöße für einen neuen Umgang mit dem Essen im Heim.

Knebel, M. (2000): Auf den Geschmack gekommen. Altenpflege 12: 37-39. – Zusammenfassung von fächerübergreifenden Projekten zur Essensgestaltung mit biographischem Ansatz in einem Heft der Fachzeitschrift, das sich schwerpunktmäßig auch in anderen Artikeln mit Essen in der Altenpflege beschäftigt.

Wagener, R.; Ulmer, E.; Margraf K. (1999): Essenreichen bei Alzheimer-Demenz. Pflege aktuell 6: 357-390. – Einer der beispielhaften Artikel zu Fördermöglichkeiten der Nahrungsaufnahme bei Demenz in deutschen Pflegefachzeitschriften.

▦ Verwaltung

Enttäuschendes von der Verwaltung

– Unfreundliches Auftreten bei ersten Kontakten am Telefon,
– mangelnder Informationsstand der Verwaltungskräfte, wenn ein Bewohner im Sterben liegt,
– Fehlen von Basisinformationen zur hospizlichen Grundhaltung der Abschiedskultur im Haus,
– unangemessene Reaktionen beim Empfang (z. B. beim Kondolieren),
– lieblose Aushändigung des Nachlasses.

Ermutigendes

Sowohl bei den ersten Informationen, in der Anfangsphase, bei der Anmeldung, beim Einzug als auch nach dem Tod des Bewohners haben Verwaltungskräfte häufig Kontakte mit Angehörigen. Gerade weil sie nicht mit anderen Aufgaben an anderen Orten in der Einrichtung oder in auswärtigen Gremien beschäftigt sind, sind sie meist in ihren Räumlichkeiten anzutreffen und so erste Anlaufstationen für vielfältigste Fragen. Von ihrer Freundlichkeit bei den ersten Auskünften ergibt sich ein Bild über die Einfühlsamkeit, das Image, den Stil der Einrichtung. Die Ausgabe von Hausprospekten zur Abschiedskultur der Einrichtung sowie die Verwaltung von Unterlagen zu Bestattung, Vollmachten und Ähnlichem liegen oft in ihren Händen.

Neben der Unterschätzung der Wirksamkeit, die Verwaltungsmitarbeiter im Hinblick auf die Kontakte nach außen haben, wird möglicherweise auch ihre Mitbetroffenheit innerhalb der Einrichtung unterschätzt. Sie sollten zumindestens das Angebot erhalten, bei Verabschiedungen kurz anwesend zu sein, als ein Zeichen der Wertschätzung ihrer Rolle im Netzwerk.

Im Sinn eines guten Beschwerdemanagements müssen Mitarbeiter in der Verwaltung mit kritischen Situationen umgehen können. Wer als Angehöriger mehrmals anruft, um zu wissen, wie es der schwer kranken Mutter geht, freut sich, wenn er eine informierte Verwaltungskraft am Telefon hat, die weiß, wo Ansprechpartner zu erreichen sind.

Auch bei der Erledigung letzter Formalitäten können Verwaltungskräfte im Umgang mit trauernden Angehörigen positive Eindrücke hinterlassen. Die Erstellung von Todesanzeigen oder anderen schriftlichen Gedenkformen der Einrichtung sowie die Beschaffung von Fotografien könnten solche hilfreichen Unterstützungen für Angehörigen sein. Letzte Handlung ist meist die Ausgabe von Unterlagen – zusammen mit der Ausgabe des Nachlasses (nicht in Müllbeuteln!) –, die noch einmal eine »Visitenkarte« des Hauses und nicht nur ein Verwaltungsakt ist.

▨ Heimleiter und Träger – wo ist der Mehrwert?

Enttäuschendes von der Heimleitung
– Abwesenheit beim Heimeinzug und auch bei einem späteren Eingangsgespräch,
– kein inhaltliches Interesse am *Netzwerk Abschiedskultur*,
– keine langfristige formale Unterstützung der Abschiedskultur,
– wenig Rückendeckung für Mitarbeiterinnen in Krisen,

– wenig Raum für Mitbestimmung und Gestaltungsvorschläge von Mitarbeitern,
– keine Motivierung der Mitarbeiter,
– fehlende eigene Kompetenz wird nicht erkannt und nicht durch qualifizierte Mitarbeiter kompensiert.

Enttäuschungen für die Heimleitung
– Ungenügende berufliche Vorbereitungsmöglichkeiten,
– chronische Finanznot, kaum finanzielle Spielräume,
– regional bedingte Fachpersonalknappheit,
– Widerstände beim *Netzwerk Abschiedkultur* im Heim,
– wenig Resonanz bei Freiwilligen im Umfeld (erfolglose Werbemaßnahmen),
– keine an Abschiedskultur interessierten Ärzte, Seelsorger und Bestatter aus dem Umfeld,
– unmotivierte Mitarbeiter, die »nur« zum Geldverdienen kommen,
– unflexible Qualitätskontrolleure und Vormundschaftsrichter,
– Angehörige, die Informationen und Angebote des Heims ignorieren.

Die Liste der Enttäuschungen auf der Seite der Heimleitung ließe sich noch an mehreren Stellen innerhalb und außerhalb des Heims fortsetzen, wobei es sicher einen Zusammenhang zwischen manchen der durch den Leiter verursachten und seinen einzusteckenden Enttäuschungen gibt.

Ermutigendes
Der Leiter sitzt selten am Sterbebett oder tröstet die Angehörigen, aber er schafft die internen und, soweit nötig, äußeren Rahmenbedingungen für die Abschiedskultur. Ohne ihn oder gar gegen ihn ist deren Verwirklichung im Heim kaum denkbar. Oft wird die Leitung sich jedoch nicht ausklinken, sondern will überzeugt werden, dass Mitarbeiter an diesem Netzwerk interessiert sind, dass Freiwillige wirklich integriert werden können, zu finden sind und sich jemand um sie kümmert. Daher sind in Dienstbesprechungen entweder positive Beispiele

der Einrichtung wichtig, die zeigen, dass man bereits auf einem guten Weg ist, oder aber es werden eklatante Missstände angesprochen, die den Leidensdruck aller Beteiligten so groß werden lassen, dass man zur Tat schreiten muss.

Oberstes Ziel der Heimleitung ist die Herstellung effektiver Arbeitsbedingungen für Mitarbeiter und die Zufriedenheit der Kunden, der Bewohner und Angehörigen. Da die Leitung auch immer die externen Qualitätskontrollen zu verantworten hat, ist sie neben der Initiierung des Projekts dafür zuständig, dass alle Schritte auf dem Weg zur Abschiedskultur auch mit den gesetzlichen Vorgaben übereinstimmen. Innerhalb dieser Spielräume hat sie viele Aufgaben von der Initiierung von Arbeits- und Projektgruppen über Beschwerdemanagement bis hin zu Fortbildungen und anderem mehr, die ebenfalls in den AWO-Standards des Anhangs im Einzelnen exemplarisch nachgelesen werden können. Nicht delegierbar an Mitarbeiter sind die notwendigen Außenkontakte des Netzwerks: Palliativerfahrene Ärzte ausfindig machen, Seelsorger ansprechen, den Bestatter für eine Fortbildung finden – alles wichtige Bausteine der Abschiedskultur. Vor allem auch der Kontakt zur örtlichen Hospizgruppe oder der Anstoß für den Aufbau einer hauseigenen Gruppe sollten von ihr kommen.

Gerade die Freiwilligen sind von einem Heimleiter als Eckpfeiler der Qualitätsentwicklung bezeichnet worden. Da sie meist objektiver als Angehörige, aber doch mit dem Blick des »Bürgers von außen, des potentiellen Kunden« teilweise die Abläufe im Heim miterleben, können sie so manche Betriebsblindheit korrigieren. Ohne engagierte Heimleitung oder Träger sind unsere Praxisbeispiele in Teil III nicht denkbar; in der ersten Zeit haben diese – je nach Profession – auch konkrete Aufgaben in der Projektarbeit übernommen. Die Bestimmung einer Koordinationskraft für die Durchführung weiterer Aktivitäten in der Einrichtung sowie die Ist-Analyse sind wichtige erste Schritte der Leitung, das Projekt in Gang zu bringen.

Neben dem Heimeinzug mit seinen nachfolgenden Erstgesprächen zu speziellen Wünschen sind für Bewohner und Angehörige auch beim Auszug ein persönliches Wort der Heim-

leitung, eine Kondolenzkarte sowie die Einladung zur Gedenkfeier Teil der Abschiedskultur.

Schließlich bestimmt die Leitung auch mit, wie lange das
Projekt Zeit zur Entwicklung hat und fortgeschrieben wird. Alles das, was bei den Akteuren der Pflege, Hauswirtschaft/Tech-
nik, Verwaltung oder Sozialarbeit an Spielräumen, an Zeitkor-
ridoren oder Standards vorhanden ist, ist einem Akzent der
Leitung zuzuschreiben. Auch Feste und öffentliche Veranstaltungen gehören zu diesem Bild der Einrichtung.

Die Leitung braucht das Gefühl, dass es sich auszahlt, Abschiedskultur umzusetzten. Wer nach der Zufriedenheit von
Mitarbeitern (auch gemessen an den Fehlzeiten und Kün-
digungen) oder hinterbliebenen Angehörigen fragt, kann bereits hier viel Positives hören. Der Imagegewinn im Umfeld des
Heims zeigt sich durch mehr Angebote zur freiwilligen Mitarbeit und vermehrte Heimplatznachfragen, langfristig durch
positivere Presseartikel (die auch vorbereitet sein wollen). Die
Mehraufwendungen für eine solche Qualitätsverbesserung in
der Abschiedskultur letztlich auch durch individuelle Pflegesatzverhandlungen finanziell abzusichern (vgl. Kap. »Alles nur
eine Frage des Geldes?«, S. 221ff.) ist ein langfristiges Ziel, das
oft nur durch intensiven Erfahrungsaustausch mehrerer Heimleitungen untereinander umgesetzt werden kann.

▨   Weiterführende Literatur zu den Aufgaben der Heimlei-
    tung im *Netzwerk Abschiedskultur*

Vergleiche hierzu auch die Literatur zur Qualitätsentwicklung (S. 74f.), zur
Heimlandschaft (S. 83), zu Praxisbeispielen (S. 198f.) und insbesondere zur Or-
ganisationsentwicklung (S. 193).

Kittelberger, F. (2003): Leben bis zuletzt im Alten- und Pflegeheim. Ein Leitfa-
    den für alle, die über die Implementierung von Palliativbetreuung und
    Hospizidee in Einrichtungen der stationären Altenhilfe nachdenken. Bay-
    reuth. – Wichtige Eckdaten der gezielten hospizlichen Qualitätsentwick-
    lung mehrerer Heime der Inneren Mission München.
Kochanek, J. (2001): Organisationsentwicklung im Altenheim am Beispiel des
    Reginenhauses in Hamm- ein Erfahrungsbericht. In: Tackenberg, P.; Abt-
    Zegelin, A. (Hg.), Demenz und Pflege. Eine interdisziplinäre Betrachtung.

2. Auflage. Frankfurt a. M., S. 195-206. – Ein Heimleiter schildert mit sehr persönlichen Worten die Erfahrungen, die er zu Beginn seiner Arbeit im Zuge der Organisationsentwicklung seiner Einrichtung gemacht hat.

Freiwillige

Enttäuschendes von Ehrenamtlichen
– Externe Ehrenamtliche agieren als »Heilsbringer« und Besserwisser,
– Freiwillige sind übereifrige »Missionare« oder »Therapeuten« am Sterbebett,
– Ehrenamtliche halten Absprachen nicht ein (Ablösezeiten, Schweigepflicht, Dokumentation etc.),
– Ehrenamtliche sind schlecht vorbereitet.

Enttäuschendes für Ehrenamtliche
– Das Begleitungsangebot externer Hospizhelfer wird von der Heimleitung/Pflegedienstleitung abgewiesen,
– Freiwillige werden von den Pflegenden als Konkurrenz oder Vorwurf für unzureichende Pflegeleistung gesehen,
– einzelne Pflegekräfte sind nicht von der Freiwilligenarbeit unterrichtet (z. B. im Nachtdienst) oder kooperieren nicht,
– Freiwillige werden vom Tod oder der Bestattung eines von ihnen begleiteten Bewohners nicht unterrichtet,
– Freiwillige erhalten keine Gelegenheit zur Verabschiedung Verstorbener oder Angebote zu Gedenkfeiern,
– es gibt keine gemeinsamen Veranstaltungen, keinen institutionalisierten Austausch (Fortbildungen/Qualitätszirkel) mit Mitarbeitern,
– es gibt kein »Dankeschön« durch Feiern oder anderes.

Im Gegensatz zu hauptamtlichen Mitarbeitern, die häufig einen Bogen um das Sterbezimmer machen, um den Tod nicht mitzuerleben, wollen Ehrenamtliche meist genau diesen Moment nicht versäumen. In diesem Miterleben des letzten Atemzugs eines Sterbenden spielt sich für sie oft das Geheimnis, der

»Lohn« ihrer ehrenamtlichen Arbeit ab – ein wichtiger Grund,
sie nach langen Begleitungen beim Abschiednehmen nicht zu
übergehen.

Ermutigendes

Am ermutigendsten ist es natürlich, wenn die Heimleitung
selbst auf die Freiwilligen aus eigener Initiative zugeht und sie
um Mithilfe bei der Sterbebegleitung bittet. Der Einsatz in stationären Alteneinrichtungen mit seiner pflegerischen Rückendeckung ist für Begleiter meist einfacher als häusliche Einsätze
in alleiniger Verantwortung. Dafür gibt es im Heim das Problem wechselnder Kontaktpersonen mit der Pflicht zur laufenden Informationsweitergabe. Hier müssen verbindliche Absprachen mit klaren Ansprechpersonen Berechenbarkeit in das
freiwillige Engagement bringen. Ehrenamtliche sind dankbar
für einen festen Raum, Ansprechpartner sowie eine gegenseitige Vereinbarung mit der Einrichtung, in der über Aufgabenspektrum, Übernahme von Versicherungsschutz, Haftpflicht
sowie die Erstattung von Auslagen und Fahrtkosten gesprochen
wird. Es hat sich eingebürgert, dass Vorbereitungskurse den
Freiwilligen kostenlos angeboten werden, sie sich aber dafür
verpflichten, eine bestimmte Zeit nach Beendigung des Kurses
für Begleitungen bereit zu stehen und an der Supervision –
auch zu ihrer Entlastung – teilzunehmen.

Bei den Ehrenamtlichen wird nachgefragt, in welchem zeitlichen Umfang sie sich engagieren wollen. Auch Fragen der Beendigung eines Einsatzes sowie die dazwischen liegenden notwendigen Erholungspausen vor der nächsten Begleitung sind
geregelt, ebenso wie die Einhaltung von angegebenen Präsenz-
zeiten und Bereitschaften, Schweigepflicht und Dokumentation der Besuche.

Gerade weil Ehrenamtliche vieles in der Einrichtung sehen
und auch in der Einbindung der Begleitung den hauptamtlichen
Pflegekräften und anderen Mitarbeitern in der Einrichtung begegnen, fühlen sie sich ernst genommen, wenn es einen institutionalisierten Raum gibt, um gemachte Beobachtungen auszutauschen. Neben der laufenden Möglichkeit, aktuelle Fragen

und gegebnenfalls Beschwerden zu klären, sollte mindestens einmal jährlich in einem Qualitätszirkel eine gegenseitige Rückmeldung und damit Weiterentwicklung im »Netzwerk Sterbebegleitung« stattfinden. Da Freiwillige nur wiederkommen, wenn sie sich wohlfühlen, sind ein Dankeschön und gemeinsame Freude in Form von Festen oder gemeinsamen Ausflügen ebenso Teil einer Abschiedskultur wie Formen gemeinsamer Trauer.

Freiwillige werden für ihre Einsätze vorbereitet (vgl. S. 119f.) – entweder von externen Initiativen oder in intern geworbenen Gruppen. Beides hat seine Vor- und Nachteile. Einerseits werden die externen Ressourcen intensiver genutzt, wenn die Kurse nicht vom Heim durchgeführt werden, anderseits ist die Bindung an das Haus bei der Möglichkeit spezifischer Vorbereitungsinhalte in heiminternen Kursen eher möglich. Was sich bei Freiwilligen bewährt hat, sind neben den Vorbereitungskursen ein bis zwei Mal im Jahr stattfindende gemeinsame Fortbildungen mit den Hauptamtlichen zum Abbau von Konkurrenz und Missverständnissen.

Da Freiwillige sich durch Hospizkurse oft intensiver und aktueller mit den Themen Tod und Sterben auseinander gesetzt haben als hauptamtliche Altenpflegekräfte, deren Ausbildung schon länger zurückliegt, haben einige Hauptamtliche gemeinsam mit freiwilligen Helfern die ersten Hospizhelferkurse für sich genutzt und sich gegenseitig schätzen gelernt. Hier ist es dann auch sinnvoll, nicht von Profis und Laien, sondern von Haupt- und Ehrenamtlichen oder Freiwilligen zu sprechen, wobei Letztere allerdings nicht zur Kompensation des Pflegenotsands dienen sollten, sondern für die *Normalisierung* des Sterbens da sind. Nachstehend ein Auszug aus dem Erfahrungsbericht der Ehrenamtlichen B. bei einer Braunschweiger Fachtagung.

»Ein Herr, den ich nach seinem Wunsch fragte, verlangte jeden Tag nach einem Bier und einer Banane. Als mir die Pflegeleitung versicherte, er dürfe alles essen und trinken, habe ich ihm diesen Wunsch erfüllt. Anfangs hatte er noch das Bier aus der Flasche getrunken, dann hat er es mit einem Strohhalm aufgesaugt, danach musste ich das Bier in eine Schnabeltasse gießen und zum Schluss nahm ich ein Q-Tip und benetzte ihm mit dem Bier die Lippen. Ich hatte das Gefühl, es war gut so.« Frau B. hat häufig etwas mitgebracht, mal ein Blatt, eine Frucht, etwas Kuchen, Blumen, immer irgendetwas aus ihrem Zuhause. Sie sagte: »Es ist gar nicht viel, aber ich habe das Gefühl, das ›stimmt‹ für mich, und ich denke, jeder wird herausfinden, was für ihn ›stimmt‹, und sich dann trauen, es zu tun.«

Sie erzählte auch, dass sie nicht immer mit offenen Armen empfangen wird: »Eine unserer Aufgaben ist es, die Würde sterbender Menschen zu wahren beziehungsweise wiederherzustellen. Als ich schon längere Zeit einen Herrn begleitete, merkte ich eines Abends, dass er sehr große Schmerzen hatte. Ich fragte ihn – aus Hilflosigkeit: ›Wo haben Sie die Schmerzen?‹ Er stutzte und schleuderte mir dann entgegen: ›Neugierige Ziege‹. Ich hatte meine Lektion gelernt. Er hatte Blasenkrebs und schämte sich, die schmerzende Stelle zu benennen. Im Grund ging es mich auch nichts an. Wichtig war nur herauszufinden, wie ich ihm helfen konnte. Ich habe versucht, in der weiteren Zeit keine neugierige Ziege mehr und behutsamer zu sein.« Sie fasste ihre Formel für gutes Begleiten im Altenheim so zusammen: »Wir sind Gäste. Wenn wir uns nach den Regeln des Gastes benehmen, ist es sehr einfach, sich richtig zu verhalten. Ein Gast meldet sich an und verabschiedet sich, ein Gast kommt nicht und sagt: ›Das finde ich nicht gut, das muss sofort geändert werden‹, sondern ein Gast wartet, bis die Beziehung da ist, etwas Kritisches zu sagen« (Wilkening u. Germershausen 1999, S. 30f.).

■ Weiterführende Literatur zur freiwilligen Hospizarbeit

Dahms, U. (1999): Ehrenamtliche Arbeit in Hospizen. Bestandsaufnahme, Analyse von Konzepten. Hamburg. – In ihrer Abschlussarbeit zur Diplompflegewirtin hat die Autorin den Stellenwert freiwilliger Hospizarbeit analysiert sowie nach Befragungen einen Vergleich mehrerer Vorbereitungskurse vorgenommen.
Rest, F. (1994): Sterbebeistand – Sterbebegleitung – Sterbegeleit. 3. Auflage. Stuttgart. – Ein Klassiker für haupt- und ehrenamtliche Begleiter von ei-

nem der Initiatoren der deutschen Hospizbewegung – mit zahlreichen Hinweisen zur Vergegenwärtigung eigener Erfahrungshintergründe.

Schölper, E. (2004): Sterbende begleiten lernen. Das Celler Modell zur Vorbereitung Ehrenamtlicher in der Sterbebegleitung. Gütersloh. – Diese Weiterentwicklung des klassischen kirchlichen Kursprogramms von Ebert und Godzik »Verlass mich nicht, wenn ich schwach werde« aus dem Jahr 1993 mit CD-ROM liefert komplett ausgearbeitete Materialien zur Durchführung des gesamten Vorbereitungs- und Vertiefungskurses für Freiwillige in der Sterbebegleitung.

Wilkening, K.; Germershausen, G. (1999): Lebenssatt oder lebensmüde? Zum Umgang mit Tod und Sterben im Altenpflegeheim. Dokumentation einer Fachtagung an der Fachhochschule in Braunschweig am 13.11.1998. Wolfenbüttel. – Gemeinsame Fachtagung des Studiengangs Geragogik der FH Braunschweig/Wolfenbüttel und Mitarbeitern aus Alteneinrichtungen und Hospizinitiativen zum Thema »Sterben im Heim« mit Referaten von Praktikern und freiwilligen Hospizhelfern.

Ärzte – Schlüsselfiguren oder »mit der Kunst am Ende«?

Enttäuschendes von Ärzten

– Sie haben keine Erfahrung mit Demenzpatienten und verordnen bei Problemen nur sedierende Medikamente,

– sie können sich kein Bild vom Patienten machen und verstehen viele Betreuungsprobleme gar nicht,

– sie kommen nur kurz vorbei und wenn man sie braucht, sind sie oft nicht da,

– wenn sie überhaupt Aufklärungsgespräche machen, sind sie entweder für Angehörige schwer verständlich oder zu unsensibel,

– wenn es dem Patienten schlechter geht, verordnen sie lebensverlängernde Maßnahmen, ohne Pflegende, Angehörige und die Bewohner selbst mit einzubeziehen,

– sie ignorieren Patientenverfügungen,

– wenn der Patient im Sterben liegt, kommen sie gar nicht mehr vorbei (»da ist nichts mehr für mich zu tun«),

– bei starken Schmerzen erhalten die Bewohner nur einfache Schmerzmittel, leichtere Schmerzen werden ignoriert,

– der Einsatz von Opiaten wird abgelehnt mit der Bemerkung, der Patient sei ja noch nicht im Sterbeprozess.

Enttäuschendes für Ärzte
- Es dauert lange, bis man die zuständige Pflegekraft findet,
- die angesprochene Pflegekraft kann über die Beschwerden des Bewohners keine Auskunft geben, da sie nicht informiert ist,
- Pflegende klagen, dass es dem Patienten schlecht gehe, können aber keine klare Beschreibung ihrer Beobachtung machen, sondern nur Gefühle und Eindrücke wiedergeben,
- Mitbewohner werden von Kollegen mit völlig anderen Verordnungen behandelt – ein Grund für Pflegende, die Anordnungen immer wieder zu hinterfragen,
- Kollegen verstehen nichts von Palliativmedizin,
- Angehörige erheben Beschuldigungen, zu viel (zu wenig) für den Patienten getan zu haben,
- Beratungsgespräche bringen bei der Abrechnung weniger als Apparateeinsatz.

In der häuslichen Praxis ist der Arzt der wichtigste Ansprechpartner für kranke Menschen und hält die Fäden während der Behandlung in den Händen. Er arbeitet bei Bedarf mit anderen spezialisierten Kollegen zusammen – mit Pflegenden jedoch gibt es in der Regel nur wenig Berührungspunkte. Wenn der niedergelassene Arzt Patienten im Heim betreut, wird er mit einer völlig anderen Situation konfrontiert. Er steht sozusagen einer Übermacht von Pflegenden gegenüber, die vor allem dann Erwartungen an ihn formulieren, wenn sie mit einer Patientensituation überfordert sind. Weiterhin spielen auch Angehörigen des Heimpatienten eine wichtigere Rolle als in der ambulanten Praxis, wo der Patient sich in der Regel selbst vertritt. Im Heim wird vom Arzt erwartet, dass er nicht nur seine Patienten besucht, sondern sich auch Zeit nimmt, mit Pflegenden die Fragen und Probleme in der täglichen Betreuung zu besprechen und sie zu beraten. Auch Angehörige wollen mitentscheiden und informiert werden, sind aber oft nicht anwesend, wenn der Arzt ins Heim kommt. Der Arzt will so schnell wie möglich wieder in seine Praxis zurück – auch deshalb, weil bei der Abrechnung mit den Kassen ausführliche Gespräche nur wenig Geld bringen. Vielleicht hat er auch die Angebote palliativer Weiterbildung noch gar nicht genutzt und noch Vorbehalte gegen den Einsatz wirksamer Opiate, wie die Befragungen an zahlreichen seiner Kollegen zeigen. Die Leidtragenden sind auf alle Fälle die Schwerstkranken und im weiteren Sinn dann auch ihr pflegendes Umfeld.

Ermutigendes

Für eine gute Zusammenarbeit aller Beteiligten im Pflegeheim sind in erster Linie Regeln der Kommunikation notwendig. Ideal funktioniert die Zusammenarbeit dann, wenn ein in geriatrischen und palliativen Fragen kompetenter Arzt auf ein Pflegeteam trifft, das eine gute Patientendokumentation führt und auch in der Dementenbetreuung und palliativen Pflege ausgebildet ist. In diesem Fall gibt es viele Übereinstimmungen in der Einschätzung der Lage und der notwendigen Behandlungsschritte sowie gegenseitige Anerkennung der beruflichen Leistung. Was aber kann getan werden, wenn solche Voraussetzungen nicht gegeben sind?

Hier zwei häufig anzutreffende Szenarien mit Veränderungsvorschlägen:

– *Der Arzt ist palliativ qualifiziert – die Pflegenden (noch) nicht.* Diese Situation kann nur verbessert werden, wenn sich der Arzt die Zeit nimmt, mit Pflegenden seine Überlegungen zu teilen und ihnen aufzuzeigen, warum er so oder anders entscheidet oder warum er in bestimmten Situationen auf eine Therapie verzichtet. Er muss zeitweise Lehrfunktion übernehmen im Sinn eines »training on the job«, die Grundregeln der Schmerzerfassung und -therapie erläutern und das Verständnis immer wieder überprüfen. Ärztliche Weiterbildungsveranstaltungen für die Pflegenden einer Institution werden geschätzt, erfordern aber vom Arzt auch ein zeitliches Engagement. Langfristig werden sie sich jedoch auszahlen. Externe Weiterbildungen zumindest einzelner Pflegekräfte in palliativer Pflege sind hier ebenfalls notwendig.

– *Die Pflegenden sind palliativ informiert und/oder qualifiziert – der Arzt (noch) nicht.*

Ärzte mit mangelndem Wissen in palliativer Therapie werden sich immer rechtfertigen können, warum sie noch eine
weitere kurative Therapie, eine lebensverlängernde, aber
nicht unbedingt schmerzlindernde Maßnahme verordnen.
Die Pflegenden sind dieser Situation oft hilflos ausgeliefert,
können sie doch kaum eine verordnete Therapie verweigern,
sehen auf der anderen Seite aber das Leiden des Patienten,
das nicht beachtet wird. Eine in Palliativpflege ausgebildete
Fachperson kann sich mit dem Arzt auf eine Diskussion einlassen, wenn sie ihre Argumente belegen kann und ihn auch
auf Fachliteratur und Spezialisten verweisen kann. Eine
selbstständig ausgeführte Schmerzerfassung (vgl. Anhang)
wird der Arzt schwerer übergehen können als das vielzitierte
»Gefühl, der Patient hat Schmerzen«. Bleibt die Behandlung
des Patienten unbefriedigend, so empfiehlt es sich, gemeinsam mit Patient und Angehörigem den Wechsel zu einem
anderen Arzt zu diskutieren, mit dem man bessere Erfahrungen gemacht hat.

Neben diesen Kommunikationsproblemen ist auch der Um-
gang mit Angehörigen, die wenig Verständnis für palliative
Maßnahmen haben, ein mögliches Hindernis. Wenn erfahrene
Ärzte und Pflegekräfte sich einig sind, wird es ihnen nicht
schwer fallen, Angehörige zu überzeugen. Ein gut funktionie-
rendes Team von Arzt und Pflege wird die Angehörigen von
Anfang an einbeziehen und teilhaben lassen an wichtigen
Überlegungen und Entscheidungen. Die Kommunikation mit
Angehörigen ist oft deshalb gestört, weil diese überrascht werden von der Verschlechterung des Gesundheitszustands, wor-
auf sie dann an Pflege und ärztlicher Betreuung zweifeln und
eine Krankenhauseinweisung verlangen. Sind die Fronten einmal verhärtet, findet sich oft kaum mehr eine Vertrauensbasis.
   Ein Familiengespräch oder – wie es im Limmattalspital (Zürich) genannt wird – ein »Standort-Gespräch« zwei bis drei
Wochen nach Heimeintritt hat sich bewährt. Patient, Angehörige, Pflegende, der Arzt und nach Bedarf die Sozialarbeiterin sitzen zusammen, um die Behandlungsziele des Patienten

zu erfassen und zu definieren. Dazu gehören auch Fragen zu Entscheidungen am Lebensende. Vielleicht hat der Bewohner schon eine Patientenverfügung, andernfalls wird ihm eine hausübliche Fassung angeboten und mit ihm besprochen (vgl. Anhang). Eine solche Form des im angloamerikanischen inzwischen unverzichtbaren »advanced care planning«, der gemeinsamen Pflegegeplanung, bewährt sich. Sie führt dazu, dass sich Bewohner und Angehörige erstmals über diese Fragen unterhalten, und dient später als Gesprächs- und Entscheidungsgrundlage für Ärzte und Mitarbeiter.

Bewohner wissen nach solchen Gesprächen, dass ihr Wille ernst genommen wird und dass man sich um ihr Leiden kümmern wird. Der Wunsch nach Sterbehilfe wird unter diesen Bedingungen kaum mehr geäußert, entspringt er doch fast immer der Angst, dass man unerträglichem Leiden überlassen und mit allen Mitteln am Leben erhalten wird. Werden die Angehörigen erst dann einbezogen, wenn es aktuell um lebensentscheidende Fragen geht, sind sie überfordert und werden sich eher für lebenserhaltende Maßnahmen aussprechen. Dies oft auch gerade weil das Loslassen in der vorweggenommenen Trauer schwer fällt und sie Schuldgefühle haben, in der eigenen Pflege vielleicht nicht genug getan zu haben. Der Arzt trägt rechtlich die letzte Verantwortung in der Entscheidung, er hat den mutmaßlichen Willen des Patienten zu erkunden und zu respektieren. Hat er die zentralen Fragen vorher mit dem Patienten besprochen und mit Pflegenden und Angehörigen eine gemeinsame Lösung gefunden, wird er seine Entscheidung besser verantworten können.

Ärzte können eine Schlüsselfunktion in der Begleitung von Demenzkranken und Sterbenden einnehmen. Sind sie in dieser Aufgabe kompetent, werden Bewohner und das Pflegeteam sowie die Angehörigen davon profitieren. Sind sie in diesen Fragen mit ihrer Kunst vorschnell am Ende, werden Patient und Pflegende darunter leiden. Gute Palliativmediziner berücksichtigen bei Entscheidungen die Lebensqualität und den Willen von Bewohnern und bringen ihr Wissen in der Schmerztherapie ein. Ärzten, die sich in der Betreuung sterbender Menschen unsicher fühlen, ist dringend der Besuch eines Weiterbildungskurses in Palliativmedizin zu empfehlen – Weiterbildungshinweise finden sich in unserem Anhang. Die Tatsache, dass informierte Angehörige und Pflegende durch die Schmerzbroschüren der Pharmaunternehmen und Seminare in den Hospizinitiativen inzwischen häufig den Anfang machen und Ärzte nach palliativer Betreuung fragen und auf diese Weise Anstoß zur Weiterbildung geben, ist ein gutes Zeichen gelebter, erweiterter »Patientenautonomie«, die ja allenthalben gefordert wird.

▨　Weiterführende Literatur

Baar, F.; van der Kloot, H. (2002): The role of the physician in nursing home care in The Netherlands. In: Hockley, J.; Clark, D. (Hg.), Palliative Care for Older People in Care Homes. Buckingham, S. 104-119. – Trotz (oder gerade wegen?) der Haltung zur aktiven Sterbehilfe in Holland hat die Entwicklung spezieller palliativer Medizin in Pflegeheimen dort eine vorbildliche Entwicklung genommen.

Kojer, M. (Hg.) (2002): Alt, krank und verwirrt. Einführung in die Praxis der Palliativen Geriatrie. Freiburg. – Eine leitende Ärztin des Geriatriezentrums Wienerwald beschreibt in vielen Facetten gemeinsam mit Mitarbeitern ihren langen Weg zu einem würdigen, palliativen Umgang mit alten Menschen in einer Langzeitpflegeeinrichtung.

Wilmsen-Neumann, J.; Sandgathe-Husebö, B.; Husebö, S. (2002): Palliativmedizin auch für die Sterbenden Alten! Klinikarzt 31/9: 257-261. – Eindrückliche Schilderung der bisherigen palliativen Vernachlässigung alter Menschen und des Modellprojekts zur Hospizarbeit und Palliativmedizin in der norwegischen Rot-Kreuz-Klinik Bergen.

▨　Seelsorge – Trösten und Sinnsuche

Enttäuschendes von Seelsorgern

– Sie kommen zu selten, zu spät oder haben zu wenig Zeit.
– Sie haben keine Rufbereitschaft in Sterbesituationen.
– Sie finden keinen Zugang zu demenzkranken Bewohnern.
– Es gibt keine Angebote (Gespräche, Faltblätter, Broschüren) für trauernde Angehörige im oder kurz nach dem Sterbeprozess des Bewohners.

– Sie gestalten keine Aussegnungen oder Gedenkfeiern im Heim.
– Für die seelische Unterstützung der Mitarbeiter oder ethische Fragen fühlen sie sich nicht zuständig.
– Durchführung von Gottesdiensten und Sakramenten sind ihr »Minimalangebot«.
– Sie sind dogmatisch, haben wenig Toleranz und Phantasie für individuelle Abschiedsformen und lebendige Rituale.

Enttäuschendes für Seelsorger
– Ungenügende Vorbereitung auf das Praxisfeld Altenheimseelsorge in der Ausbildung (mit gerontopsychiatrischen und hospizlichen Kenntnissen inkl. Trauerpastoral),
– innerkirchliche Abwertung des gesamten Praxisfelds »Altenseelsorge«.
– Überlastung mit anderen seelsorgerlichen Aufgaben, zum Beispiel in der Gemeinde,
– mangelnde Resonanz und Akzeptanz ihrer religiösen Angebote,
– zu wenig eigene Kraftquellen zum Trösten bei Trauer, Tod und Sterben.

Gerade die letzten beiden Punkte verdienen Beachtung. Neben der fachlichen ist auch die menschliche Eignung eines Seelsorgers nicht per se ausreichend, um sich einfühlsam und ohne Angst dem Thema Tod und Sterben zu nähern. In einem im Original in Schweizer Mundart verfassten Gedicht des Pfarrers Kurt Marti heißt es:

Wer tröstet den Krebspatienten in Zimmer No. 11?

Der Doktor, der denkt, die Schwester vielleicht.
Die Schwester, die denkt, die Familie vielleicht.
Die Familie, die denkt, der Pfarrer vielleicht,
und der Pfarrer, der denkt, hoffentlich Gott.

Gerade bei Menschen mit intensiven Leiderfahrungen haben Seelsorgende auch manchmal Angst, Sinnfragen (»Wie kann Gott das zulassen?«) beantworten zu müssen. Dies sowie ech-

ten Trost spenden durch Dasein und Zuhören statt vorschnell
mit Standardbibelfloskeln zu vertrösten, resignierte Lebensrück-
blicke und Schuldfragen aushalten und doch auch Raum für
Hoffnung und Vergebung geben – das ist es, was auch Seelsorger lernen müssen.

Über mangelnde Resonanz ihrer Angebote im Umfeld von
Sterben und Tod im Altenheim müssen sich Seelsorgende derzeit wenig Gedanken machen. Kaum ein Ort hat solch einen Bedarf für vielfältige Facetten seelsorgerlich-pastoraler Aufgaben
und ethischer Anfragen wie die hospizliche Arbeit im Altenheim. Sogar im kirchenfernen Kanton Basel haben 86 Prozent
der Bewohner von Einrichtungen den Besuch eines Pfarrers
oder einer Pfarrerin gewünscht (wobei allerdings über 30 Prozent ein seelsorgerisches Gespräch *ohne* einen religiösen Inhalt
bevorzugen). Dies ist ein Grund für die dortige reformierte Kirche, die Angebote der Krankenhaus- und Heimseelsorge künftig
zu verstärken – ein Weg, den man sich auch in Deutschland
wünschen würde.

Ermutigendes

Die Beschäftigung mit Tod und Sterben sind seit jeher Tätig-
keitsfelder der Seelsorge. Ähnlich wie die Sozialarbeit wird – je
nach Träger – die Seelsorge sowohl für kranke und sterbende
Bewohner als auch trauernde Angehörige, für die seelischen
und ethischen Probleme der Mitarbeiter sowie zunehmend für
die Vorbereitung, Fortbildung und Praxisbegleitung freiwilliger
Helfer und die Verabschiedungsrituale angefragt.

Nachdem sich die anfängliche Zurückhaltung kirchlicher Institutionen gegenüber der Hospizbewegung in den siebziger
und auch noch achtziger Jahren in Deutschland gelegt hat,
werden häufig örtliche Hospizinitiativen von Diakonie oder
Caritas unterstützt. Vorbereitungskurse für freiwillige Helfer
sind in einigen größeren Einrichtungen kirchlicher Träger,
auch in einem Krankenheim in Zürich, fast vollständig von
Seelsorgenden aufgebaut und durchgeführt worden, die somit
in diesen Häusern Motor zur Gestaltung der Abschiedskultur
geworden sind.

Der Besuch eines Seelsorgenden kann vielen Menschen ein Anknüpfungspunkt sein, wenn nicht mehr medizinische Heilung, sondern Heilwerden der Seele gesucht wird. Das entspricht auch den Erfahrungen, die im Rahmen der Hospizarbeit häufig zu machen sind, wenn Menschen trotz körperlichen Abbaus seelisches Wachstum in der Nähe des Todes zeigen. Seelsorgende Gespräche sind Gespräche gegen die Angst – Angst vor dem Sterben, Angst vor einem Jenseits, in dem man Rechenschaft über das Leben ablegen muss. Gerade ältere Menschen sind noch mit solchen Gottesbildern aufgewachsen und bedürfen daher besonderer Gespräche, in denen es auch um die Vergebung von Schuld im Sinn unerledigter Geschäfte nach Kübler-Ross geht. Die Themen Schuld und Vergebung bestimmen auch oft die Gespräche von Angehörigen, wenn sie auf das gemeinsame Leben mit dem Sterbenden zurückblicken. Solche Fragen kann man mit den Pflegekräften, den eigenen Angehörigen oder dem Arzt oft nicht ansprechen – ein Grund, im zeitlich nahen Umfeld des Sterbeprozesses ein Seelsorgeangebot, zum Beispiel in Form einer Rufbereitschaft, in der Art einer Notfallseelsorge, bereitzuhalten.

Das Sakrament der Krankensalbung, das die »letzte Ölung« im katholischen Glauben als Sakrament der Stärkung auch bei schwerer, nicht tödlicher Krankheit abgelöst hat, ist vielen alten Menschen in dieser abgewandelten Form nicht bekannt. So gilt der Besuch des Pfarrers als Zeichen dafür, dass es »zu Ende geht«. Gerade hier zeigt sich, dass regelmäßige Besuche bei schwer kranken Menschen und die Bereitschaft, sich bereits dort auf Gespräche über Sinnfragen und Sterben sowie Hoffnung über den Tod hinaus einzulassen, wichtiger Teil einer Altenheimseelsorge sind.

Es gibt ein ganze Repertoire alter Rituale, Gebete und Symbole, die zwar den älteren Menschen noch vertraut sind, mit denen aber Angehörige und auch Mitarbeiter ohne christliche Sozialisation wenig anfangen können. Dennoch gibt es gerade im Umfeld von Tod und Sterben eine große, wieder erwachte Sehnsucht nach Ritualen, in denen Altbekanntes mit neuem Leben gefüllt werden kann. Der Seelsorger kann hier in der

Einübung von Ritualen für Angehörige unterschiedlicher religiöser Richtungen ein wichtiger Vermittler sein. Nach dem Tod liegt sein klassisches Repertoire bei der Gestaltung von Abschiedsritualen am Sterbebett sowie eventuell einer Aussegnung oder Gedenkfeier in der Einrichtung, der individuellen Bestattung bis hin zur Feier eines Jahresgedenkens für Angehörige. Gerade auch die zunehmend unpersönlichen Bestattungen gewinnen durch einen Seelsorger, der in Grundzügen die verstorbene Person und Stationen aus ihrem Leben kennt. Auf diese Weise kann manchem Angehörigen eine individuelle Aussegnung in einem Altenheim mehr bedeuten als eine lieblose Beerdigung auf dem Friedhof.

Auch Mitarbeiter haben Bedarf an spiritueller Begleitung in Form von Fortbildungen, die oft die Auseinandersetzung mit Verlusterlebnissen oder der eigenen Sterblichkeit betreffen sowie zum Thema »Kraftquellen«. Selbst wer von den Mitarbeitern keine Kraft aus dem Glauben ziehen kann, muss doch Einfühlungsvermögen haben für Bewohner, denen auf Grund ihrer religiösen Orientierung Hoffnung und Trost sowie Kraft, aber vielleicht auch Angst im Hinblick auf ihr kommendes Ende erwächst. Auch in Projektgruppen oder Qualitätszirkeln zum Thema »Abschiedskultur« in einer Einrichtung können Seelsorgende bei ethischen und spirituellen Fragen ihre Sichtweise beisteuern.

In seiner Anleiterfunktion ist der Seelsorger immer wieder darauf angewiesen, den Mitarbeitern deutlich zu machen, dass spirituelle Bedürfnisse nicht nur von hauptamtlich Seelsorgenden befriedigt werden können, sondern dass diese Kraftquelle individueller Art für jede Pflegekraft ein wichtiger Teil umfassender Pflege darstellt.

Es kann nicht angehen, dass bei jeder Frage zu Tod oder Sterben sowie Lebenssinn erst der Pfarrer gerufen werden muss. Die Mitarbeiter und Mitarbeiterinnen der Hauses können mit Bewohnern beten und diese segnen – die Verabreichung des Abendmahls und die Sündenvergebung nach Beichtgespräch, Krankensalbung sowie bei Katholiken die letzte Wegzehrung, die letzte Krankenkommunion mit besonderen

Gebetstexten im Sterbefall, sind dem hauptamtlichen Seelsorger vorbehalten.

Ein Beispiel für die Gestaltung des spirituellen Elements für demente Menschen auch ohne den hauptamtlichen Seelsorger bietet die Taizé-Gebetsstunde, die in Haus Schwansen in Rieseby durchgeführt wird. Die beruhigende Atmosphäre beim Singen von religiösen Liedern sowie dem Sprechen von bekannten biblischen Texten, das gedämpfte Licht vieler Kerzen sowie die abschließende gegenseitige Salbung mit duftenden Ölen mit viel symbolischem Gehalt ist für Mitarbeiter wie Bewohner gleichermaßen eine entspannende, erfüllende, gemeinsam gelebte Zeit. Sterbebegleitung als Teil der Lebensbegleitung ist Inhalt dieses Angebots, das als Projekt zur »Abschiedsmusik« seine Fortsetzung findet – der Phantasie sind keine Grenzen gesetzt, wenn die Rahmenbedingungen stimmen.

Wichtig bleibt, dass Seelsorgende Toleranz und Feinfühligkeit gegenüber denjenigen zeigen, die keine konfessionellen Bindungen haben. Gerade in spirituellen Fragen kann es wenige Standardisierungen geben, viele Rituale sind verschwunden oder werden fast nur noch in Gottesdiensten und bei Feiertagen gepflegt. Sie sollten wiederentdeckt und in hilfreichen Broschüren zusammengefasst werden. Es geht jedoch auch bei konfessionellen Trägern um einen unverkrampften Umgang mit diesen Ritualen. Gerade auch in der Behandlung von Schmerzen zeigt sich, dass es neben dem körperlichen und dem seelischen Schmerz auch *spirituelle* Schmerzen gibt, einen Hunger nach Sinn, eine Sehnsucht nach einem Aufgehobensein in einer höheren Ordnung, verbunden mit Hoffnung unterschiedlichster Art – einer Hoffnung, die auch im Sterbeprozess Sinn vermitteln kann.

Weiterführende Literatur zur seelsorgerlichen Begleitung

Depping, K. (1993): Altersverwirrte Menschen seelsorgerlich begleiten. Bd. 1. Hintergründe, Zugänge, Begegnungsebenen. Bd. 2. Eine Vermittlungshilfe für Aus- und Fortbildende verschiedener Bereiche. Hannover.

Depping, K. (2000): Depressive alte Menschen seelsorgerlich begleiten. Han-

nover. – Drei wichtige, anschaulich geschriebene Bücher von einem Praktiker kirchlicher Altenarbeit – das, was ein Seelsorger vom Umgang mit Depression und Demenz für seine Arbeit wissen sollte.

Diakonisches Werk der Evangelischen Landeskirche Baden (Hg.) (2001): Seelsorgerliche Sterbe- und Trauerbegleitung im Pflegeheim. Karlsruhe. – Er-
weiterte Dokumentation einer Fachtagung der AG Alten- und Altenpflege-
heimseelsorge Baden mit Beiträgen praxiserfahrener Autoren zum Thema
Hospizarbeit im Pflegeheim sowie einem ausführlichen Teil zur dortigen
Umsetzung spiritueller Aspekte in der Sterbe- und Trauerbegleitung (Kon-
taktadresse: *http://www.diakonie-baden.de*).

Gisbertz, P. V., et al. (1997): Basiscurriculum für Seelsorger in Palliativmedizin. In: Müller, M.; Kern, M.; Nauck, F.; Klaschik, E. (Hg.), Qualifikation
hauptamtlicher Mitarbeiter. Curricula für Ärzte, Pflegende, Sozialarbeiter,
Seelsorger in Palliativmedizin. Bonn, S. 242-291. – Ausgehend von der
Krankenhausseelsorge und der Trauerpastoral werden hier Bausteine eines
hauptamtlichen Seelsorgecurriculums für Hospizarbeit entwickelt, die
nicht nur eigene Spiritualität, sondern auch amtliche Beauftragung und
institutionskritische Funktionen beinhalten.

Jewell, A. (Hg.) (1999): Spirituality and Aging. London. – Eine Fundgrube an-
regender und nachdenklicher Artikel sowohl zur praktischen Seelsorge mit
Demenzkranken als auch zu speziellen spirituellen Bedürfnissen alter
Menschen.

Jordi, E. (1999): Sterbekultur. Infocara* 1: 7-16. – Eine Schweizer Spitalpfarre-
rin berichtet von ihrem langen Weg der Etablierung einer umfangreichen
Abschiedskultur mit freiwilligen Helfern in einem Zürcher Krankenheim
(auch mit Hinweisen auf Bücher zu spirituellen Dimensionen).
* Infocara ist die Fachzeitschrift der Schweizerischen Gesellschaft für Palliative Medizin, Pflege und Begleitung.

Lärm, H. (2000): Taizé-Gebetsstunde mit Demenzkranken Menschen. In:
Deutsche Alzheimer Gesellschaft (Hg.), Fortschritte und Defizite im Pro-
blemfeld Demenz. Dokumentation des 2. Kongress der Deutschen Alzheimer Gesellschaft, Berlin 9.-11.1999. Berlin, S. 301-303. – Gelebte, praxisbe-
zogene Spiritualität Pflegender im gemeinsamen Gebet und Gesang mit
Demenzkranken.

Müller, M. (2004): Dem Sterben Leben geben. Gütersloh. – Praktische Spiritualität am Lebensende – das neuste Buch aus der Feder einer der erfahrens-
ten, deutschsprachigen Hospizexpertinnen.

Weiher, E. (1999): Die Religion, die Trauer und der Trost. Mainz. – Die praxisnahe, aber gleichzeitig modellbezogene Handlungsanleitung einer neuen
Seelsorge am Ende des Lebens eines Mainzer Klinikseelsorgers (und Physi-
kers).

Wilkening, K. (2000): Pastoral an Lebenswenden – Der Ruf Trauernder nach
Begleitung. Lebendige Seelsorge 4/5 (Neu- und Wiederbegegnung Erwachsener mit dem Glauben), S. 282-285. – Thematisierung wichtiger Trau-
erthemen Hinterbliebener und Berührungsängste hauptamtlicher Seelsorge mit älteren Trauernden sowie Ableitung eines »Mindestkatalogs«
vernetzter, seelsorgerlicher Begleitungsangebote in der Gemeinde.

⬜ Bestatter – mehr als nur die Sarglieferanten

Enttäuschendes von Bestattern
- Hat nur »Standardbestattungen« im Angebot, ist unflexibel.
- Versucht, teure Extras verkaufen, ist »profitgierig«.
- Ist nicht pietätvoll, nicht seriös genug.
- Hat zu wenig Fachkompetenz für gemeinsame Fortbildungen zum Thema Abschiedskultur.
- Interessiert sich nicht für die Hospizidee.
- Macht mit seinen Abschiedsräumen und freien Grabrednern den Kirchen Konkurrenz.

Enttäuschendes für Bestatter
- Wunsch nach heimlichem Abtransport der Verstorbenen durch den Hinterausgang des Heims,
- Nichtnutzung der 36-Stunden-Frist für die Aufbahrung im Haus seitens des Heims,
- keine Akzeptanz als gleichwertige Partner im *Netzwerk Abschiedskultur* des Heims,
- Nichtumsetzung innovativer Vorschläge für Bestattungen,
- mangelnde Nachfrage ihrer Kompetenz als »Experten für kooperative Verabschiedung« in Fortbildungen,
- unzureichende Nutzung von Angeboten zu Vorsorgegesprächen,
- Schwierigkeiten einer Abrechnung von Beratungsleistungen bei Bestattungskosten,
- harter Konkurrenzkampf mit den Bestatterkollegen.

Bestatter sind die Experten im Umgang mit dem Leichnam oder »Verstorbenen«, wie sie lieber sagen. »Dienstleiter mit fachlicher Kompetenz und schlechtem Image« werden sie manchmal genannt und dieses Image wird dort besonders deutlich, wo sie immer noch die Mittagspause oder die Abendstunden nutzen müssen, um mit dem Lastenaufzug durch den Hinterausgang manchmal noch nicht einmal in einem Sarg, sondern einem neutralen Behältnis, einen Menschen abzutransportieren. Die Hauptkosten des Bestatters bestehen in Gebühren der Ämter, der Friedhofsverwaltung, dem Druck von Anzeigen sowie dem Personal, das die Bestattung begleitet. Auf diese Leistungen hat der Bestatter keinen Einfluss. Die Bestatter versuchen zunehmend, durch Zusammenschlüsse »Qualitätszirkel« zu bilden und durch eine Art »Gütesiegel« ihren Kunden Enttäuschungen zu ersparen. Inzwischen sind aus den früheren Sargtischlern immer mehr auch Trauerexperten geworden, die im *Netzwerk Abschiedskultur* mehr tun könnten und meist auch wollen – es wird Zeit, ihnen auch im Heim dazu Gelegenheit zu geben.

Ermutigendes

Angehörige sehen die Bestatter oft noch vor dem Seelsorger. Häufig müssen sie auch quasi seelsorgerliche Aufgaben übernehmen, vor allem dann, wenn Seelsorger mit anderen Aufgaben belastet sind. Gerade weil immer weniger Kirchen für Trauergottesdienste geöffnet sind, Verabschiedungen in Friedhofskapellen im 15-Minuten-Takt abgewickelt werden und Seelsorgende häufig kaum mehr Zeit für individuelle Trauergespräche haben, haben Bestatter in ihren Betrieben Trauerhäuser mit ansprechenden Räumen für würdige Verabschiedungen eingerichtet. Alteneinrichtungen können sich hier Anregungen holen zur Gestaltung eigener Abschiedsräume mit schönen Fenstern, Bildern, angenehmer Beleuchtung sowie einem Kühlbett mit einer gläsernen Abdeckung zur Kühlung des Leichnams, die dennoch eine angenehme Temperatur im Abschiedsraum ermöglicht. In gemeinsamen Fortbildungen kann über die Möglichkeiten einer ästhetischen Versorgung von Verstorbenen informiert werden.

Nach dem Tod ist keine Hektik nötig. 36 Stunden kann man sich Zeit lassen, bis der Verstorbene in eine Leichenhalle gebracht werden muss. Diese Zeit würde sogar ausreichen, um jemanden noch einmal nach Hause zu bringen und dort zu einer Verabschiedung im Familienkreis aufzubahren. Auch das kann in Absprache mit einem Bestatter gemacht werden, und für manche ist dies ein besonders versöhnliches Angebot (vgl. Literatur). Der Transport muss in einem Wagen des Bestattungsunternehmers stattfinden.

Nur wer rechtzeitig darüber informiert ist, welche individuellen Möglichkeiten einer Bestattungsgestaltung es gibt, kann
sich auch emotional und gedanklich darauf einlassen. Die Einbeziehung Angehöriger, das Zeitlassen nach dem Tod und die
Gestaltung von Räumlichkeiten zum Abschiednehmen könnten Standards in einer Einrichtung sein, an deren Entwicklung
der Bestattungsunternehmer beteiligt wird. Bestattern kommt
hier eine wichtige Rolle im *Netzwerk Abschiedskultur* zu.

Diese Vermittlungs- und Beratungstätigkeit durch den Bestatter steht nicht zwangsläufig in Konkurrenz zur seelsorgeri-
schen Begleitung, da hier andere Inhalte angesprochen werden.
Letztlich kommt es darauf an, die Verstorbenen nicht einfach
nur zu entsorgen oder verschwinden zu lassen, sondern statt-
dessen den Angehörigen ein letztes Bild zu vermitteln, in dem
sie den Verstorbenen wiedererkennen und dennoch »begreifen«, dass er endgültig tot ist. Dies ist ein wichtiger Teil des Beginns eigener Trauerarbeit (vgl. S. 113ff.).

Gerade um das Image zu bekämpfen, wonach sie die Hilflosigkeit und Schuldgefühle Trauernder ausnutzten, um ihnen
eine teure Bestattung zu verkaufen, sind Bestatter an dem Abschluss von Vorsorgeverträgen mit Bewohnern interessiert. Informationen über solche Vorsorgeverträge, die auch Angehörigen die nachfolgende Qual der Wahl in der Ausstattung der
Beerdigung nimmt, können ein Element des Sprechens über
Tod und Sterben im Heim sein. Verbunden mit Trauer- und
Abschiedsritualen anderer Kulturen können hier auch span-
nende Vorträge gestaltet werden, die von allen Seiten die Berührungsängste mit dem Tod und auch mit Bestattern abbauen
helfen.

▨ Weiterführende Literatur zu Bestattung und Verabschiedung

Ministerium für Arbeit, Gesundheit und Soziales des Landes Nordrhein-Westfalen (Hg.) (1996): Abschied und Verabschiedung von Verstorbenen. Dokumentation eines Werkstattgesprächs. Düsseldorf. – Sammlung interessanter Beiträge zu Fragen des Umgangs mit Verstorbenen vom Zeitpunkt des Todes bis zur Bestattung mit unterschiedlich eingebundenen Berufsgruppen, zum Beispiel aus Polizei, Feuerwehr, Kirche, Bestattungswesen.

Müller-Frey, H. (1996): Schritt für Schritt Abschied nehmen. Sinnlicher und ritueller Abschied von den Sterbenden und Toten als Hilfe für die Trauerarbeit. Universität Zürich, Theologisches Seminar (zu beziehen bei H. M. Frei, Dufourstr. 12, CH-6003 Luzern). – Eine theologische Lizenziatsarbeit, in der viele vergessene Trauer- und Verabschiedungsrituale am Totenbett besonders auch aus dem Schweizer Raum zusammengetragen wurden.

Internationale Gesellschaft für Sterbebegleitung und Lebensbeistand (IGSL) (Hg.) (1999): Aufbahrung unserer Toten – ein längst vergessener Brauch. Bingen. – In dieser preiswerten Broschüre der überregionalen, deutschen Hospizorganisation wird von einer Angehörigen das Beispiel der häuslichen Aufbahrung ihrer Mutter nach Tod im und Rückführung aus dem Krankenhaus in Kooperation mit einem Bestatter beschrieben und als Anlass für weitere Gedanken und praktische Hinweise für eine solche noch viel zu selten praktizierte Variante des Abschiednehmens genommen.

Reitz, R. (2001): Im Pflegeheim: Rituale am Lebensende – Eine Handreichung für Angehörige. Theorie und Praxis der sozialen Arbeit 3: 111-116. – Ein Artikel über eine ausführliche Anleitungsbroschüre zu Aufbahrung Verstorbener (mit Bezugsadresse), die Angehörigen und Pflegenden gemeinsam Mut machen soll, dieses ungewohnte Gebiet zu betreten – auch im Heim zu verwenden.

Tausch-Flammer, D.; Bickel, I. (1996): Wenn ein Mensch gestorben ist, wie gehen wir mit dem Toten um? Freiburg. – Einfühlsame und praktische Hinweise zur Versorgung Verstorbener und zu individueller Bestattungsgestaltung.

III. Wo ein Wille ist, da ist ein Weg

6. Institutionen machen sich auf den Weg

Unzufriedenheit als Motor

Auch Organisationen sind lernfähig

Wer Abschiedskultur in seiner Einrichtung verwirklichen will, braucht einen Anfang. Unzufriedenheit mit einem Zustand ist ein guter Motor für Veränderungen – je größer der Leidensdruck, desto größer die Motivation, etwas zu ändern. In der Sprache des Qualitätsmanagements werden Veränderungen in einer Einrichtung mit dem Stichwort »lernende Organisation« bezeichnet.

Änderungen sind nur dann von Dauer, wenn sowohl die Organisation als auch die darin Tätigen von ihnen profitieren. Daher haben wir auch nicht immer nur den Blick auf die Sterbenden gerichtet. Auch die Mitarbeiter im Netzwerk wie auch die Angehörigen und ihre Kraftquellen sind uns wichtig. Und letztlich muss das Ganze sich auch für den Träger betriebswirtschaftlich rechnen.

Hier sind die wichtigsten Schritte für Veränderungen aufgeführt, die anschließend näher betrachtet werden:
- Unzufriedenheit mit einem Ist-Zustand,
- Vorhandensein einer Vision (Soll-Zustand),
- Vertrauen in die eigene Veränderungsfähigkeit,
- Identifikation von Schritten in Richtung der gewünschten Veränderung.

Unzufriedenheit mit dem Ist-Zustand der jetzigen Abschiedskultur in Einrichtungen haben wir in Teil I an mehreren Stellen angesprochen. Neben der fehlenden Vorbereitung in der Ausbildung verschiedenster Berufsgruppen sind vor allem die aktuellen Rahmenbedingungen des Arbeitens unzureichend und sowohl von der beruflichen Ethik als auch von der persönlichen Moralvorstellung her schwer akzeptabel. Die intensive

Nachfrage nach Seminaren zum Thema Sterbebegleitung ist nicht nur für Pflege und Medizin, sondern auch Seelsorge, Sozialarbeit sowie in der Vorbereitung freiwilliger Helfer ein Zeichen für die ausgeprägte Suche zur Beseitigung dieser Unzufriedenheit.

Was das *Vorhandensein einer Vision* angeht, so haben wir mit dem *Ermutigenden* im *Netzwerk Abschiedskultur* versucht, das bunte Bild einer Vision zu entwickeln, das jeder Träger nach seinen speziellen Wertvorstellungen und Leitbildern abwandeln kann und das wir mit den Soll-Analysen der AWO Niederrhein im Anhang als konkretes, umfassendes Praxisbeispiel ergänzen.

Vertrauen in die eigene Veränderungsfähigkeit ist am ehesten problematisch. Wer in einer erlernten Hilflosigkeit jahrelang erlebt hat, dass die eigenen Bemühungen ins Leere laufen, von Kollegen ignoriert und vielleicht sogar von Angehörigen und Bewohner zumindest nicht sichtbar wertgeschätzt werden, hat vielleicht längst die Lust verloren und resigniert das Thema Abschiedskultur für sich abgehakt. Insbesondere als langjährige Pflegekraft braucht man schon einen langen Atem, eine starke Persönlichkeit und einen unerschütterlichen Glauben oder auch einfach nur unterstützende Kolleginnen, um trotz negativer Erfahrungen und schlechter Rahmenbedingungen den eigenen Ansprüchen treu zu bleiben. Die hohe Akzeptanz, die man nicht nur in den Praxisbeispielen (S. 193ff.), sondern überall dort, wo Hospizarbeit gelebt wird, durch Pflegekräfte erfährt, ist ein Zeichen dafür, dass die hier angebotenen Handlungsoptionen auf eine tiefe Sehnsucht der Mitarbeiter stoßen. Manchmal braucht es nur die Gründung einer Gesprächsrunde, um das noch vorhandene Veränderungspotential wieder wachzurufen.

Längst wissen Betriebe, dass man die Leistungsbereitschaft von Mitarbeitern nur steigern kann, wenn man ihre Wünsche und Bedürfnisse ernst nimmt. Dass die Begleitung im Sterben für die meisten Altenpflegekräfte ein wichtiger Teil ihres beruflichen Selbstverständnisses ist und sie zumindest in einer Anfangsphase auch bereit sind, besondere Anstrengungen für die

Etablierung einer solchen Abschiedskultur auf sich zu nehmen, sollten sich Einrichtungsleitungen zunutze machen. Das heißt allerdings nicht, dass langfristig Sterbebegleitung als »Privatvergnügen« der Pflegekräfte zum Nulltarif in ihrer Freizeit zu haben ist. Hier müssen auf Worte Taten folgen.

Die laufende *Identifikation von Schritten in Richtung der gewünschten Veränderung* kann anhand des Rasters des *Netzwerks Abschiedskultur* an vielen Stellen leicht durchgeführt werden. Diese ständige Vergewisserung erster Erfolge in Richtung Vision der Soll-Analysen ist deswegen so wichtig, da ohne sie das Ziel so weit entfernt zu sein scheint, dass man überhaupt nicht glaubt, je dort ankommen zu können.

Freuen wir uns also über die Unzufriedenheit, die wir derzeit zum Thema Tod und Sterben, zur Abschiedskultur in Alteneinrichtungen erleben. Gott sei Dank hat die Zunahme der Herausforderungen durch das Sterben der Bewohner bei den Mitarbeiterinnen in Altenpflegeeinrichtungen nicht überwiegend zur Resignation geführt, sondern auch zu neuen Aufbrüchen und kreativen Ansätzen – Ansätze, die wir unterstützen sollten, damit die notwendigen Veränderungen nicht nur auf den Schultern der dort Tätigen stattfinden, sondern von einer breiten Bevölkerung getragen werden. Hierfür gilt es, diese Unzufriedenheit nach außen zu tragen und auch bei den politischen Vertretern und in den Medien immer wieder hör- und sichtbar zu artikulieren. Hier gehen Hospizbewegung, palliative Versorgungsnetze sowie Alteneinrichtungen Hand in Hand.

Das *Netzwerk Abschiedskultur* als Instrument der Organisationsentwicklung

Wie geht es weiter?

Dieses Kapitel ist eines der letzten Puzzleteile auf dem Weg zur Verwirklichung einer Abschiedskultur im Altenpflegeheim. Wir haben zunächst im Teil I unseres Buchs die vielfältigen Veränderungen gestreift, die dazu führen, dass das Thema »Umgang mit Tod und Sterben in stationären Alteneinrichtungen« aus unserer Sicht aktuell ist. Wir wollen mit diesem Buch nicht nur Fachleuten zeigen, was getan werden kann. Daneben gilt es, skeptische Praktiker zu überzeugen, dass es möglich ist und sich lohnt, Abschiedskultur in Alteneinrichtungen zu verwirklichen.

Doch der Reihe nach – wie kann man anfangen, wie kommt man zu Ist-Analysen, wer macht was? Und was hat das alles mit der ohnehin verlangten Qualitätsentwicklung zu tun? Wir haben bereits ausgeführt, dass die Einführung eines Qualitätsmanagementsystems in einer Einrichtung den meisten Mitarbeitern erst einmal wenig Freude und hauptsächlich Arbeit macht (S. 66ff.). Es ist nicht immer leicht zu erkennen, wo die Vorteile für die tägliche Arbeit liegen. Hier hat sich die Realisierung des *Netzwerks Abschiedskultur* als ein inhaltlich von vielen Mitarbeitern getragenes Projekt bewährt, an dem sich gleichsam »üben« lässt, mit den Elementen des Qualitätsmanagements zu arbeiten. Oder andersherum gesagt – wer bereits ein gut eingespieltes Qualitätssystem hat, für den ist die Einbeziehung der inhaltlichen Aspekte der Abschiedskultur relativ unproblematisch, da viele der Kommunikationswege, Mitwirkungsmöglichkeiten und Netzwerke schon geknüpft oder leicht ausbaufähig sind. Gerade weil Mitarbeiter an dem Thema Sterbebegleitung inhaltlich interessiert sind und viel Unzufriedenheit und eine Diskrepanz zu bestehenden Idealen, den Soll-Zuständen, bestehen, gibt es eine starke Motivation, Instrumente anzunehmen, die diese Diskrepanz beseitigen helfen.

Da der Organisationsentwicklungsaspekt unseres Netzwerks

in den »Leitgedanken für eine lernende Organisation« im Vorspann des Curriculums für Altenpflegegekräfte zur Sterbebegleitung der Diakonischen Akademie für Einrichtungsleitungen
ausführlich dargestellt wurden, wollen wir uns im Folgenden
auf Grundzüge dieses Prozesses beschränken, die allen Interessierten verständlich machen, was hier getan werden kann. Dabei
gehen wir in diesem Kapitel davon aus, dass die Heimleitung als
Initiator des *Netzwerks Abschiedskultur* auftritt und bereit ist,
hierfür zumindest zeitweise Ressourcen bereitzustellen. Braucht
es erst eine Art Umweg, um als »Randfigur« des Netzwerks Leitungen zu überzeugen und zu motivieren, so finden sich anschließend (S. 199ff.) Vorschläge, wie man hierfür Verbündete
suchen und zunächst als »Einzelkämpfer« beginnen kann.

▨ Vorraussetzungen für die Umsetzung des *Netzwerks Abschiedskultur*

Ohne die zusätzliche Ressource *freiwilliger Helfer* lässt sich aus
unserer Sicht derzeit kaum eine Verbesserung der Sterbebegleitung in Heimen durchführen. Der Aufbau einer eigenen heiminternen Hospizgruppe verlangt Werbung und Auswahl dieser
Personen, vorbereitende Qualifizierung (mindestens 30 Std.)
sowie die Bereitstellung einer festen Ansprechperson zur Koor-
dinierung des Einsatzes der Freiwilligen. Später müssen Supervision, Praxisbegleitung sowie Fortbildungen der Freiwilligen
sichergestellt werden. Falls für diese Aufgaben keine Seelsorger
oder Sozialarbeiter im Heim eingesetzt werden können, ist eine
Koopcration mit bestehenden externen Hospizinitiativen zumindest in einer Aufbauphase sinnvoll – erste Kontaktadressen
finden sich im Anhang dieses Bandes. Auf diese Weise können
konkrete Erfahrungen aus der gemeinsamen Arbeit gleichzeitig
eine wichtige Quelle zur Qualitätsentwicklung der Einrichtung
darstellen. Da zumindest in Deutschland das Angebot von
Hospizinitiativen ständig zunimmt und viele Initiativen nur
darauf warten, von Einrichtungsleitungen angesprochen zu
werden, liegt hier eine Zukunftsaufgabe.

Ein weiterer unverzichtbarer Baustein der Abschiedskultur
ist die *Palliative Vernetzung*, sowohl die Kooperation mit pallia-
tiverfahrenen Ärzten als auch die Fortbildung mindestens einer
Pflegekraft des Heims in palliativer Pflege oder Palliative Care,
um spezielle Angebote überhaupt vorhalten zu können und
nicht bereits hier eine systematische Einschränkung der Wahlfreiheit der medizinisch-pflegerischen Behandlung der Bewohner allein durch die Entscheidung für den »Lebensort Altenheim« vorwegzunehmen.

Die Kenntnis der *Hospizphilosophie* als weitere wichtige Voraussetzung führt automatisch zum Blick auf eine Ausweitung
des Netzwerks auf weitere Akteure, zur umfassenden bedürf-
nisgerechten Versorgung sowie zu einer zeitlichen Ausdehnung
der Abschiedskultur auch auf die Fragen einer würdigen Verabschiedung nach dem Tod sowie eine vorbereitende Gesprächskultur des Heimlebens an vielen Stellen zur Enttabuisierung
von Tod und Sterben.

Alle Praxiserfahrungen zur Realisierung neuer Formen einer
Abschiedskultur in Einrichtungen zeigen, dass hierbei zumindest vorübergehend zeitintensive Koordinationsaufgaben an-
fallen, die nicht nebenbei erledigt werden können. Wir haben
an mehreren Stellen ein Tätigkeitsspektrum dieser *Koordinati-
onsperson* beschrieben. Ihre Kompetenzen umfassen neben den
bereits erwähnten Kenntnissen im Bereich der Hospizarbeit,
des Qualitätsmanagements, über Betreuungskonzepte für demenzkranke Bewohner auch Informationen hinsichtlich religiöser Orientierungen und Rituale sowie pädagogische Fähigkeiten zur Anleitung Freiwilliger, Arbeit mit Angehörigen und
Geschick im Umgang mit Presse und Öffentlichkeitsarbeit. Sozialarbeiter mit einschlägigen Erfahrungen in der Alten- und
Hospizarbeit scheinen uns für diese Aufgaben besonders gut
geeignet. Auf welche Schultern sie aber letztlich im Heim verteilt werden, ist eine Frage der jeweiligen Personalstruktur einer Einrichtung. Sind nach der Anfangsphase die einzelnen
Akteure erst einmal an einem Tisch zusammengekommen und
haben sich über gemeinsame Ziele verständigt, sind erste Erfolge sichtbar, sinkt erfahrungsgemäß der Zeitaufwand und es

ergibt sich die Möglichkeit, entweder den Zeitumfang der Ko-
ordinationsarbeit zu reduzieren und zum Beispiel in einer anderen Einrichtung des Trägers Vorarbeit für ein *Netzwerk Abschiedskultur* zu leisten, oder aber Teilaufgaben allmählich an
andere Akteure des Netzwerks zu übertragen. So halten sich die
Kosten in Grenzen und werden durch die Einbindung der zusätzlich gewonnenen Ressourcen auch betriebswirtschaftlich
tragbar.

▨ Bausteine auf dem Weg

Da eine Organisation umso lernfähiger ist, je besser Kommuni-
kations- und Kooperationsstrukturen funktionieren, sind deren kontinuierliche Verbesserung auf mehreren Ebenen der
Grundgedanke unserer Bausteine. Nach der Bereitschaft des
Trägers, die Abschiedskultur seiner Einrichtung zu verbessern
und hierfür Schritte einzuleiten, ist ein erstes Teilziel
– die Gründung einer *Projektgruppe*,
– eine *Bestandsaufnahme*, eine *Ist-Analyse* zum Thema *Netzwerk Abschiedskultur*. Wichtige Fragen hierbei sind: Wie viele
Menschen sterben bei uns in welchem Zeitraum? Welche Personen sind in die Begleitung eingebunden? Was tun die einzelnen Personen im Rahmen der Begleitung? Welche Schwierigkeiten ergeben sich? Zur Orientierung der Befragung eignet
sich das untenstehende *leere Raster*, das eine Erweiterung des
ursprünglichen Überblicksrasters in Tabelle 1 darstellt (und
auf die jeweiligen Akteure des Heims ausgerichtet wird).

	A Aufnahme- gespräch und Heimalltag	B Sterbeprozess im engeren Sinn	C Verabschiedung der Verstorbenen
1. Bewohner/ Mitbewohner	A1	B1	C1
2. Angehörige	A2	B2	C2
3. Pflegekräfte	A3	B3	C3
4. Heimleitung	A4	B4	C4
5. Sozialer Dienst	A5	B5	C5
6. Verwaltung	A6	B6	C6
7. Hauswirtschaft und Haustechnik	A7	B7	C7
8. Freiwillige Mitarbeiter	A8	B8	C8
9. Ärzte	A9	B9	C9
10. Seelsorger	A10	B10	C10
11. Bestatter	A11	B11	C11

Tabelle 2: Leerraster zur Erhebung des Ist-Zustands des Netzwerks Abschiedskultur

– Nach der Erstellung einer heimeigenen *Soll-Analyse* zur Abschiedskultur wird diese dann der Ist-Analyse gegenüber-
gestellt. Die Erstellung einer solchen Vision ist ein Prozess,
der Leitbilder des Trägers, Pflegemodelle sowie die Grundprinzipien der Hospizbewegung miteinbeziehen kann und
von der Beteiligung möglichst vieler Gruppen im Heim lebt.
– Aus den Diskrepanzen zwischen Ist- und Sollzustand werden künftige *Handlungsschwerpunkte* festgelegt. Diese Handlungsschwerpunkte können sich entweder auf einzelne Gruppen von Akteuren oder bestimmte Zeitpunkte konzentrieren,
wie es in der Darstellung des Netzwerks im Teil II illustriert
ist. Wichtig ist zu betonen, dass es nicht um die vollständige
Abarbeitung des Rasters in Form einer Checkliste geht und
die Erstellung einer hauseigenen Vision nicht zu Schuldgefühlen bei der Einrichtung führen soll. Es gilt, die bereits angebotenen Aktivitäten, *auf die man bereits stolz sein kann*, zu
sehen; sie sind wichtige Anknüpfungspunkte für weitere
Entwicklungen.

Das zweite Teilziel ist die Verwirklichung der Handlungsschwerpunkte.

– Spätestens hierzu ist die Bestimmung einer *Koordinationskraft* sinnvoll. Freiwillige Meldungen von Mitarbeitern hierzu (mit dem Angebot einer gewissen zeitlichen Freistellung von anderen Aufgaben) ergeben erfahrungsgemäß einen besonders guten Motivationsschub für diese Arbeit.
– Es folgen *Kontaktaufnahmen* zu örtlichen Hospizgruppen oder der *Aufbau* einer heimeigenen *Freiwilligengruppe*. Klare Vereinbarungen mit ihnen müssen das Miteinander in Auswahl, Vorbereitung, Einsatzkoordination und Praxisbegleitung regeln.
– Externe sowie hauseigene palliative/hospizliche *Fortbildungsangebote für Mitarbeiter* ergänzen die Vernetzung mit Experten aus dem Umfeld (Ärzte, Seelsorger, Bestatter).
– *Öffentliche Veranstaltungen* zu hospizlichen Themen werben weitere Akteure und neue Interessenten.

Das dritte Teilziel ist erreicht mit

– der *Integration der Freiwilligen*,
– einer *zufrieden stellenden Palliativversorgung* durch Hauptamtliche in der Sterbebegleitung.
– Ein *Ausbau der Netzwerkanteile* Angehörigenarbeit, Verabschiedung Verstorbener und Raum für die Trauerarbeit aller Beteiligten sowie Praxisbegleitung (vgl. Teil II) vervollständigen diese Phase. In gemeinsamen Seminarwochenenden von Freiwilligen und Hauptamtlichen können in entspannter Atmosphäre nicht nur Frustrationen ausgedrückt, sondern auch Kraftquellen erschlossen werden.

Ein viertes Teilziel stellt die Etablierung von Evaluationsmaßnahmen dar.

– Die Überführung der Projektgruppenarbeit in eine laufende Arbeitsgruppe zur *Überprüfung der Umsetzung der Soll-Analysen* (vgl. die Projektskizzen im Anhang) ist hierbei ein wichtiges Element der Qualitätsentwicklung.
– Ein weiteres ist die Einbeziehung der freiwilligen Helfer in

einen *regelmäßigen Qualitätszirkel*. Mindestens einmal jährlich müssen hier die sowohl von den Hauptamtlichen als
auch von den Freiwilligen gemachten Beobachtungen ausge-
tauscht, Kritik und Lob verteilt sowie Perspektiven formuliert werden. Dass dabei das gemeinsame Feiern sowie die
Anerkennung des geleisteten Einsatzes nicht zu kurz kommen, versteht sich von selbst.

Qualitätsentwicklung ist nicht die Feststellung eines bestimmten Status quo, sondern die Etablierung von Prozessen, die eine
laufende Weiterentwicklung ermöglichen. Darum ist die Verwirklichung eines *Netzwerks Abschiedskultur* nicht die Herstellung eines bestimmten Zustands, sondern die Verankerung eines Netzwerks, das in laufender Kommunikation gegenseitig
die Qualität der Abschiedskultur sichert und neue Facetten findet. Dazu ist es hilfreich, das Raster der Abschiedskultur immer
wieder heranzunehmen und zu sehen, welche neuen Felder
sich besetzen lassen oder wo vielleicht auf Grund von Mitarbei-
terfluktuation oder anderer Ausfälle inzwischen Veränderungen oder gar Lücken entstanden sind, die es aufzufüllen gilt. Im
Sinn der Ergebnisqualität und auch um das Ausfüllen des Rasters nicht zur bürokratischen »Pflichtübung« werden zu lassen,
müssen regelmäßige Befragungen zur Zufriedenheit der Kunden, der Bewohner und Angehörigen, mit dem Angebot folgen.
Wie noch beim Praxisbeispiel der Diakonie Düsseldorf gezeigt
wird, können bereits solche Befragungen zur Erhebung eines
Ist-Zustands Interventionen darstellen. Wer nach Tod und
Sterben fragt, löst bereits einen Prozess des Nachdenkens aus,
der dazu beiträgt, bisher Tabuisiertes sprechbar und damit ver-
änderbar zu machen.

Literatur zur Organisationsentwicklung des *Netzwerks Abschiedskultur*

Wilkening, K.; Heilmann, B.; Dietrich, H.; Kottnik, R. (1999): Vernetzte Sterbebegleitung im Altenpflegeheim – Teil 1: Leitgedanken für eine lernende Organisation. In: Kottnik, R.; Mayer, C. (Hg.), Vernetzte Sterbebegleitung im Altenpflegeheim – Leitgedanken für eine lernende Organisation und Curriculum für Hauptamtliche MitarbeiterInnen. Berlin. – Kurze Darstellung erster Gedanken zur Entwicklung, Vorbereitung und Umsetzung eines Netzwerks zur Sterbebegleitung als Vorläufer unserer konzipierten Abschiedskultur.

Mut machende Praxisbeispiele aus Alteneinrichtungen

Inzwischen gibt es mehrere mutmachende Praxisbeispiele für die Umsetzung von Gestaltungsmöglichkeiten am Lebensende in Alteneinrichtungen: Vom Norden Schleswig-Holsteins mit dem Bundesmodellprojekt der Abschiedsmusik im Haus Rieseby oder dem »Leben bis Zuletzt« in den Kieler Servicehäusern über die drei Beispiele aus dem Düsseldorfer Raum in unseren ausführlicheren Beschreibungen, den niedersächsischen Teilnehmern der Fachtagung »Lebenssatt oder Lebensmüde« 1998 an der Fachhochschule Braunschweig bis hin zur Else-Heidlauf-Stiftung in Stuttgart und dem katholischen Paulus-Heim in Heidelberg als Initiativen der ersten Stunde, weiter mit dem Krankenheim Käferberg in Zürich sowie als jüngstem Projekt die Organisationsentwicklung in vier Altenheimen der Inneren Mission München – es haben sich zahlreiche Einrichtungen auf den Weg gemacht, und keine von ihnen hat es nach eigenen Angaben bereut, sich dem Thema Tod und Sterben auf neue Weise gestellt zu haben.

Da in Altenheimen immer gestorben wird, gut oder schlecht, liebevoll gestaltet oder kaum beachtet, gibt es (neben genügend Angst machenden) sicher zahlreiche vorbildliche Heime – mehr als die von uns genannten. Ihnen allen gilt unser Respekt für ihre Arbeit. Wir beziehen uns hier auf das, was uns persönlich be-

kannt, schriftlich dokumentiert oder öffentlich zugänglich gemacht worden ist – zunächst noch in kleinen hauseigenen »Leitgedanken« oder dünnen Heftchen bis hin zu Standards, ausführlichen Projektdokumentationen und Buchpublikationen.

Die ersten Berichte erscheinen noch häufig als Geschichten
von »Einzelkämpfern«. Da gibt ein Theologe und Sozialarbeiter als Jahrespraktikant in einem Haus den Anstoß, in dem er
Abschiedsrituale zusammenstellt und eine Gruppe gewinnt,
die sich immer mehr mit kleinen und später auch größeren
Veränderungen befasst. Aus seinem für die Abschlussprüfung
benötigten Praktikumsbericht wird die erste ausführlichere
Darstellung einer »Kultur des Lebens und Sterbens« im Altenheim, und heute ist der Praktikant von damals Heimleiter der
Einrichtung und hat immer noch Ideen, die hauseigene Abschiedskultur weiterzuentwickeln.

Waren es im Zuge der sich ausbreitenden Hospizidee zu-
nächst vor allem kirchliche Träger, denen die Umstände des
Sterbens auf den Nägeln brannten, so ist mit den Auflagen der
Pflegeversicherung in Deutschland nach 1998 vermehrt das
Thema Qualitätsmanagement durch Organisationsentwicklung
Motor für den Beginn so mancher Abschiedskultur. Dabei ist
interessant zu beobachten, dass auch Einrichtungen, die sich die
Umsetzung von neuen Betreuungsmethoden für demenzkranke
Bewohner auf die Fahnen geschrieben hatten, ähnlich positive
Effekte einer Organisationsentwicklung beobachteten. Mit bei-
den Anstößen scheint es gelungen zu sein, aus den in anderen
Heimen eher zögernd bis widerwillig umgesetzten gesetzlichen
Auflagen positive Herausforderung zu machen, die – inhaltlich
gefüllt mit einer von vielen im Haus geteilten Unzufriedenheit –
nun endlich zu gemeinsam getragenen Veränderungen in die
schon lang gewünschte Richtung führten. Streng genommen
kann man nicht von kontrollierten »Evaluationsstudien« zur
Überprüfung des Effekts der einzelnen Interventionen in den
Häusern sprechen. Doch dies ist auch nicht der Punkt.

In einer Gesellschaft, die Tod und Sterben immer noch tabu-
isiert, in einer Einrichtung zu leben und zu arbeiten, in der einem das Sterben laufend konzentriert begegnet, führt häufig

zum gefürchteten Burn-out, zum Ausbrennen. Wer ausgebrannt ist, kann selbst keine Wärme mehr geben. Umso mehr sind alle scheinbar noch so kleinen Anstrengungen, mit dem Sterben auf Dauer wirklich leben zu können, überlebenswichtig. Jede Einrichtung, die damit begonnen hat, Gespräche über das Sterben zu fördern, gibt nicht nur den Bewohnern und Angehörigen, sondern auch den Mitarbeitern eine Chance, ihre bisherige Verdrängungsenergie in Gestaltungsenergie umzuwandeln. So werden aus resignativen, depressiven Nachrichten aus Heimen mutmachende Beispiele für uns alle. Sehen wir uns nun drei exemplarische Einrichtungsträger an, die wir anhand von Veröffentlichungen sowie in Fachtagungen im Austausch bis heute näher erkundet haben:

A. Projekttitel: Organisationskultur des Sterbens

Träger: Diakonie in Düsseldorf (DiD)
Einrichtungen: Leben-im-Alter-Zentren (je 600 stationäre und 600 ambulante Pflegeplätze) an acht verschiedenen Standorten
Ort: Raum Düsseldorf
Externer Kooperationspartner bei Projektbeginn 1998: IFF/ Wien (Institut für Interdisziplinäre Forschung und Fortbildung der Universität Wien et al.)

B. Projekttitel: In Geborgenheit Leben und Sterben

Träger: Caritas-Betriebsführungs- und Trägergesellschaft mbH (CBT)
Einrichtung: CBT-Wohnhaus Upladin (280 Bewohner, integrierte Wohnanlage, z. T. auch mit nichtpflegebedürftigen Bewohnern)
Ort: Leverkusen-Opladen
Externer Kooperationspartner bei Projektbeginn 1998: ALPHA-Rheinland (Ansprechstelle im Land NRW zur Pflege Sterbender, Hospizarbeit und Angehörigenbegleitung)

C. Projekttitel: Lebensbegleitung bis zum Tod

Träger: Arbeiterwohlfahrt Bezirksverband Niederrhein e. V. und Kreisverband Leverkusen

Einrichtung: zunächst Seniorenzentrum Ernst-Gnoss-Haus (80
Bewohner), später weitere Häuser des Bezirksverbands
Ort: Düsseldorf
Externer Kooperationspartner bei Projektbeginn 1998: eine örtli-
che Hospizinitiative

Detaillierte Beschreibungen der Entwicklung zu den einzelnen
Projekten sind im Anhang nachzulesen. Einige Resultate der
heiminternen Veränderungen sowie die sich daraus ergebenden Schlussfolgerungen werden nachstehend vergleichend zusammengefasst und kommentiert. Projektziel war bei allen
Einrichtungen die Verbesserung der Sterbebegleitung und Abschiedskultur durch interbetriebliche Qualitätsoffensiven, zu
denen vor allem die Einbeziehung oder Neugründung von freiwilligen Hospizhelfergruppen sowie umfangreiche Weiterbildung von Mitarbeitern gehörten. Die Wege der einzelnen Einrichtungen unterscheiden sich – neben den unterschiedlichen
Trägerleitbildern (konfessionell oder nichtkonfessionell) und
Initiatoren (Sozialarbeiter, Seelsorger) – vor allem auch darin,
welche externen Ressourcen in der Phase der Etablierung der
Abschiedskultur nutzbar waren.

   Die beiden größeren, konfessionellen Träger DiD und CBT
hatten mit ALPHA und dem IFF zwei in der Hospizarbeit, der
Palliativversorgung sowie in Teilen der Organisationsentwicklung erfahrene Partner gewonnen, die auch beide eine ausführliche Bewohnerbefragung zur Ist-Analyse und Bedürfniser-
mittlung an den Anfang stellten; bei der CBT wurde dazu eine
Psychologin befristet als Koordinatorin eingestellt, bei der DiD
wurden die Mitarbeiter des Hauses vorbereitet, was sich später
als eine interessante Intervention darstellen sollte. Das nicht-
konfessionelle kleinere 80-Betten-Haus der AWO startetet mit
»Bordmitteln« und suchte den Kontakt zu einer externen Hospizinitiative, deren Helfer neue Ressourcen darstellten. Nach
Erscheinen meines Artikels (Wilkening 2000) über das *Netzwerk Abschiedskultur* entschied man sich für den dort beschriebenen Weg und erstellte zunächst eine Ist-Analyse aller am
Netzwerk Beteiligten durch eine hauseigene Hospizkoordina-

torin. Auch in den anderen Häusern des Trägers wurden für diese Aufgabe freiwillige Mitarbeiter aus der Altenpflege mit einer Stundenreduktion von 25 Prozent beauftragt. Alle drei Einrichtungen erarbeiteten hauseigene Standards, das heißt »Sollvorgaben« in interdisziplinären Arbeitsgruppen. Sowohl bei CBT als auch der AWO wurden zunehmend eigene Freiwillige für die Sterbebegleitung geworben und vorbereitet, bei der DiD, dem größten Träger, kam die Vernetzung mit den Freiwilligengruppen später. Insbesondcre in gemeinsamen, außerhalb der Einrichtung stattfindenden Wochenendseminaren konnten Missverständnisse zwischen Haupt- und Ehrenamtlichen abgebaut werden.

Wie aus den Titeln ersichtlich, steht bei der DiD am stärksten der organisationsinterne Veränderungsprozess mit einer starken Bewohner- und Mitarbeiterorientierung im Blickfeld. Bereits die Befragung brachte eine Sensibilisierung, eine Gesprächskultur, die die Teilnehmer so nicht erwartet hatten. Das Mittel der Organisationsentwicklung sind *Workshops* in zweijährigem Abstand, in denen die sich bisher ergebenden Innovationen in den einzelnen Häusern zur Abschiedskultur dokumentiert werden.

Bei der CBT hat sich – nach Ausscheiden der Koordinatorin – inzwischen ein *internes Consultingteam* etabliert, das sich dreimonatlich zu Fallbesprechungen, Entwicklung von Verabschiedungsritualen sowie neuen Standards der Palliativversorgung im Haus trifft. Eine ähnliche Funktion haben bei der AWO die hausinternen Arbeitsgruppen des *Netzwerks Abschiedskultur* sowie hausübergreifend die *Projektgruppe* aller sich drcimonatlich treffender Hospizkoordinatoren der Häuser. Hier werden auch die Fortschritte bei der Abarbeitung der Soll-Vorgaben und neue Akzente gesetzt. Als externe Ressource für die Zukunft hat sich bei der AWO die Gründung der Hospizgenossenschaft ESCOR (für Beratung und Vernetzung in Abschiedsfragen) ergeben. Sie stellt für den Träger eine Möglichkeit dar, über das Genossenschaftsmodell (mit Anteilseignern) neue Interessenten für den Hospizgedanken sowie Vorsorgefragen zu sensibilisieren und neue Finanzquellen für die

Mitarbeiter- und Freiwilligenschulungen auch im ambulanten Versorgungsbereich Sterbender zu erschließen. Nicht nur hier, sondern auch von den zwei anderen Trägern wird die Kooperation mit Bestattungsunternehmen als unterstützend erlebt.

Von allen drei Projektträgern wurde mehr Kooperation, Qualifikation und Aufklärungsarbeit mit Betroffenen in der palliativen Medizin und Versorgung eingefordert. Die DiD plant ein zusätzliches seelsorgerliches Begleitprojekt, um die bei ihnen angemahnte Präsenz der Seelsorge für Betroffene und Mitarbeiter auch in der Ethikberatung zu intensivieren. Gemeinsam ist den Projekten, dass sie allesamt einen Imagegewinn sowie eine Zunahme der Bekanntheit der Einrichtung in ihrem Umfeld erlebten. Die »Erweiterung der Produktpalette« um die Angebote der Abschiedskultur hatte sowohl bei Bewohnern als auch Angehörigen durchweg positive Resonanz und eine hohe Akzeptanz bei den Mitarbeitern.

Die Tatsache, dass trotz immer noch ausstehender Klärung finanzieller Fragen mit Kostenträgern und Fachverbänden weitere neue Projekte zur Abschiedskultur begonnen und gefördert werden, zeigt, dass hier entweder der Leidensdruck oder die Hoffnung auf ein Qualitätsbewusstsein der »Kunden« oder das schlechte Gewissen der Gesellschaft und ein davon ausgehender sozialpolitischer Druck, oder von allem etwas, das Thema zu einem nicht mehr zu unterdrückendem macht.

▨ Weiterführende Literatur zu den angeführten Praxis-beispielen

Diakonie in Düsseldorf (Hg.) (1998): OrganisationsKultur des Sterbens – das DiD-IFF-Projekt. Düsseldorf. – Eine ausführliche Darstellung des Organisationsentwicklungsprojekts der Diakonie Düsseldorf mit dem IFF, das auch als »Medienpaket« mit (1) Pflegestandards zur Strebebegleitung und Versorgung Verstorbener, (2) einem Ritualheft mit Texten zur Verabschiedung und (3) einem Video »Hier lebe und hier sterbe ich auch« zum Heimeinzug erworben werden kann.
Heller, A.; Heimerl, K.; Husebø, S. (Hg.) (2000): Wenn nichts mehr zu machen ist, ist noch viel zu tun. Wie alte Menschen würdig sterben können. Frei-

burg. – Die »Organisationskultur des Sterbens« der Diakonie Düsseldorf ergänzt durch weitere, gut lesbare Artikel zu hospizlichen Themen.

Müller, M.; Kessler, G. (Hg.) (2000): Implementierung der Hospizidee in die Struktur und Arbeitsabläufe eines Altenheims. Eine Orientierungs- und Planungshilfe. Bonn. – Ein gut strukturierter, ausführlicher Bericht über die Planungs-, Befragungs- und Umsetzungsphase des katholischen CBT-Projekts zusammen mit ALPHA-RHEINLAND zur Abschiedskultur, der als Anleitung für Nachahmer dienen kann.

Wilkening, K. (2000): Organisationskultur des Sterbens – Herausforderungen für die Sozialarbeit. Theorie und Praxis der Sozialen Arbeit 3: 91–97.

Wilkening, K. (2001): Organisation der Sterbebegleitung – eine erste Zwischenbilanz. Theorie und Praxis der sozialen Arbeit 6: 221-225. – Fazit eines von der Fachhochschule Braunschweig/Wolfenbüttel initiierten Expertengesprächs in der Evangelischen Akademie Mülheim zum Sterben im Heim, an der auch Vertreter der obigen Praxisprojekte – auch das AWO-Projekt Niederrhein – beteiligt waren.

Aller Anfang ist schwer – Verbündete suchen und Akzente setzen

Das *Netzwerk Abschiedskultur* ist entwickelt worden für all diejenigen, die in einer Alteneinrichtung Sterben und Tod begegnen. Es soll einen Überblick über die beteiligten Akteure sowie mögliche Aufgabenverteilungen in der Einrichtung geben. Wenn die Heimleitung das Konzept zum Thema einer Qualitätsoffensive macht, so haben Einzelne ein mehr oder weniger leichtes Spiel, sich in diese Gesamtentwicklung einzubringen. Doch was tun, wenn man »Einzelkämpferin« ist – interessierte Angehörige, frustrierte Bewohnerin, engagierte Freiwillige einer örtlichen Hospizinitiative, Pflegekraft, Seelsorger? In diesem Fall ist die Lage ernst, aber nicht hoffnungslos. Im Netzwerk lassen sich erste Verbündete finden und mit ihnen gemeinsam der Anfang machen, um später vielleicht auch die Heimleitung sowie andere leitende Mitarbeiter von der Notwendigkeit einer solchen Akzentsetzung zu überzeugen. Welche Koalitionen haben sich hier bewährt?

▦ Ärzte und Seelsorger – der »Turboantrieb«

Ärzte haben eine ganz besonders gute Möglichkeit, mit Kenntnis und Engagement für palliative Versorgung eine Einrichtung bei der Entwicklung einer Abschiedskultur zu unterstützen. Je mehr sie auch organisatorisch in den Pflegeablauf eingebunden sind (wie die fest angestellten Ärzte in einigen Schweizer Pflegeheimen oder in manchen Alteneinrichtungen in Deutschland wie zum Beispiel in Hamburg), desto wirkungsvoller kann hier Unterstützung ausfallen. Man kann es auch anders ausdrücken: Ohne einen in Palliativmedizin erfahrenen Arzt kann auf Dauer zufrieden stellende Palliativversorgung nur schwer gelingen. Da bleibt dann nur der Arztwechsel sowie die Nachfragen bei Palliativstationen oder Hospizinitiativen nach kompetenten Kollegen.

Auch engagierte Seelsorger haben sich in einigen Einrichtungen als wichtige Motoren einer Abschiedskultur bewährt. Erfahren in Ritualen und sozusagen von Berufs wegen zuständig für die Themen Tod, Sterben, Trauer, Trösten, haben sie hoffentlich zumindest ein schlechtes Gewissen, wenn sie zum Thema Abschiedskultur keinen Beitrag in einer Einrichtung leisten. Insbesondere die Vorbereitung und Begleitung freiwilliger Hospizhelfer in der Einrichtung kann von ihnen initiiert werden und fällt dann weniger als Personalkostenfaktor für die Einrichtung ins Gewicht.

▦ Wer unterstützt die Freiwilligen?

Im Kapitel über die Akteure der Abschiedskultur in Teil II haben wir beschrieben, dass das Miteinander von Freiwilligen und Hauptamtlichen nicht immer einfach ist. Was tun, wenn freiwillige Hospizhelfer den Notstand in einer Einrichtung sehen und gern einzeln oder mit anderen dort Sterbebegleitung anbieten möchten? In der Vorbereitung auf ein Gespräch mit der Heimleitung oder Pflegedienstleitung, die man zumindest als Interessierte für die Freiwilligen-Einsätze gewinnen muss, ist es gut, nicht nur als Kritiker, sondern mit Angeboten zu erscheinen.

Gerade die Totengedenktage im November oder die Karwoche sind willkommene Anlässe, öffentliche Vortragsveranstaltungen oder spezielle Gedenkfeiern oder Gottesdienste zum Thema Sterben anzubieten. Nicht ganz so angstbesetzte Themen sind hierbei »Friedhöfe im Wandel der Zeiten«, »Jenseitsvorstellungen verschiedener Religionen« und »Abschiedsrituale in anderen Kulturen«, aber auch konkretere Themen zu Hospizarbeit oder Trauer. Wer hier gute Referenten vermitteln kann (die man möglichst selbst bereits erlebt hat) und dann auch noch anbietet, einen Büchertisch zu gestalten sowie Prospektmaterial über Hospizarbeit auszulegen, der hat gute Karten für eine erste gemeinsame Veranstaltung. Diese Veranstaltung kann dann auch dem Kennenlernen zwischen den freiwilligen Helfern und Mitarbeitern, Bewohnern der Einrichtung sowie ihren Angehörigen dienen. Eine Vorstellung in der Dienstbesprechung sowie eine Information über die Inhalte der Vorbereitungskurse erwecken gegenseitiges Vertrauen und ermöglichen vielleicht bereits erste Verabredungen zu Begleitungen.

Sozialarbeiter und Bestatter als überkonfessionelle Variante

Neben der bereits erwähnten Kombination Seelsorger/Freiwillige hat sich auch die Kombination Sozialarbeit/Bestattungswesen bewährt. Die eben genannten Vortragsthemen werden zum Teil auch von Bestattern angeboten, wobei gerade auch Bestattungsrituale aus anderen Ländern Anregungen für individuelle Ritualgestaltung vor Ort geben können. Auch hier ist ein Vortrag eine gute Möglichkeit, das Thema erstmals anzusprechen und im Gefolge dieser Thematik nach weiterem Interesse zu fragen, das dann auf Vortrags- oder Fortbildungsebene in der Einrichtung fortgesetzt werden kann. Die kulturellen Vortragsvarianten zu Tod und Sterben – hierzu gehören auch Ausstellungen – sind insbesondere auch in den Wohnstiften mit »fitteren« älteren Bewohnern als vorsichtige Annäherung an das Thema geeignet.

Gerade weil die Frage nach der Sterbebegleitung bei Mitarbeitern häufig Ängste weckt, dass nun ihr gesamter Dienstplan
bei der nächsten Begleitung durcheinander geraten wird, ist es
günstig, mit Fragen zur Verabschiedung von Verstorbenen und
Abschiedsritualen zu beginnen. So kann zum Beispiel von Freiwilligen das Angebot der Zusammenstellung eines Begleitungs-
koffers oder eine vorläufige Zusammenfassung von Informationen für eine Angehörigenbroschüre zum Thema Tod und
Sterben sowie die Erstellung einer kleinen Literaturliste oder
eines Handapparats mit Büchern zum Thema Tod und Sterben
ein erster Anfang sein, die in der Hospizinitiative erworbenen
Kenntnisse fruchtbringend und behutsam in der Einrichtung
einzubringen.

▨ Pflegekräfte auf der Suche

Pflegekräfte, die Fortbildungen zum Thema Tod und Sterben
miterlebt haben, können wichtige Impulse in ihrer Einrichtung
geben und, falls es dort keine Gesprächskultur unter den Kollegen gibt, besonders gut Verbündete bei den Freiwilligen einer
Hospizinitiative finden. In gemeinsamen Hospizseminaren können leicht Kontakte geknüpft werden und Freiwillige zu einem
späteren Gespräch in die Einrichtung eingeladen werden, wobei eine Fortsetzung dann – wie auch bei Freiwilligen – oder in
Form erster gemeinsamer Begleitungen zum Aufbau eines
Vetrauensverhältnisses genutzt werden kann.
    Auch das Schaffen von Fakten durch eher »eigenmächtige«
Alleingänge kann Erfolgserlebnisse bringen, die anderen Kolle-
gen Mut machen, wie das Beispiel einer Altenpflegerin in der
Nachtwache zeigt:

Die Pflegekraft hat bei Ankündigung der eigentlichen Sterbephase eines Bewohners den Angehörigen vorgeschlagen, die
kommenden Tage beim sterbenden Großvater zu verbringen,
wozu zwei Luftmatratzen in sein Zimmer gelegt wurden. Toch-
ter und Enkeltochter fütterten den Großvater, halfen bei ande-

ren kleinen pflegerischen Verrichtungen und waren dankbar
für den Hinweis, dass sie nicht leise sprechen mussten, um den
Sterbenden nicht zu stören. »Er kann Sie hören, auch wenn er
nicht mehr reagiert. Er weiß, dass Sie bei ihm sind, und das tut
ihm gut« – eine Suppe, ein Kaffee – was waren diese Unkosten
im Vergleich zu der Dankbarkeit, die die Angehörigen nach
dem Tod ihres Vaters und Großvaters die Schwestern spüren
ließen? »Jetzt ist doch noch alles gut geworden. Wie schön, dass
Sie das möglich gemacht haben.«

Für solche Vorstöße braucht es langfristig starke Allianzen der
Pflegenden untereinander, die ja solche »Extratouren« von Kollegen mittragen und tolerieren müssen. Doch das Schaffen von
gelungenen Beispielen einer Abschiedskultur sind allemal besser als nur das Kritisieren von Missständen!

▨ Emanzipierte Angehörige

Haben Angehörige sich bereits für ein Heim entschieden und
sind dort mit dem Gebotenen nicht zufrieden, so hilft es am
ehesten, auf die potentiellen Motoren einer Abschiedskultur
wie Seelsorger, freiwillige Hospizhelfer oder Ärzte zuzugehen,
wenn die angesprochene Pflegekraft zunächst nicht aufgeschlos-
sen auf Anfragen reagiert. Gerade auch dazu haben wir dieses
Buch geschrieben, um Angehörigen Mut zu machen, die Möglichkeiten ihrer Mitwirkung zu sehen und die Palette der
Handlungsmöglichkeiten anderer Akteure im Netzwerk einschätzen zu können.

Informationen von einer Hospizinitiative und eine Anlauf-
stelle für palliative Versorgung helfen zunächst, die wichtigsten
Fragen zu klären. So ausgerüstet kann man zumindest nach einem detaillierteren Gespräch zur Pflegeplanung bei Akteuren
des Umfelds anfragen, falls in der Einrichtung selbst nichts
Derartiges angeboten wird. Falls man einen demenzkranken
Bewohner betreut, kann man sich selbst anhand der empfohle-
nen Broschüren über Betreuungen und Patientenverfügungen

klarmachen, welche Anmerkungen der Bewohner geäußert hat, solche Äußerungen mitteilen und Zeugen hierfür benennen. Weitere Frage gelten der palliativen Versorgung beim Hausarzt oder gegebenenfalls einem kompetenten Arzt, den man von den oben genannten Ansprechstellen empfohlen bekommen hat. Gerade die Erinnerungen an vergangene Erkrankungen und etwaige übersehene Komplikationen, die zu Schmerzen führen, sind wichtige Hinweise für die Pflegekräfte und den behandelnden Arzt.

Eine weiterer Schritt ist das Angebot an die Pflegekräfte, selbst Sterbebegleitung zu übernehmen und beim eigenen Angehörigen das zu praktizieren, was man sich eigentlich als Angebot der Einrichtung erhofft hat. Die Weitergabe der hoffentlich gemachten positiven Erfahrungen etwa in einem Artikel in der Heimzeitung oder beim nächsten Angehörigentreffen sind Möglichkeiten, anderen Angehörigen Mut zu machen, selbst solche Schritte zu gehen.

■ Wenn Bewohner noch die Kraft haben

Rüstige Bewohner haben über den Heimbeirat die Möglichkeit, sich zum Thema Abschiedskultur zu Wort zu melden und bestenfalls noch in einer Projektgruppe mitzuwirken. Da ein solches »Aufbegehren« eher selten ist, sollten explizite Befragungen nach letzten Wünschen eigentlich zum Standard eines Heims gehören.

■ Bildungseinrichtungen als unerwartete Ressourcen

Externe Verbünde, die eher selten im Blickfeld sind, könnten Altenpflegeschulen, Hochschulen oder therapeutische Ausbildungsstätten sein, die themenerfahrene Dozenten haben und zu Vorträgen oder Mitarbeiterfortbildungen bereit sind. Vielleicht muss eine Veranstaltung zu diesem Thema auch nicht im Heim selbst, sondern kann in Bildungseinrichtungen stattfinden, wobei dann die Mitarbeiter mehrerer Einrichtungen eingeladen werden, was einer solchen Arbeitsgruppe zusätzlich einen Blick über den Tellerrand des eigenen Heims erlaubt. Gemeinsame Fortbildungstage von hauptamtlichen Initiativen, Freiwilligen und in Ausbildung Befindlichen stellen exzellente Möglichkeiten dar, bestehende Unzufriedenheiten öffentlich zu thematisieren und erste Schritte für gemeinsame Veränderungen zu planen.

Von der Pflicht zur Kür – Blicke über die Ländergrenzen

Es ist dies keine systematische Darstellung zum Thema Abschiedskultur in den aufgeführten Ländern, auch keine Gewichtung der Bedeutsamkeit der Impulse. Was wir an dieser Stelle anbieten, ist eine kleine Überschau auf Trends, Literaturhinweise und Kontakte aus verschiedenen Ländern, die wir als hilfreich empfanden und die wir weitergeben möchten, damit Interessierte und vielleicht auch Fachleute hier anknüpfen können und ihre eigenen Vorarbeiten ergänzen oder neue Anregungen bekommen. Wir weichen in dieser eher fachbezogenen Darstellung dahingehend von unseren anderen Kapiteln ab, dass wir auf die großteils nicht deutschsprachige Literatur im laufenden Text und nicht erst am Kapitelende mit Kommentaren eingehen. Neben den hier genannten Internetadressen haben wir noch ein paar weitere Standardadressen im Anhang genannt.

Länderübergreifende Vergleiche

Eine umfassende international vergleichende Darstellung zum Thema »Tod und Sterben in Alteneinrichtungen« ist bisher sicher auch deshalb noch nicht vorgenommen worden, weil neben den medizinethischen Fragen auch zahlreiche Aspekte der

je unterschiedlichen Sozial- und Krankenversicherungssysteme
in den einzelnen Staaten die Szenarien mitbestimmen. Als gute,
wenn auch schon etwas ältere, allgemeine sozialpolitische Einführung in die europäische Landschaft der Altenarbeit (inkl. einem Blick in die USA) kann das nachstehende Buch gelten (für
die Lektüre englischsprachiger Hospiz- und Palliativliteratur
finden Sie im Anhang ein kleines Glossar, mit häufig wieder-
kehrenden Fachtermini):

Naegele, G.; Walker, A. (1999): The Politics of Old Age in
Europe. Buckingham.

Für Teilaspekte hospizlicher Arbeit gibt es inzwischen vergleichende Zusammenfassungen internationaler Perspektiven, zu
Fragen von »Palliative Care« und »internationale Hospizarbeit«
aus der Arbeitsgruppe um Clark von der Universität Sheffield
sowie Pleschberger und Heimerl aus dem österreichischen IFF-
Institut, auf die wir noch eingehen werden. Auf weiterführende
Internetadressen internationaler Hospiz- und Palliativorganisationen verweisen wir im Anhang, nicht alle haben besondere
Hinweise zum Thema Alter, Demenz oder Langzeitpflege.

Clark, D.; TenHave, H.; Janssen, R. (2000): Common threads?
Palliative care service developments in seven European coun-
tries. Palliative Medcine 14 (6): 479-490.

TenHave, H.; Clark, D. (Hg.) (2002): The Ethics of Palliative
Care. European Perspectives. Buckingham.

Pleschberger, S. (2002): Konzeptionelle Grundlagen und internationale Entwicklung – Palliative care unter besonderer Berücksichtigung der Pflege. In: Metz, C.; Wild, M.; Heller, A.
(Hg.), Balsam für Leib und Seele. Pflegen in Hospiz- und Palliativer Betreuung. Freiburg, S. 14-35.

Der besondere Weg der palliativen Entwicklung in den Niederlanden wird in folgendem Artikel aufgegriffen:

Gordijin, B.; Janssen, R. (2000): The prevention of euthana-
sia through palliative care: new developments in the Netherlands. Patient Education and Counseling 41: 35-46.[1]

Der Aspekt der internationalen Bemühungen zum Thema »Qualitätssicherungsmaßnahmen in Altenpflegeeinrichtungen« wird im unten stehenden Buch der diesjährigen Schweizer Vontobelpreisträger sehr ausführlich dargestellt:

Gebert, A.; Kneubühler, H.-U. (2001): Qualitätsbeurteilung und Evaluation der Qualitätssicherung in Pflegeheimen. Bern.

░ USA

Hospizangebote bestehen seit 1972, sie konzentrierten sich anfangs eher auf Ehrenamtliche und hauptsächlich bei Krebskranken in den Familien als Ergänzung zur Angehörigenversorgung. 1983 erfolgte eine Übernahme der Hospizversorgung als ein Regelangebot der staatliche Medicare-Versorgung, durch Hospizteams mit Pflegekräften (kaum Ärzten) für zu Hause, aber auch im Krankenhaus und Altenheim (*www. americanhospice.org/griefzone/articles/medicare*). Über 65-Jährige haben in den USA Anspruch auf Hospizversorgung bei:

– terminaler Erkrankung mit nur noch einem halben Jahr Lebenserwartung,
– wenn sie kurative und lebensverlängernde Maßnahmen ablehnen.

Daher sind die Aufklärung der Patienten über ihre Krankheit und die Prognosen zur Lebenserwartung wichtig. Bei der geforderten Ausweitung der Palliativangebote und Hospizbetreuung auf Demenzkranke stellen die Unsicherheit einer Prognose der zu erwartenden »Restlebenszeit« sowie eine Einwilligung zum Behandlungsabbruch und der bewusste Umgang mit le-

---

1 Der letzte Kongress der Europäischen Gesellschaft für Palliative Care EAPC (www.eapcnet.org) wurde 2003 in Den Haag in den Niederlanden ausgerichtet. Einer der Mitglieder des Organisationskomitees war der niederländische Heimarzt Frans Baar, der hauptsächlich im Antonius Ijsselmonde Heim in Rotterdam seit vielen Jahren arbeitet und wesentlich an der Verankerung der Palliativmedizin – auch als Gegengewicht zum gesetzlichen Freiraum ärztlich assistierter Freitodhilfe – in der holländischen Altenhilfe beteiligt ist (vgl. Literaturhinweis bei »Ärzte« im Teil II, S. 170).

bensverlängernden Maßnahmen ein Problem dar – jedoch eines, das nicht als Hinderungsgrund für die Durchführung einer Palliativversorgung insbesondere in Altenpflegeheimen dienen darf. Dieser besonderen Problematik widmen sich derzeit zahlreiche USA-Projekte und Artikel, auch das Thema »Patientenverfügung« (advance directive) hat daher in der amerikanischen Pflegeplanung höchste Priorität, wofür es auch Internetadressen gibt: *www.partnershipforcaring.org* oder *www. agingwithdignity.org.*

Einen guten Einstieg in die amerikanische Diskussion insbesondere zur Frage der hospizlichen Versorgung demenzkranker Menschen, die auch für uns viele wertvolle Aspekte beinhaltet, liefern die Veröffentlichungen von Ladislav Volicer, in dessen Buch mit Ann Hurley alle namhaften USA-Fachkollegen mit ihren Projekten vertreten sind:

Volicer, L.; Hurley, A. (Hg.) (1998): Hospice Care for Patients with Advanced Progressive Dementia. New York.

Luchins, D. J.; Hanrahan, P.; Murphy, K. (1997): Criteria for enrolling dementia patients in hospice. Journal of the American Geriatric Society 45 (9): 1054-1059.

Inzwischen gibt es auch eine elektronische Fachzeitschrift »Innovations in end-of-life-care«, die unter *www.edc.org/lastacs* laufend interessante Artikel zu Hospiz- und Palliativthemen kostenlos anbietet, wobei auch die internationale Perspektive außerhalb der USA integriert wird. Herausgeberin ist Mildred Z. Solomon, eine langjährige Pionierin der Qualitätsentwicklung im Gesundheitswesen, die ebenfalls mit Volicer veröffentlicht hat. Das Internetportal *www.growthhouse.org* kann als exzellenter englischsprachiger Ausgangspunkt für Informationssuchen zu Tod und Sterben betreffenden Fragen gelten. Jüngst ist ein Spezialheft der Zeitschrift »The Gerontologist« als Zusammenfassung einer Fachtagung zum Sterben im Alter in den USA erschienen.

Buckwalter, K. C. (2002): End-of-life-Research: Focus on older Populations, Vol. 42, Special Issue 3, The Gerontologist.

Kanada

Der Kanadische Arzt Balfour M. Mount gilt seit 1974 als der Namensgeber des Begriffs »palliative care«. Als er – von England mit seiner Hospizbegeisterung kommend – merkte, dass Französisch sprechende Kollegen dem Wort »Hospiz« nicht viel Positives abgewinnen konnten (im Französischen wurden so die »Siechenhäuser« für arme und alte Menschen bezeichnet), entschloss er sich zur neuen Namensgebung, die den positiven, gestaltenden Effekt der Hospizhaltung transportieren sollte. Als guter Ausgangspunkt in Kanada kann die Seite des Edmont Palliative Care Programmes unter: *www.palliative.org/pc_home. html* gelten. Vielleicht ist diese Präferenz für das Wort »palliativ« im Vergleich zu »Hospiz« auch in der Schweiz Grund für die Benennung von hospizlichen Aktivitäten als »Palliativbewegung« – dazu mehr im Interview des folgenden Kapitels (S. 214ff.). Die Anregungen aus dem kanadischen System der Qualitätsentwicklung in Altenheimen wurden in folgendem Buch der deutschen Fachöffentlichkeit bereits vor einigen Jahren als Impuls weitergeleitet:

Hoffmann, A. T.; Klie, T. (1999): Qualitätsmanagement in Einrichtungen der Langzeitpflege. Ein klientenorientierter Ansatz aus Kanada. Köln.

Großbritannien

Im Mutterland der modernen Hospizbewegung hat nicht nur die palliative Medizin und Pflege einen hohen Qualitätsstandard, sondern es bestehen auch langjährige Erfahrungen in der interdisziplinären Teamarbeit – ein Grund, warum Hospizsozialarbeit hier auch ein Thema ist.

Reese, D. J. (1997): Psychosocial and spiritual care in hospice: Difference between nursing, social work and clergy. Hospice Journal 12 (1): 29-41.

Sheldon, F. M. (2000): Dimensions of the role of the social worker in palliative care. Palliative Medicine 14 (6): 491-498.

Gleichzeitig hat sich auch die Akademisierung der Pflege auf
das Selbstbewusstsein dieses Berufsstands übetragen, der mit
den »geriatric nurses« gut ausgebildete Altenpflegekräfte be-
sitzt. Andererseits nimmt insbesondere in den privaten Heimen die Zahl der weniger gut ausgebildeten angelernten Hilfskräfte, der sogenannten »care assistants«, zu. Das staatliche
Gesundheitssystem Englands führt dazu, dass aus Kostengrün-
den öffentliche Angebote eher auf das Notwendige reduziert
werden (z. T. mit dramatischen Folgen für ältere Menschen)
und viele Leistungen nur durch private Träger erhältlich sind.
Neue, für ganz Großbritannien verbindliche, sehr detaillierte
staatliche Qualitätsnormen für Alten- und Pflegeheime (»national required standards for residential and nursing homes for
older people«), die in der Öffentlichkeit derzeitig heftig diskutiert werden, sollen demnächst in Kraft treten und die bis dahin aktuellen, eher globalen Qualitätskonzepte wie das auch
bei uns bekannte »homes are for living in« (vgl. Harris et al.
1995) ablösen.

Harris, R.; Klie, T.; Ramin, E. (1995): Heime zum Leben.
Wege zur bewohnerorientierten Qualitätssicherung. Hannover.

Hospizliche Versorgung wird in den zahlreichen stationären
Hospizen und speziellen ambulanten Diensten insbesondere
für Krebskranke (und inzwischen auch für Aidspatienten) zu
Hause (Macmillan-Nurses) – unter Einbeziehung vieler freiwilliger Helfer – flächendeckend angeboten (*www.hospiceinfor-
mation.co.uk*, weltweiter Hospizinfodienst des St. Christopher's
Hospice in London). Die Einbeziehung demenzkranker Menschen in Hospizversorgung wird zwar gefordert (vgl. ein erst-
maliger Vortrag zur Palliativmedizin bei der Tagung der englischen Alzheimer-Gesellschaft 2002 durch M. Neal), ist aber
noch in der Diskussion. Jüngste, eigene Hospitationserfahrun-
gen in England ergaben, dass die gut etablierte »Hospizszene«
mit ausgebildeten Palliative-Care-Experten nur zögernd ihr
gutes Image mit den weniger angesehenen Altenheimen verbinden möchte. Sicher spielen auch die derzeit immer noch gut
fließenden Spenden und das Freiwilligenengagement hierbei

eine Rolle, für die man im Hospiz Konkurrenz durch eine Verwässerung des Gedankens im Heim fürchtet.

Um das bisherige Finanzierungssystem der schon sehr ausgelasteten Hospizversorgung nicht zu gefährden (wie in Deutschland werden diese auch von Spenden finanziert, oft zu über 50 Prozent der Kosten!), werden Unterschiede hervorgehoben:

– *General Palliative Care* als allgemeine palliative (hospizliche) Haltung (als schmerzlindernde Versorgung statt kurativer, aktivierender Medizin und Pflege) wird zwar überall als wichtige Fortbildung der in Alteneinrichtungen Tätigen gefordert.

– Der Stellenwert von *Specialist Palliative Care* – spezialisierter Palliativversorgung (und damit z. B. die Übernahme in ein Hospizprogramm) wird für kompliziertere Schmerzprobleme jedoch insbesondere bei Demenzpatientengruppen noch angezweifelt, vor allem wenn keine staatliche Mitfinanzierung folgt.

Insbesondere an einigen nordenglischen und schottischen Universitäten haben sich Arbeitsgruppen gebildet, die den Stellenwert palliativer Versorgung auch und besonders im Alter und bei dementiellen Erkrankungen in Forschung und Praxis beleuchten. Die Studie von McCarthy zeigt im Vergleich von Krebs- und Demenzpatienten ähnliche Schmerzsymptome im Endzustand, nur dass sie bei Demenz länger dauern – ein wichtiges Argument für die spezielle Palliativversorgung Demenzkranker.

McCarthy, M.; Addington-Hall, J.; Altmann, D. (1997): The experience of dying with dementia: a retrospective study. International J. Geriatr. Psychiatry 12: 404-409.

Field, D.; Addington-Hall, J. (1999): ›Extending palliative care to all?‹ Social Science and Medicine 48: 1271-1280.

Hockley, J.; Clark, D. (2003): Palliative Care for Older People in Care Homes. Buckingham.

Seymour, J.; Hanson, E. (2001): Palliative care and older people. In: Nolan, M; Davies, S.; Grant, G. (Hg.), Working with Older People and their Families. Buckingham, S. 99-120.

Sidell, M.; Samson Katz, J.; Komaromy, C. (2000): The case for palliative care in residential and nursing homes. In: Dickensen, D.; Johnson, M.; Samson Katz, J. (Hg.), Death, Dying and Bereavement. London, S. 107-121.

▨ Österreich

In Österreich hat sich die Hospizbewegung erst spät entwickelt. Heute gibt es jedoch einen österreichischen Dachverband (*www.hospiz.at*), der personell eng mit den Dozenten des universitären Instituts IFF/Wien (Institut für Interdisziplinäre Forschung und Fortbildung der Universität Wien et al.) verbunden ist. Durch die hauptamtlichen Strukturen des universitären Instituts *(www.univie.ac.at/iffpallorg)* unter der Leitung des Theologen Andreas Heller und seine Vorreiterrolle in der akademischen Ausbildung wurden bereits früh umfangreiche internationale Kontakte zu deutschsprachigen Experten verschiedener Disziplinen als Dozenten geknüpft und durch Fachtagungen die Vernetzung untereinander intensiviert. Das Programm des Instituts kann gleichzeitig als »Newsletter« europäischer Hospiz- und Palliativarbeit gesehen werden, dort ist auch ein Überblick der nationalen Entwicklung nachzulesen unter:

Höfler, E. (2001): Die Geschichte der Hospizbewegung in Österreich. Zukunft braucht Vergangenheit. Kursbuch Palliative Care 2: 2000/1.

Durch die Verbindung zur Diakonie in Düsseldorf, mit der in mehrjähriger, groß angelegter Qualitätsoffensive eine »Organisationskultur des Sterbens« entwickelt wurde, machte sich das IFF auch in Deutschland einen Namen und wird seitdem immer wieder auch von deutschen Trägern mit der Implementation hospizlicher und palliativer Strukturen in Institutionen sowie Praxisforschung und Fachtagungsorganisationen beauftragt.

Die jüngste Einbeziehung palliativer Geriatrie durch die langjährige Arbeit von M. Kojer und ihren Mitarbeiterinnen

mit demenzkranken Menschen am Geriatriezentrum Wienerwald machen die österreichische Hospiz- und Palliativeinrichtungen zu wichtigen Partnern eines deutschsprachigen Kom-
petenzteams für die palliative Arbeit auch mit alten Menschen.
Inzwischen gibt es zahlreiche Veröffentlichungen von Mitarbeitern des Instituts, die die Palette hospizlicher Arbeit in Österreich und Europa bereichern:

Heller, A.; Heimerl, K.; Husebø, S. (Hg.) (2000): Wenn
nichts mehr zu machen ist, ist noch viel zu tun. Wie alte Menschen würdig sterben können. Freiburg.

Heimerl, K.; Heller, A. (2001): Eine Vision in kleinen Schritten. Aus Modellen der Hospiz- und Palliativbetreuung lernen.
Freiburg.

Pleschberger, S.; Heimerl, K.; Wild, M. (Hg.) (2002): Palliativpflege. Wien.

Kojer, M. (Hg.) (2002): Alt, krank und verwirrt. Einführung
in die Praxis der Palliativen Geriatrie. Freiburg.

Norwegen

In der Diskussion zur palliativen Geriatrie im deutschsprachigen Raum stößt man immer wieder auf das norwegische Medi-
zinerpaar B. Sandgathe-Husebø und S. Husebø, die in einem
Rotkreuz-Krankenhaus in Bergen arbeiten und dort seit 1998
ein Modellprojekt »Hospiz und Palliativmedizin für alte Menschen« begleiten. Durch die Kontakte mit dem Lehrstuhl für
Palliativmedizin in Köln von E. Klaschik und als Dozenten des
österreichischen IFF sind sie nicht nur auf Tagungen, sondern
auch in der Fortbildung vielen Studierenden der Palliative-Ca-
re-Kurse bekannt. Hier eine Veröffentlichung zur palliativen
Geriatrie:

Sandgathe-Husebø, B. (2000): Palliativmedizin in der Geriatrie – Wie alte, schwer kranke Menschen leben und sterben. In:
Husebø, S.; Klaschik, E., Sandgathe-Husebø, B., Palliativmedizin. Praktische Einführung in Schmerztherapie, Ethik und
Kommunikation. Heidelberg, S. 335-359.

▨ Die Schweizer Variante – Ein Interview

In der Planung dieses Buchs hatten wir als deutschschweizerisches Autorenteam angesichts unserer zahlreichen fachlichen Berührungspunkte und immer wieder festgestellten gemeinsamen »palliativen Haltung« die naive Vorstellung, ein sprachlich »neutrales« Buch schreiben zu können, das deutsche und schweizerische Begrifflichkeiten möglichst kompatibel verwendet und allfällige Unterschiedlichkeiten in der Versorgungslandschaft der beiden Länder jeweils kurz erläutert. Bald merkten wir, dass eine solche konsequente »Zweisprachigkeit« unter Berücksichtigung struktureller und historischer Eigenheiten die Leser in beiden Ländern überfordern würde und von unserem eigentlichen Anliegen – dem Blick auf den Umgang mit Tod und Sterben im Pflegeheim – ablenkt. Wir sind also im Text primär von der deutschen Versorgungslandschaft und ihren Rahmenbedingungen ausgegangen und haben die Schweizer Anteile schwerpunktmäßig in den fachlichen Akzenten der Palliativmedizin und -pflege sowie den Umgang mit dementen Bewohnern einfließen lassen. Dennoch wollten wir einige Schweizer Besonderheiten nicht in die Darstellung der Verhältnisse in anderen Ländern einreihen, sondern ihnen in Form eines Interviews Raum geben, das die deutsche Autorin (KW) mit dem Schweizer Koautor (RK) geführt hat.

KW: *Bei der Beschreibung der Heimlandschaft haben wir uns hauptsächlich auf deutsche Verhältnisse konzentriert, als wir von Einrichtungsformen, Finanzierung, dem Altenpflegeberuf und der Qualitätskontrolle sprachen. Wo gibt gibt es da aus deiner Sicht in der Schweiz andere Akzente?*
RK: Die stationären Versorgungseinrichtungen für alte Menschen sind in der Schweiz je nach Kanton und Bevölkerungsdichte sehr unterschiedlich. Die meisten Gemeinden betreiben ein eigenes Altenheim mit Plätzen für 50 bis 100 Bewohner. In den letzten Jahren wurden in vielen der Heime Pflegeabteilungen eingerichtet, um den Bewohnern einen nochmaligen Umzug in ein Pflegeheim zu ersparen. Die ärztliche Betreuung die-

ser pflegebedürftigen Bewohner erfolgt in der Regel durch die bisherigen Hausärzte, die jedoch meist nur eine geringe Ausbildung in Geriatrie und noch weniger in Palliativmedizin haben. Die Zunahme der Demenzerkrankungen bei gleichzeitigem Fehlen baulicher und fachspezifischer Voraussetzungen für eine angemessenen Versorgung führt in den Heimen immer wieder zu Überforderungssituationen der dort Beschäftigten. Daneben gibt es – vor allem in den Städten – große Pflegeheime, welche von vollamtlichen Heimärzten betreut werden. In diesen Institutionen gibt es häufig spezielle Versorgungseinheiten für Demenzpatienten mit entsprechend geschultem Personal.

Die Finanzierung des Heimaufenthalts erfolgt bei uns durch einen nicht kostendeckenden, von der Pflegebedürftigkeit abhängigen Pauschalbetrag durch die Krankenkassen. Der Bewohner muss pro Tag zusätzlich einen Betrag von 150 bis 200 Franken selbst aufbringen. Sind seine eigenen Mittel ausgeschöpft, werden diese Kosten durch Ergänzungsleistungen der Sozialversicherung übernommen, in den öffentlichen Heimen resultiert trotzdem ein beträchtlicher Fehlbetrag, der durch die Stadt oder Gemeinde übernommen werden muss. Die Angehörigen werden weniger als in Deutschland zur Finanzierung herangezogen. Private Heime müssen auf öffentliche Unterstützung verzichten und deshalb bei der Anstellungen von qualifiziertem Personal sparen.

Die berufliche Qualifikation der Pflegenden scheint mir im Schnitt bei uns höher zu liegen als in Deutschland. Die Pflege alter Menschen im Heim wird vor allem durch diplomierte Krankenpflegekräfte mit dreijähriger Ausbildung und dem Schwergewicht »Langzeitpflege« übernommen, unterstützt von »Pflegeassistentinnen«, welche eine einjährige Ausbildung absolviert haben. Ohne solche zusätzlichen Hilfskräfte geht es auch bei uns nicht.

Offizielle Qualitätskontrollen von staatlicher Seite oder von Kostenträgern existieren in der Schweizer Langzeitpflege noch nicht. Dies liegt einerseits daran, dass sie in den Kantonen sehr dezentral organisiert sind, andererseits konnte man sich bis heute nicht auf ein einheitliches Qualitätsmanagementsystem für die ganze Schweiz einigen. Der Stand der Qualitätsentwicklung in den Heimen ist deshalb sehr unterschiedlich und hängt in erster Linie von der Eigeninitiative der Heimleitungen ab.

KW: *Du bezeichnest dich als »palliativen Geriater« und arbeitest am Spital Limmattal in Schlieren als Leiter der dortigen Langzeitpflege-Einrichtung für alte Menschen. Was hat sich seit Beginn deiner Arbeit vor fünf Jahren in dieser Einrichtung verändert und entwickelt? Welche Perspektiven sind euch wichtig?*
RK: Die Bezeichnung »palliativer Geriater« habe ich eher bei euch in Deutschland erhalten. Ich bin eigentlich der Meinung, dass jeder Geriater nebst dem Aspekt der Rehabilitation die Anliegen der palliativen Medizin vertreten sollte, da das Sterben und die Sterbebegleitung ein zentraler Teil geriatrischer Praxis sind. In unserem Spital gibt es einen Akutbereich mit verschiedenen Spezialabteilungen eines Krankenhauses sowie einen angegliederten Langzeitbereich, das Pflegezentrum, in dem vor allem ältere, chronisch kranke und psychisch veränderte Menschen leben, die zu Hause nicht mehr versorgt werden können. Ich bin der leitende Arzt dieser Langzeitabteilung. Meist werden Patienten aus dem Akutspital zu uns verlegt, welche nicht mehr in ihre bisherige Wohnsituation zurückkehren können. Ein Teil unserer Bewohner kommt direkt auf Zuweisung des Hausarztes zu uns, vor allem Demenzkranke.

Vor meinem Eintritt hier vor fünf Jahren wurde die ärztliche Versorgung durch Mediziner des Akutspitals gewährleistet. Dadurch standen zunächst Diagnosen und akutmedizinische Behandlungen im Vordergrund. Viele der sterbenden Patienten wurden noch ins Akutspital verlegt und dort mit Infusionen versorgt. Palliativmedizinische Grundsätze wurden kaum berücksichtigt. Zusammen mit erfahrenen Pflegefachfrauen haben wir ein monatliches interdisziplinäres Fortbildungsforum gegründet (das sogenannte »Geronto-Forum«), in dem wir Inhalte wie zum Beispiel »Schmerzerfassung und -therapie«, »Schmerzen bei Demenzkranken«, »Umgang mit Sterben und Tod« bearbeitet haben. Daraus sind inzwischen erste Pflegestandards entstanden, welche für alle Pflegeteams verpflichtend sind. Zusätzlich besuchten zwei Pflegende den interdisziplinären Grundkurs in »palliative-care« der Krebsliga Schweiz, in dem sie als Projektarbeit einen Leitfaden in palliativer Pflege für unser Haus erarbeiteten.

Verlegungen ins Akutspital erfolgen nun nur noch, wenn dies zur Erhaltung der Lebensqualität des Bewohners notwendig ist, zum Beispiel bei Schenkelhals-Frakturen. Sterbende Patienten werden von ihren Bezugspflegepersonen bis zuletzt begleitet auf ihrer Abteilung. Verstorbene bleiben noch bis zu einem Tag auf der Abteilung, damit Angehörige und Mitbewohner Abschied nehmen können. Jede Station gestaltet individuell ihre Abschiedsrituale.

Da wir immer häufiger terminale Krebspatienten vom Akutspital übernehmen, haben wir auf einer Station eine eigentliche Palliativ-Pflege-Einheit aufgebaut. Speziell ausgebildetes Pflegepersonal steht uns zur Verfügung und wir konnten ein intersiziplinäres Betreuungskonzept realisieren. Diese Abteilung wurde auch über die Landesgrenzen bekannt durch den Dokumentarfilm von Marianne Pletscher »Besser sterben – was man alles darf, wenn man nichts mehr kann« (bei *www.sfdrs-shop.ch: Informationen, Dokumentarfilme*).

KW: *Wenn du an das Thema »Sterben in Schweizer Pflegeheimen« und die Entwicklung von Abschiedskultur denkst, was macht dir da Sorgen, was macht dir Mut?*
RK: Sorgen macht mir die finanzielle Situation in der Gesundheitslandschaft. Vielen Politikern und Kassenfunktionären ist noch zu wenig bewusst, dass menschenwürdiges Sterben in Einrichtungen nicht nebenbei, »einfach so« geschehen kann, sondern hierzu eine fachkompetente Begleitung notwendig ist.

Die anfängliche Sorge von vor vier Jahren, der Stadtratsbeschluss von Zürich, Sterbehilfeorganisationen die Türen der Heime zu öffnen, löse eine verheerende Wirkung aus, bestätigte sich zum Glück nicht. Im Gegenteil – durch die Diskussion um die Sterbehilfe in der Öffentlichkeit und auch den Heimen hat sich ein enormer Bedarf an Weiterbildung zum Thema palliative Betreuung alter Menschen ergeben. Berufsverbände der

Pflegenden und viele Heime organisieren Weiterbildungsveranstaltungen, befassen sich mit Abschiedskultur in der Einrichtung und erarbeiten eigene Pflegestandards zur palliativen
Pflege. Die Schmerzerfassung und Schmerzbehandlung von
Demenzpatienten wird zu einem zentralen Anliegen, da über
die Hälfte der Bewohner unserer Heime an Demenzerkrankungen leiden. Die Verbreitung der hierzu notwendigen speziellen
Schmerzerfassungssysteme wie Doloplus und ECPA (siehe Anhang) hat stark zugenommen und ist bei uns weiter als bei
euch, wie ich bei meinen Vorträgen in Deutschland in letzter
Zeit feststellen konnte.

KW: *Ich habe gesehen, dass es in der Schweiz nur wenige Hospizinitiativen mit Freiwilligen gibt und auch keine Dachorganisation der Hospizbewegung. Auf der anderen Seite besteht eine gut
vernetzte Gesellschaft für palliative Medizin, Pflege und Begleitung, deren Vizepräsident du bist – wie passt das zusammen?*
RK: Schweizer kennen das Wort »Hospiz« entweder von Gast-
häusern auf Alpenpässen oder vor allem im französischspra-
chigen Raum von durch kirchliche Orden geführten Krankenhäusern, die Hospize heißen. Unter diesem Begriff versteht
man also eher ein Gebäude. Es gibt auch einige durch Privatini-
tiative gegründete Häuser mit Palliative-Care-Einheiten, die
sich Hospiz nennen. Im ambulanten Bereich existiert das Wort
etwa im Tessin, wo ein professioneller, ambulanter Palliativ-Be-
treuungsdienst unter diesem Namen als »Hospice Lugano« arbeitet. Eine besondere Belastung erfuhr der Hospizbegriff dadurch, dass die Sterbehilfeorganisation EXIT ein Hospiz-Haus
gründete, das sich aber als reine Institution für aktive Sterbehilfe verstand. Dieses Projekt ist inzwischen gescheitert.

Regional gibt es sehr viele Organisationen von Freiwilligen,
welche vor allem bei der Pflege von Sterbenden zu Hause Unterstützung anbieten. Die meisten dieser Initiativen laufen unter dem Namen »Vereinigung zur Begleitung Schwerkranker«.
Es wird wohl noch einige Zeit dauern, bis das internationale
Wort »Hospiz« bei uns als Begriff für eine Haltung und nicht
nur für ein Haus verstanden wird. Dazu muss man noch sagen,

dass in der Schweiz die Palliativbewegung vor allem von Fach-
personen des Gesundheitswesens als Protest gegen eine einsei-
tig medizintechnische Sicht ausging und freiwillige Helfer anfangs eher keine große Rolle spielten. Unsere Fachgesellschaft
SGPMP (Schweizerische Gesellschaft für Palliative Medizin,
Pflege und Begleitung) hat jedoch erkannt, dass sie sich öffnen
muss und dass auch Freiwilligenorganisationen bei uns als Mitglieder vertreten sein müssen, um den Hospizgedanken auch in
der Schweiz kosequent weiterzuentwickeln.

KW: *Wenn sich jemand in der Schweiz zur palliativen Versorgung
und Hospiz-Arbeit informieren oder sich fortbilden will, wo findet er Kontakte?*
RK: Die Schweizerische Gesellschaft für Palliative Medizin,
Pflege und Begleitung (SGPMP) bietet auf ihrer Homepage
(*www.palliative.ch*) nebst vielen Adressen und hilfreichen Links
auch ihre Grundsatz-Schriften zum Herunterladen an, zum
Beispiel zu Ausbildungsrichtlinien, Qualitätsstandards, Positi-
onspapier zur Euthanasie. Die Krebsliga Schweiz stellt unter
www.schmerz.ch viele Adressen und Links von Fachgesellschaften nicht nur in der Schweiz, sondern aus ganz Europa zur Verfügung (deutsch, französisch, italienisch und englisch). Sie bietet Kurse in Palliative Care an, bei ihr können auch Unterlagen
zur Schmerzerfassung und -therapie bestellt werden. Im Schmerz-
forum ist es möglich, Fragen der Schmerztherapie mit Fachleuten zu diskutieren. Weitere Kursangebote finden sich bei der
Schweizer Krebsliga unter *www.swisscancer.ch* und auch für
freiwillige Hospizhelfer gelegentlich unter der Seite der Paulus-
akademie *www.paulus-akademie.ch*. Die Seite *www.ahora.ch*
liefert viele nützliche Hinweise rund um das Thema Sterben,
Tod und Trauer und enthält Links zu Hospizen und hilfreichen
Vereinigungen.

KW: *Welche Akzente aus der deutschen Palliativ- und Hospiz-
Landschaft würdest du dir für die künftigen Entwicklungen in der
Schweiz wünschen?*
RK: Mich beeindruckt die Breite und Unterstützung der Hos-

pizbewegung in Deutschland. Durch den landes- und bundes-
weiten Zusammenschluss der Hospizinitiativen werden diese
vermehrt beachtet und ernst genommen und so immer mehr
auch zum Ansprechpartner für Politiker. Ich wünsche mir, dass
auch in unserem Land ein Zusammenschluss der bestehenden
freiwilligen Hospizdienste entsteht, welcher sich auch um die
Qualität und Vernetzung der Dienste kümmert. Ich bin auch
beeindruckt, dass »Abschiedskultur« und »in Würde sterben«
wiederholt auf gerontologischen Kongressen zum Thema gemacht wurde und die speziellen Bedürfnisse sterbender Demenzpatienten thematisiert wurden.

RK an KW: *Nun möchte ich aber umgekehrt dir zum Schluss die
Frage stellen: Welche Schweizer Entwicklungen könnten aus deiner Sicht für Deutschland interessante Denkanstöße sein?*
Wie du an der Zahl deiner Einladungen nach Deutschland ab-
lesen kannst, ist das Thema Schmerzen und Palliativversorgung
bei dementen Menschen bei uns noch nicht hoch entwickelt
und muss unbedingt vertieft werden in Praxis und Forschung.
    Eure Fachgesellschaft SGPMP, in der alle Berufsgruppen zur
Versorgung Schwerstkranker zusammengefasst sind mit einer
gemeinsamen Fachzeitschrift »palliative-ch«, ist für mich ein
Mut machendes Beispiel gelebter gleichberechtigter Interdisziplinarität am Sterbebett. Wir haben zwar eine Bundesarbeitsgemeinschaft Hospiz, in der eigentlich vom Namen her alle
vereint sind, daneben gibt es aber auch eigene Fachverbände
für Berufsgruppen, zum Beispiel der Palliativmedizin, mit eigenen Publikationen. Ob dies letztlich dem Hospizgedanken
nützt oder Konkurrenz macht und was das für das Engagement
der Freiwilligen bedeutet, wird man sehen. Im Ausbildungsbe-
reich, der angesichts der zahlreichen Palliativangebote immer
schwerer zu überblicken ist, fehlte uns lange ein universitäres
Palliative-Care-Angebot, wie es in Österreich existiert. Jetzt
gibt es ein Kontaktstudium »palliative care« und der Evangelischen Fachhochschule in Freiburg (siehe Anhang), das in Wien
zum Master-Abschluss fortgesetzt werden kann.
    Was die Pflege- und Heimlandschaft angeht, sehe ich viele

Parallelen. Mein Eindruck ist, dass insgesamt – auch seit dem
Abschluss des nationalen Forschungsprojekts – das Thema Alter in der Schweiz eher optimistisch und nicht nur als demographische »Last« gesehen wird wie zum Teil in Deutschland.
Auch eure Kirchen scheinen sich zunehmend des Themas Alter,
der Heimseelsorge sowie Palliative Care in Weiterbildungen für
ihre Mitarbeiter anzunehmen – und das zu einem Zeitpunkt,
da in Deutschland Abteilungen für Altenseelsorge abgebaut
und kirchliche Bildungseinrichtungen heruntergefahren werden – eine gefährliche Entwicklung angesichts des großen Be-
darfs an spirituellen Sinnfragen im gerontologischen Bereich.
Da erhoffe ich mir frischen Schwung und neue Sichtweisen von
unseren ländergrenzenübergreifenden Kontakten.

Alles nur eine Frage des Geldes?

Killerargumente erkennen und Blockaden lösen

Die zwei häufigsten Argumente, die gegen die Akzeptanz des
Netzwerks Abschiedskultur vorgebracht werden, sind: »Dafür haben wir keine Zeit!«, oder: »Wer soll das bezahlen?«. Es kann ein
Weg sein, eine solche Antwort an den Fragenden zurückzugeben
und zu sagen: »Wenn Sie ausreichend Geld hätten, was würden
sie denn dann zuerst in Ihrer Einrichtung verändern?«. Es gilt,
die Blockaden zu lösen, die bereits durch solche Killerargumen-
te wie Geld-, Zeit- oder Personalnot die Kreativität von Mitarbeitern im Keim ersticken. Gerade deshalb ist es auch so span-
nend, das »leere Raster« in Tabelle 2 bei einem Kurzvortrag zum
Netzwerk Abschiedskultur zu einem Brainstorming von zehn Minuten zu nutzen. Die Teilnehmer werden dazu entweder in Paa-
ren oder Kleingruppen den Rollen einzelner Akteure aus dem
Netzwerk zugewiesen (z. B.: »Sie sind die Seelsorger und Sie die
Ärzte, Sie die Bestatter« usw.) oder können sich dazu melden
und werden dann aufgefordert jeweils zu überlegen, welche Angebote und Anfragen sie in der Einrichtung vom Heimeinzug

bis zu der Verabschiedung des Verstorbenen machen oder erwarten könnten. Es ist interessant zu sehen, dass manche Rollen
bei diesem »Spiel« sehr ungern übernommen oder gewählt werden und unterschiedlich überraschend sind. So möchte meist
keiner der Bestatter sein, während die Rolle der Hauswirtschaft
erfahrungsgemäß besonders viele innovative Ideen produziert.

In der Qualitätsentwicklung entspricht dieses Vorgehen der
Haltung des »Warum nicht?« und erlaubt damit, sich – zunächst spielerisch – auf neuen Ideen einzulassen.

Auch eine erste Bestandsaufnahme des Ist-Zustands der eigenen Einrichtung anhand des leeren Rasters – nur vorgestellt,
nicht mit einer konkreten Befragung – ist eine Möglichkeit,
eingefahrene Wahrnehmungen und Denkmuster zu verändern.
Meist wird schon bei einer solchen Analyse deutlich, dass mehr
in der Einrichtung geschieht als gedacht, was unter der Über-
schrift »Abschiedskultur« eingeordnet werden könnte. Hier
sind wir dann auch schon auf dem Weg, nicht nur Unzufriedenheit zu äußern, sondern bereits Schritte in Richtung auf
unser gewünschtes Ziel zu identifizieren – etwas, das Mut
macht, den Anfang zu wagen, da man weiß, dass man nicht bei
Null anfängt, sondern dass bereits »investiert« worden ist.

▓ *Kleine Veränderungen mit großer Wirkung*

Vieles, was zur Abschiedskultur zählt, kostet nicht unbedingt
Geld. Eine Grundregel des Qualitätsmanagements sagt, dass
man bei Qualitätsoffensiven zunächst diejenigen Veränderungen vornehmen soll, die im Verhältnis zu ihrem Aufwand den
größten Effekt haben. Daher ist es sinnvoll, bei der Etablierung
der Abschiedskultur als systematischem Organisationsentwicklungsprozess oder auch als Einzelkämpfer mit Verbündeten
nicht mit der Sterbebegleitung im engeren Sinn, sondern eher
mit den Abschiedsritualen zu beginnen. Hier können Stärken
der Einrichtung, die nicht personalintensiv sind und eine große Symbolwirkung haben, entdeckt werden. Da diese Verab-
schiedungsfragen auch eher das »Kür-« als das »Pflichtpro-

gramm« der Pflegenden darstellen, ist es so einfacher, ohne Schuldgefühle nach *kostenneutralen Verbündeten* zu suchen und auch freiwillige Helfer anzusprechen – etwas, was in der Netzwerkphilosophie ohnehin wichtig ist. Selbstverständlich sind anschließende Maßnahmen wie die Entwicklung von palliativen Pflegeschritten (bis hin zur Frage von »Standards«) oder Handreichungen für Angehörige und vor allem die Frage der Geamtkoordination der Organisationsentwicklungsaspekte eines Abschiedskulturkonzepts dann wieder Fragen des Zeitbudgets professioneller Helfer. Hier gilt es, Vorarbeiten und Anregungen Externer aufzugreifen und das Rad nicht immer neu zu erfinden – auch dies ist ein Ziel unseres Buches. Die einmal gemachten Investitionen sind zwar kurzfristig ein Mehraufwand, der langfristige personelle und arbeitstechnische Gewinn kann sich aber auch finanziell auszahlen.

▨ Abschiedskultur und Demenzbetreuung – anders pflegen, nicht mehr pflegen

Zwischen den neuen Betreuungsmethoden zur Demenz und der Abschiedskultur gibt es viele Parallelen, was sicher damit zu tun hat, dass beide sich aus »Normalisierungstendenzen« einer ehemals als schwierig ausgegliederten oder abgelehnten Betreuungsaufgabe entwickelt haben und eher auf den Umlernprozess des Umfelds als auf ein Training der unmittelbar Betroffenen abzielen. Gleichzeitig hat sich mit dem Konzept der personenzentrierten Demenzpflege zunehmend eine Haltung etabliert, die die seelisch »heilen« Anteile im Kranken ebenso aufspürt und respektiert wie dies die Hospizbewegung tut. Nicht jeder der gerontopsychiatrisch anspruchsvollen Kommunikationswege muss zeitintensiver sein. Es braucht nicht *weniger* Zeit, einen Menschen lieblos zu waschen und zu füttern als ihn im Sinn der basalen Stimulation zu versorgen oder validierend bei der Nahrungsaufnahme zu unterstützen. Man muss alles nicht länger, sondern *anders* tun.

Selbstverständlich müssen diese Haltungen erst in Fortbil-

dungen erworben und auch in Praxisbegleitungen laufend reflektiert werden. Dazu braucht man zeitliche Kapazitäten, und
die gibt es nicht umsonst. Deshalb wäre es unredlich zu behaupten, dass man Abschiedskultur in einer Einrichtung und
vor allem die langfristige Etablierung und Weiterentwicklung
einer Abschiedskultur zum Nulltarif haben könnte. Letztlich
sparen diese Haltungen jedoch auch Zeit und vor allem Ener-
gie, da sie nach einer gewissen Einübung erlauben, vieles emotional energiesparender (bezüglich eigener Ressourcen und Auffangen von Frustrationen des Umfelds) zu handhaben als vor
Einführung der Abschiedskultur. Manche »technisch-pflegeri-
schen« Aufgaben sind vielleicht oft auch nur eine Möglichkeit,
sich zu »verstecken«, sich nicht dem Gespräch oder den emotionalen Anfragen zu stellen. Die Energiebilanz in der Abschiedskultur ist ausgeglichen, da lediglich die vorherige Verdrängungsenergie nun in Gestaltungsenergie umgewandelt wird.

■ Kosten einsparen und Mittel anders einsetzen

Sowohl die Hospizidee als auch die internationalen palliativen
Versorgungskonzepte und die Diskussion zur Sterbehilfe, die
neuen Methoden der Demenzbetreuung sowie die weltweiten
Qualitätsdiskussionen, Modellprojekte und Praxisanregungen
aus Alteneinrichtungen machen Mut, andere Akzente der Versorgungslandschaft zu setzen. Sie alle versprechen nicht weniger Ausgaben bei steigenden Altenzahlen – aber sie zeigen Wege, Gelder anders einzusetzen:
– Bei mehr Wahlmöglichkeiten sowohl im Rahmen teilstationärer als auch ambulanter Wohn- und Versorgungsmöglichkeiten könnten Personalmittel anders eingesetzt werden, das
  Umfeld (auch Nachbarn, Freiwillige, jüngere Helfer) mehr
  eingebunden und so gleichzeitig die Eigenverantwortung älterer Menschen länger gefördert werden.
– Auch innerhalb eines stationären Versorgungssystems sind
  Wahlangebote sinnvoll. Nicht jeder Bettlägerige will vorgelesen bekommen, nicht allen ist die warme Fleischmahlzeit

am Tag wichtig, und auch grundpflegerische Angebote richten sich so gut wie nie nach dem Bedarf der Bewohner, sondern nach Pflegestandards. Es ist interessant, dass die Grund-
pflege nach Untersuchungen 41 Prozent der Arbeitszeit von
Pflegenden ausmacht, die Bewohner bei Befragung sie sich
aber nur zu 14 Prozent wünschen. Selbst wenn man den
Pflegenden hier die größere Kompetenz zugesteht – der Bewohner hätte vielleicht lieber eine singende Schwester als eine tägliche Dusche. Dies ist Bedürfnisorientierung, nicht
nur im Sterben!

– Medikamenteneinsatz ist ebenfalls ein Kostenfaktor, wobei
gleichermaßen in einigen Bereichen Unter-, in anderen Über-
dosierungen, also keine adäquate Versorgung stattfindet. Ein
angemessener Umgang kann bei Demenzkranken zur Ein-
sparung von Medikamentenkosten führen, etwas, was auch
bei der umfassenden palliativen Haltung mit psychosozialen
und spirituellen Aspekten der Schmerzlinderung plausibel
ist – wobei hier natürlich nicht an Schmerzmitteln gespart
werden kann.

– Dass behandlungspflegerische, palliative Maßnahmen im
Heim derzeit in Deutschland nicht extra vergütet werden
wie im ambulanten Bereich, ist zu überdenken. Eine Unter-
scheidung zwischen einer *allgemeinen hospizlichen Haltung*
als wichtiger, die Lebesqualität der Bewohner verbessernden
Haltung aller Akteure sowie die Frage nach *speziellen palliativen Maßnahmen* durch speziell geschulte Palliativkräfte für
besondere geriatrische und gerontopsychiatrische Krankheitsbilder ist für künftiges Handeln im Heim unverzichtbar.
Was sicher verändert werden muss, ist die Zahl der am Lebensende noch häufig stattfindenden Fehleinweisungen vom
Heim ins Krankenhaus. Jeder Tag auf einer Intensivstation
sowie jede Operation hat ihre Berechtigung, solange sie die
Lebensqualität des Bewohners – gleich, wie alt – erhöht.
Wenn aber leer stehende Krankenhausbetten am Wochenen-
de gefüllt werden sollen oder eher das Gewissen der Einrichtung beruhigt wird, vielleicht auch weil man – mangels Pflegeplanung mit Angehörigen – Angst vor Vorwürfen hat, dann

sind Kosten definitiv falsch eingesetzt. Gute Alteneinrichtungen, in denen die Ausbildung palliativ-kompetenter Mitarbeiter gefördert wird, können langfristig wichtige Investitionen auch zur Umverteilung von Kosten im gesamten
Gesundheitssystems sein.

— Die Anregung eines Rechts auf hospizliche Versorgung wie
  in den USA, zum Beispiel im letzten halben Jahr der Lebenserwartung – gleich, an welchem Ort der Kunde sie finanzie-
  ren möchte – ist trotz ihrer diagnostischen Probleme eine
  konsequente Fortsetzung der positiven Aspekte einer Kundenorientierung.

— Eine Vereinfachung der Verwaltungs- und Dokumentations-
  systeme könnte einiges an Zeit für die Bewohner zurück-
  bringen. Auch die Taizé-Gebetsstunde (vgl. S. 175) ist ein
  Beispiel, wie eine die Mitarbeiter und Bewohner gleichermaßen entspannende Aktivität andere Kraftquellen und Krisen-
  interventionen überflüssig macht und so mehr Zeit gemeinsam
  mit den Bewohnern zur Verfügung steht.

Im Qualitätsmanagement wird häufig die Frage gestellt, wel-
ches die Kosten nicht durchgeführter Qualität sind. Es wären
dies unmittelbar

— Nachlassen der Lebensqualität von Bewohnern und Ange-
  hörigen,
— Abnahme der Mitarbeiterzufriedenheit bei gleichzeitiger
  Zunahme ihrer Fluktuation;

und mittelbar, auf längere Sicht,
— Verschlechterung des Heimimages,
— Hinauszögerung des Heimeinzugs in Kombination mit vorzeitigen Wünschen nach Lebensbeendigung mangels Alter-
  nativen.

Inbesondere Letzteres ist ein nicht zu unterschätzender Punkt.
Orte, an denen man gut sterben kann, dort kann man meist
auch gut leben – der Ausbau von Abschiedskultur bedeutet eigentlich immer auch Verbesserung von Lebensqualität und

letztlich Lebenssättigung als Vorbedingung der Akzeptanz eigenen Sterbens.

Es geht bei Abschiedskultur nicht darum zu fragen, auf Kosten welcher anderen Maßnahmen sie in einer Einrichtung eingeführt wird. Dies wäre geradezu eine Perversion. Es ist zu fragen, ob Abschiedskultur tatsächlich das *Letzte* sein muss, was in einer Einrichtung verändert wird, und nicht vielmehr das *Nächste* – das Nächste und Nächstliegende deshalb, weil es Signalwirkung hat und durch dies In-den-Blick-Nehmen des Endes gleichzeitig der Druck von allen Beteiligten genommen wird, das Sterben zu verstecken.

Was schließlich einen unbestrittenen Kostenfaktor darstellt, ist die Einrichtung von Koordinationsstellen für ein *Netzwerk Abschiedskultur*. Doch hier – und das sind weitere Kosten des Nichthandelns – können die kurzfristige Investition und notwendige Anschubfinanzierung solcher Stellen durch Sondermittel nicht nur in Heimen, sondern im weiteren Gesundheitssystem langfristig Geld sparen – durch Vermeidung von Fehlentwicklungen und die Gewinnung neuer Ressourcen.

▨ Weiterführende Literatur zu Kostendämpfung und neuen Ressourcen für das *Netzwerk Abschiedskultur*

Kartosch, D. (1997): Qualität ist was der Kunde dafür hält. Altenpflege 8: 36-41. – Analyse der Diskrepanz zwischen Kundenwünschen von Bewohnern und Angeboten des Heims (mit Zahlen).

Klie, T.; Roloff, S. (1997): Hospiz und Marketing. Finanzierungsstrategien für soziale Initiativen am Beispiel der ambulanten Hospizarbeit. Freiburg, Forschungs- und Projektbericht 11 der Ev. Fachhochschule Freiburg. – Ein Versuch, die finanziellen Unterstützungsmöglichkeiten hospizlicher Arbeit im ambulanten Bereich unter anderem durch Kenntnisse des deutschen Sozialleistungsrechts zu verbessern – ein Denkanstoß für den stationären Bereich?

Munro, S. (Hg.) (1978): Musiktherapie bei Sterbenden. Stuttgart. – Musik in der Begleitung schwerstkranker, sterbender und demenzkranker Menschen wird zunehmend als wichtige Ressource für neue Projekte palliativer Arbeit entdeckt – hier sind Anknüpfungspunkte zu finden.

Piehl, A.; Ristok, B. (1998): Kosten senken – Erlöse steigern – in stationären Pflegeeinrichtungen. – Rechtliche Grundlagen der Kostenberechnung im

Heim mit konkreten Vorschlägen zur Kostensenkung und neuen Einnah-
mequellen.

Saatkamp, P.; Knebel, E. (2000): Rundum-Betreuung für dem Todesfall. Die
AWO-Hospizgenossenschaft. Praxis der Sozialen Arbeit, Nr. 11/2000, S.
422-427. – Der besondere Weg eines nichtkirchlichen Trägers, hospizliche
Aufgaben in Beratung und Begleitung durch ein genossenschaftliches Modell finanziell auf eigene Beine zu stellen.

Abschiedskultur als Euthanasieprophylaxe

Gutes Sterben – (k)ein Menschenrecht?

Ziel unserer Diskussion der Abschiedskultur ist, nicht nur das
Sterben im Heim zu verbessern, sondern ein grundsätzliches
Bewusstsein dafür zu schaffen, was eigentlich »gutes Sterben«
ausmacht – gleich, wo es geschieht. Gutes Sterben sehen wir
hierbei als ein Bürger- und Menschenrecht – und nicht das un-
wichtigste. Neben dem individuellen Anspruch auf Information und Kontrolle gehört dazu die Wahrung von Grundrechten
als Qualitätsmerkmal einer stationären Einrichtung. In dem
bekannten englischen Konzept der »Heime zum Leben« (vgl.
die deutsche Version von Harris, Klie u. Ramin 1995) werden
dazu Selbstbestimmung, Wahlfreiheit, Würde, Privatheit und
Geborgenheit genannt – nicht als mildtätiges Almosen eines
fürsorglichen Staates, sondern als expliziter Rechtsanspruch jedes Bürgers. Es ist interessant zu sehen, dass in der Stadt Zürich
jeder Einwohner vom Amt für Bestattungen als Ausführungsin-
stitution quasi als letztes Bürgerrecht eine entsprechend »würdige« Bestattung garantiert bekommt, gerade um nicht auch
noch im Sterben das Klassensystem des Lebens fortzusetzen.
Wie wäre es, dieses Recht auf eine angemessene Sterbebegleitung als Teil einer allgemein anerkannten Abschiedskultur aus-
zudehnen – wie vielen heimlichen, letzten Sorgen von Menschen könnten wir so begegnen? Unten stehend ein Text aus
einer Bilder- und Textsammlung des St. Josef-Stifts in Emsdetten, das in Zeilen verdichteter Sprache die Facette eines »guten

Sterbens in Geborgenheit« anspricht, die das »Geheimnis« der
Begegnung im Sterben ausmacht – eine wichtige Ergänzung zu
unserem oft notwendig sachlichen Text.

Wenn das Leben
mühsam wird,
weil die Kräfte nachlassen
und das Heute
immer wieder im Gestern versinkt,

und wenn die Sehnsucht größer wird,
der Weg möge ein Ende haben,
dann möchte ich an einem Ort leben,
an dem meine Verzagtheit und Unsicherheit
ihren Platz haben.

Einen Ort wünsche ich mir,
der mich geborgen hält,
ohne mich festzuhalten,
ausruhen und Kräfte sammeln kann,
für das letzte Wegstück.
(aus: Heitkönig-Wilp et al. 2001, So nah wurdest Du mir …
S. 19)

Bevor wir im Text unseres letzten Kapitels fortfahren, sei noch
einmal erwähnt, dass das, was wir in in unserem Buch zum Leben und Sterben im Pflegeheim ausgeführt haben, nur ein Teil
der vielen möglichen Facetten des Lebensendes darstellt. Es
war dies ein Teil, der aus unserer Sicht mit Blick auf die palliative Versorgung und hospizliche Begleitung alter Menschen bisher vernachlässigt und in seinen Gestaltungsmöglichkeiten auch
zur Suizidprävention zu wenig berücksichtigt wurde. Daneben
wird es immer Formen der Pflege Schwerstkranker – etwa bei
Schlaganfall oder Koma sowie Behinderungen – geben, bei denen weder Schmerzprobleme noch aktuelle Fragen der passiven Sterbehilfe anstehen und von daher die von uns aufgezeigten Sterbebegleitungshinweise nicht greifen. Welche Formen

einer Abschiedskultur in diesen Fällen lange vor dem biologischen Tod vom Umfeld gelebt und vom Kranken wahrgenommen und artikuliert werden können, ist Gegenstand der Literatur insbesondere über jüngere Komapatienten. Die wenigen
Menschen, die nach Jahren aus einem Koma erwachen, schildern eindrücklich, wie dankbar sie waren, nicht vorschnell auf-
gegeben und einfühlsam versorgt worden zu sein. An diesen
Schilderungen entzünden sich dann oft die Diskussionen zur
Sterbehilfe, auf die wir im Kapitel zum Thema Würde (S. 38ff.)
ausführlich eingegangen sind. Festzuhalten bleibt, dass die
Bandbreite der Lebensformen und Sterbeprozesse zeigt, dass
Sterben letztlich nicht planbar, sondern bestenfalls in Ansätzen
gestaltbar ist – das ist es, wozu wir mit unseren Gedanken zur
Abschiedskultur im Heim beitragen wollen.

Wer Abschiedskultur – insbesondere im Sterbeort Altenheim – überflüssig findet und sich darüber hinaus eher für
schnelle und preisgünstige Sterbealternativen nicht nur für alte, sondern für alle schwer kranken Menschen einsetzt, der
wird über kurz oder lang merken, dass er selbst bei einem Unfall oder einer Krankheit unter Rechtfertigungsdruck kommen
kann, wenn er für sich plötzlich alle Mittel eingesetzt haben
will. Welchen »Stellenwert« hat denn gerade *seine* Pflege und
Versorgung für die Gesellschaft? Wenn sich Kultur darin zeigt,
wie eine Gesellschaft mit den Schwächsten in ihren Reihen
umgeht, dann ist Abschiedskultur in Alteneinrichtungen ein
Thema für alle – ein gesellschaftspolitisches, für manche ein
christliches und für alle ein humanitäres. Neben Hospiz- und
Palliativorganisationen, Fachverbänden und Politik sind insbesondere die Kirchen als Hauptträger von Alten- und Kran-
keneinrichtungen in Deutschland ein wichtiger Ansprechpartner für Abschiedskultur. In diesem Zusammenhang ist es – bei
allen notwendigen Qualitätsdiskussionen – interessant zu lesen, dass sich kürzlich in der evangelischen Kirche Bayerns ein
»Bündnis 2008« gebildet hat, das gegen die zunehmende Ausrichtung der Kirche an martwirtschaftlichen Prinzipien der
Effizienz Stellung bezieht: »Am Kreuz wird das ineffiziente
Handeln Gottes sichtbar. Das Kreuz Jesu bietet keine Erfolgs-

story. Die Position der Kirche muss an der Seite der Opfer sein, nicht an der Seite der Gewinner. … Sind wir schon so stark verbunden mit den Institutionen des totalen Marktes, dass wir es nicht mehr wagen, so einer Entwicklung die Stirn zu bieten? Es geht darum, dass Kirche sich nicht ausgerechnet der Methoden der Ökonomie und des Managements bedienen muss, d. h. das Heil für die Welt sich nicht in Strukturdebatten, sondern in christlichen Botschaften als heilsame Perspektiven für gelingendes Leben eröffnen« (Rheinischer Merkur, Nr. 30 vom 25.7.2002, S. 17).

Abschiedskultur als öffentliche Aufgabe und intergenerative Chance

Früher war der Tod eine private, heute wird er eine öffentliche Herausforderung. Wenn das Sterben zunehmend im Alter, in Institutionen und in Phasen dementieller Erkrankung geschieht, dann muss es neben der individuellen Vorsorge für diejenigen, die nur noch eingeschränkt für sich sorgen können, auch als »Abschiedskultur« der Organisationen sowie in übergreifenden geundheitspolitischen Strukturen am Lebensende verankert sein. Die notwendigen Veränderungen hierzu in den Einrichtungen gilt es, zu einem Thema zu machen, das auch in einer breiten Öffentlichkeit diskutiert wird.

Seit Erscheinen der ersten Auflage dieses Buches im Jahr 2003 ist bereits einiges in dieser Richtung geschehen: Eine Fachtagung im Deutschen Zentrum für Altersfragen hat in ei nem Memorandum für Verantwortliche wichtige Handlungsleitlinien zum Sterben im Heim zusammengestellt, die deutschen Dachorganisationen der Hospiz- und Alzheimergruppen haben ihr gemeinsames Know-how zur Begleitung Demenzkranker im Sterben in einem Curriculum gebündelt, ein Film über das Leben und Sterben in einer Schweizer Langzeitpflegeeinrichtung erhielt 2003 den katholischen Medienpreis und der Vincentz Verlag (Hannover) schreibt den deutschen Altenpflegepreis 2004 zum Thema »Sterbebegleitung im Heim« aus – alles wichtige Schritte zu einer neuen Abschiedskultur, mitten im öffentlichen Leben.

Erstaunlicherweise ist in der Begegnung zwischen den Generationen, insbesondere im Miteinander der alten Großeltern- und ganz jungen Enkelgeneration, das Thema Tod oft weniger angstbesetzt als in der Elterngeneration. Hierzu eine uns berichtete Episode aus einem deutschen Altenheim:

8- und 9-jährige Schüler einer Arbeitsgemeinschaft ihrer Schule besuchten wöchentlich jeweils einzeln Bewohner des benachbarten Altenpflegeheims. Als die ersten Bewohner verstarben, durften die Schüler – mit Erlaubnis der Eltern – auch zur Beerdigung mitgehen. Als eine Schülerin zum Tod ihrer »Patenoma« einen Brief schrieb und diesen ins Grab warf, schlossen sich ihre Mitschüler bald dieser Idee an. Schließlich wurden die jeweiligen Briefe nicht mehr nur ins Grab geworfen, sondern vor dem Gang zum Friedhof im Heim vorgelesen. Die kindlichen Brieftexte zu Vorstellungen von Sterben, Tod und Jenseits gaben dem Vorfeld der Bestattung zum Teil eine beinahe heiter-komische Seite. Da wurde die verstorbene Oma Meier zum Beispiel im Brief gefragt, ob sie Oma Müller im Himmel wohl wiedersehen und wie sie sich auf Erden mit ihr über Fußballergebnisse unterhalten würde. Die neuesten Bundesliga-Ergebnisse waren hierfür beigegeben. Die besuchten alten Menschen spekulierten daraufhin häufig bereits zu Lebzeiten mit den sie besuchenden Kindern, was wohl in »ihrem Brief« dereinst stehen könnte. Die Heimmitarbeiter berichteten später beeindrukt von dieser durch die Kinder ermöglichten entspannten Situation, über das Sterben mit den Bewohnern ins Gespräch zu kommen.

So natürlich kann im Miteinander von jungen und alten Menschen Abschiedskultur aussehen – ebenso wie in den Hospizinitiativen, die inzwischen auch zu einem intergenerativen Ort des Austauschs und der gegenseitiger Unterstützung geworden sind. Ein Austausch, der vielen Beteiligten hilft, die Angst vor dem eigenen Sterben und dem Altwerden abzubauen.

Weiterführende Literatur zur Fragen der ethischen Dimension einer neuen Abschiedskultur – nicht nur im Pflegeheim

Bundesarbeitsgemeinschaft Hospiz e. V. (Hg.) (2004): Mitgefühlt – Curriculum zur Begleitung Demenzkranker in ihrer letzten Lebensphase. Wuppertal. – Unter Mitwirkung der Deutschen Alzheimer-Gesellschaft erstelltes Aufbaumodul zu grundständigen Palliativ- und Hospizkursen für Ehren- und Hauptamtliche in der Sterbebegleitung; mit CD-ROM. Schwerpunkte bei Informationen zu Demenz und validierender Kommunikation mit eher wenig Thematisierung wichtiger Ethikfragen und Angehörigenprobleme bei Entscheidungen am Lebensende.

Haarhaus, F. (2002): Sterbendenseelsorge in Einrichtungen der Altenpflege. Die Schwester/ Der Pfleger 6: 501-505. – Der Autor fordert einen intensiveren Einsatz von Seelsorgern in Pflegeheimen und umreisst ihr wichtiges, künftiges Aufgabenfeld.

Harris, R.; Klie, T.; Ramin, E. (1995): Heime zum Leben. Wege zur bewohnerorientierten Qualitätssicherung. Hannover. – Umsetzung des englischen »homes-are-for-living«-Konzepts in ein wertorientiertes Qualitätssicherungskonzept – mit konkreten Checklisten zur Überprüfung der wichtigsten Qualitätsdimensionen vor Ort.

Heitkönig-Wilp, M.; Leusing, W.; Pohl, A. (2001): So nah wurdest Du mir … Bilder und Worte vom Leben und Sterben. Münster. – Die einfühlsame Schilderung des Lebens mit dem Sterben aus dem St. Josef-Stift Emsdetten gibt mit nur wenigen Worten und Fotos das Bild eines Hauses, in dem man sich gehoren fühlen kann bis zuletzt – Abschiedskultur ins Bild gesetzt.

Reitinger E. et al. (2004): Leitkategorie Menschenwürde: Zum Sterben in stationären Pflegeeinrichtungen. Ein Diskussionspapier. Freiburg. – Als Resultat eines von den beiden Buchautoren mitgestalteten, interdisziplinären Workshops mit 25 in- und ausländischen Experten im Deutschen Zentrum für Alterfragen entstand ein Memorandum, in dem die wichtigsten Anliegen einer neuen Abschiedskultur im Heim als Orientierungshilfe für Politik, Gesellschaft und Arbeitswelt zusammengefasst sind.

Stapferhaus Lenzburg (Hg.) (1999): Last minute: ein Buch zu Sterben und Tod. Baden. – Ein umfangreiches, beeindruckendes Lesebuch – ergänzt durch eine Handreichung für Lehrer – zu vielfältigen Orten und Beteiligten des Sterbeprozesses, Umgang mit Verstorbenen, Bestattung, Trauer und Leben in Auseinandersetzung mit dem Tod in Form von Prosa, Bildern und Texten – das Begleitbuch zur Schweizer Ausstellung.

Wilkening, K. (2003): Sterben und »erfolgreiches Altern« – wie passt das zusammen? Die Hospiz-Zeitschrift 16: 10-13. – Warum ist die Hospizarbeit so erfolgreich in der Gewinnung Freiwilliger? Der Artikel versucht, positive Einflüsse aus der Begleitung Sterbender auf die Biografie und den Alternsprozess freiwilliger Hospizhelfer aufzuzeigen.

ANHANG

ECPA-Schmerzschema

ECPA: Echelle comportementale de la douleur pour personnes âgées non communicantes – ECPA-Schmerzschema zur Erfassung von Schmerzen und Erfolgskontrolle von Schmerztherapie bei älteren Menschen mit eingeschränkter Kommunikation (von R. Morello, A. Jean, M. Alix, Groupe Regates 2002; deutsche Version: R. Kunz 2003).

Datum: Patient:

vis.:   Geb.:   Zimmer:

Dimension 1: Beobachtungen vor der Pflege

ITEM 1 – Gesichtsausdruck: Blick und Mimik
0	entspannter Gesichtsausdruck
1	besorgter, gespannter Blick
2	ab und zu Verziehen des Gesichts, Grimassen
3	verkrampfter und/oder ängstlicher Blick
4	vollständig starrer Blick/Ausdruck

ITEM 2 – Spontane Ruhehaltung (Suche einer Schonhaltung)
0	keinerlei Schonhaltung
1	Patient vermeidet eine bestimmten Position, Haltung
2	Patient wählt eine Schonhaltung
3	Patient sucht erfolglos eine schmerzfreie Schonhaltung
4	Patient bleibt vollständig immobil (wie festgenagelt durch Schmerzen)

ITEM 3 – Bewegungen und Mobilität (im und/oder außerhalb des Betts	
0	Patient mobilisiert und bewegt sich wie gewohnt*
1	Patient bewegt sich wie gewohnt*, vermeidet aber gewisse Bewegungen
2	seltenere/verlangsamte Bewegungen entgegen Gewohnheit*
3	Immobilität entgegen Gewohnheit*
4	Apatie, Niedergeschlagenheit oder starke Unruhe entgegen Gewohnheit*

* im Vergleich zu den vorhergehenden Tagen

ITEM 4 – Kontakt zur Umgebung (Blick, Gesten, verbal)	
0	üblicher Kontakt wie gewohnt*
1	Herstellen von Kontakt erschwert entgegen Gewohnheit*
2	Patient vermeidet Kontaktaufnahme entgegen Gewohnheit*
3	Fehlen jeglichen Kontakts entgegen Gewohnheit*
4	totale Indifferenz entgegen Gewohnheit*

* im Vergleich zu den vorhergehenden Tagen

Dimension 2: Beobachtungen während der Pflege

ITEM 5 – ängstliche Erwartung bei Pflege	
0	Patient zeigt keine Angst
1	ängstlicher Blick, angstvoller Ausdruck
2	Patient reagiert mit Unruhe
3	Patient reagiert aggressiv
4	Patient schreit, stöhnt, jammert

ITEM 6 – Reaktionen bei der Mobilisation	
0	Patient steht auf/lässt sich mobilisieren ohne spezielle Beachtung
1	Patient hat gespannten Blick/scheint Mobilisation und Pflege zu fürchten
2	Patient klammert mit den Händen/macht Gebärden während Mobilisation und Pflege
3	Patient nimmt während Mobilisation/Pflege Schonhaltung ein
4	Patient wehrt sich gegen Mobilisation und Pflege

ITEM 7 – Reaktionen während Pflege von schmerzhaften Zonen	
0	keinerlei negative Reaktionen während Pflege
1	Reaktionen während Pflege, ohne weitere Bezeichnung
2	Reaktion beim Anfassen oder Berühren schmerzhafter Zonen
3	Reaktion bei flüchtiger Berührung schmerzhafter Zonen
4	Unmöglichkeit, sich schmerzhafter Zone zu nähern

ITEM 8 – verbale Äußerungen während der Pflege	
0	keine Äußerungen während der Pflege
1	Schmerzäußerung, wenn man sich an den Patienten wendet
2	Schmerzäußerung, sobald Pflegende beim Patienten ist
3	spontane Schmerzäußerung oder spontanes leises Weinen, Schluchzen
4	spontanes Schreien oder qualvolle Äußerungen

Total Punkte (0 = kein Schmerz, 44 = maximaler Schmerz)

Patientenverfügung

des Pflegezentrums am Limmattalspital Schlieren/Schweiz

Name.............. Vorname.............. Geb.:..............

Wenn eine Zeit kommen sollte, in der ich in Folge von Krankheit oder Unfall nicht mehr selber über meine Zukunft entscheiden kann, **soll mein nachstehend geäußerter Wille als verbindlich anerkannt und befolgt werden:**

- Wenn bei aussichtsloser Prognose oder im Endstadium einer Krankheit elementare Lebensfunktionen ausfallen oder lebensbedrohliche Komplikationen auftreten und mein Zustand von sich aus zum Tod führen wird, sind alle lebensverlängernden Maßnahmen zu unterlassen.
- In jedem Fall wünsche ich aber, dass alles unternommen wird, um mein Leiden zu lindern (z. B. Schmerzen, Atemnot, Durst usw.).
- Von allen Therapien, Eingriffen und Untersuchungen, die nicht direkt zur Leidensverminderung beitragen, ist abzusehen.

Zu den untenstehenden Punkten gebe ich folgenden Willen bekannt:

- Eine künstliche Ernährung (durch Sonden oder Infusionen)
  ❏ lehne ich ab   ❏ wünsche ich

- Eine Reanimation oder Intensivtherapie bei plötzlicher Verschlechterung
  ❏ lehne ich ab   ❏ wünsche ich

- Eine seelsorgliche, religiöse Begleitung durch einen Seelsorger wünsche ich:
  ❏ protestantisch ❏ katholisch ❏ andere......... ❏ keine

Ich bevollmächtige ausdrücklich die untenstehenden Personen, über mich beim Arzt Auskünfte einzuholen und über medizinische Maßnahmen und Eingriffe für mich die Zustimmung zu erteilen oder zu verweigern:

_____
Name

_____
Vorname

_____
Straße

_____
PLZ/Ort

_____
Unterschrift des/der Bevollmächtigten

_____
Name

_____
Vorname

_____
Straße

_____
PLZ/Ort

_____
Unterschrift des/der Bevollmächtigten

_____
Ort, Datum   Unterschrift

Drei Praxisprojekte

Projekttitel: Lebensbegleitung bis zum Tod

Träger: Arbeiterwohlfahrt Bezirksverband Niederrhein e.V. und Kreisverband Leverkusen.
Einrichtung: zunächst Seniorenzentrum Ernst-Gnoss-Haus (80 Bewohner) und später weitere Einrichtungen des Trägers.
Ort: Düsseldorf.
Ansprechpartner: Herr Jülich, Frau Habetz.
Externe Kooperationspartner:
Anfangsphase: örtlicher Hospizverein.
Spätphase: AWO-Hospizgenossenschaft ESCOR.
Projektziel: Verbesserung der Sterbebegleitung durch (a) Einbeziehung von freiwilligen Hospizhelfern, (b) Bestimmung von Hospizkoordinatoren, (c) Ist-Soll-Analyse hauseigener Stärken und Schwächen zur Abschiedskultur im Rahmen einer Qualitätsentwicklung, Annäherung an Soll-Werte durch regelmäßige Gruppentreffen, (d) Qualifikation von Mitarbeitern, (e) Vernetzung mit dem Umfeld zur Ausweitung der Hospizidee.

Projektentwicklung

Erste Anfänge
1994 Kontaktaufnahme zum örtlichen Hospizverein.
1998 Aufbau hauseigener, ehrenamtlicher Hospizgruppe nach Handzetteln und Presseartikeln im Stadtteil noch durch einen hauptamtlichen Koordinator des örtlichen Hospizvereins.

Projektbeginn
– 2000 Übernahme und Fortbildung obiger Hospizgruppe (mit einer Freiwilligen als Koordinatorin) durch Heimleitung (Sozialarbeiter).
– 2000 Gründung der Projektgruppe (Leitung: Heimleitung und Qualitäts- und Hospizbeauftragte) im Ernst-Gnoss-Haus.

– Bestimmung von je einer hauptamtlichen Hospizbeauftragten (freiwillige Altenpflegekräfte mit einer Stundenreduktion um 25% pro Heim) für Bestandsaufnahmen (Ist-Analyse) zum Thema »Umgang mit Sterben/Tod/Trauer« in allen 8 Einrichtungen des Bezirksverbands. Die Beauftragten arbeiteten nach der Vorlage des Modells »*Netzwerk Abschiedskultur*« (Wilkening 2000, s. S. 199) und entwickelten dazu neu

a) einzelne Formblätter, auf denen man für die jeweiligen Akteure alle Aktivitäten der drei Zeitachsen auf einen Blick zusammenfassen kann,

b) eine Erweiterung des Netzwerks pro Einrichtung um die Akteure Hauswirtschaft, Haustechnik, Verwaltung und Sozialarbeit (als eine von Leitung/Koordination getrennte Gruppe).

Weiterentwicklung

– Erstellung hauseigener »Standards«, das heißt Maßnahmen zur Verbesserung der Leistungen für das *Netzwerk Abschiedskultur* (Soll-Analyse) in Projektgruppe mit Rückmeldung aus Leitungsgremien der Seniorenzentren.

– Bildung von hauseigenen Arbeitsgruppen zur systematischen (aber behutsamen) Umsetzung der Bausteine der Soll-Analyse in ca. 10-wöchigem Abstand.

– Beispiel konkreter Schritte einer solchen Arbeitsgruppe: *Einrichtung eines Schranks mit besondere Bettwäsche zur Aufbahrung* Verstorbener, Duftlampen, Musik etc.

– Hausübergreifende eigene Vorbereitungskurse des Trägers für Freiwilligen-Hospizgruppen (ca. 30 Std.).

– Angebot von Hospiz-Basisseminaren für alle Hauptamtlichen.

– Jährliche gemeinsame Weiterbildungen der Freiwilligen und Hauptamtlichen zum Abbau von Konkurrenz untereinander.

– Gemeinsame Gruppenabende von Hauptamtlichen und Freiwilligen zum Erfahrungsaustausch (Moderation: Einrichtungsleitung/Pflegedienstleitung/ Qualitätsbeauftragte).

– 2001 Gründung der Hospizgenossenschaft ESCOR *e.G., die*

in Genossenschaftsform (mit Anteilseignern) »Begleitdiens-
te in Abschiedszeiten« anbietet und so auch außerhalb der
Einrichtungen ein »Netzwerk Abschiedskultur« (in Form
von Beratung für viele den Tod und Vor- sowie Nachsorge
betreffende Fragen) für Mitglieder und Fortbildungen (für
Interessenten) anbietet. Die Hospizbeauftragte der Einrichtung arbeitet zu 50 Prozent bei der Genossenschaft, die
inzwischen auch die obigen Hospiz-Fortbildungen der Einrichtungen organisiert.

– 2002 erste Gedenkfeier für die Verstorbenen des vergangenen Jahres mit Einladung an Angehörige.
– Planung einer speziellen Palliative-Care-Weiterbildung für
  einzelne Pflegekräfte mit den Kaiserswerter Seminaren.

Evaluation

1. Es liegt keine systematische Evaluation in Form von Bewoh-
   nerbefragungen oder Ähnliches vor.
2. Im Qualitätsmanagement-Handbuch des Ernst-Gnoss-Hau-
   ses hat das Projekt als Leitfaden für »Konzept Hospizdienst«
   seinen Niederschlag gefunden. Es bestehen für alle Gruppen
   von Akteuren detaillierte Soll-Vorgaben wie im weiteren Teil
   des Anhangs ersichtlich.
3. Nach Beobachtungen der Mitwirkenden ergaben sich folgende Veränderungen:
– Die freiwilligen Helfer werden gut von den Bewohnern angenommen.
– Einige, inbesonders gerontopsychiatrisch veränderte Bewohner, zeigen positive Veränderungen des Krankheitsbilds.
– Die Hospiz-Basis-Seminare wurden bereits von 83 hauptamtlichen Mitarbeitern besucht.
– Die Zusammenarbeit zwischen Freiwilligen und Hauptamtlichen hat sich verbessert.
– Begleitungen Freiwilliger werden von Hauptamtlichen wertgeschätzt und zunehmend nachgefragt.
– Erfahrene Freiwillige der Einrichtung übernehmen auch Begleitungen von Bewohnern bei Krankenhauseinweisungen.
– Erfahrene Freiwillige begleiten (in Kooperation mit einem

örtlichen, ambulanten Pflegedienst) auch Sterbende in ihrer Wohnung.

– Die positive Resonanz der Hospizarbeit *in* den Heimen führ- te zur Gründung der Hospizgenossenschaft ESCOR (Raum Düsseldorf, Essen, Leverkusen), die vorwiegend *außerhalb* der Heime arbeitet und Anbieter zu allen Fragen von Tod, Sterben, Trauer vernetzt und dadurch Öffentlichkeit zu Hos- pizthemen in der Region herstellt.

Fazit

Die Einrichtung kann eine gute Resonanz ihrer Hospizaktivitä- ten innerhalb und außerhalb feststellen. Nach den freiwilligen Koordinatoren der Hospizgruppen wurden hauptamtliche Hos- pizkoordinatoren im Heim benannt. Die Qualitätsentwicklung setzt auf das organische Wachsen der Soll-Vorgaben des umfas- senden *Netzwerks Abschiedskultur* sowie eine von Mitarbeitern ausgehende Motivation zur Weiterentwicklung auch in Ge- meinsamkeit mit den freiwilligen Helfern, die zunehmend als kritisches, aber auch unterstützendes Element der Einrichtung gesehen werden. Garanten hierfür sind die Hospizbeauftragten, die Arbeitsgruppen in den Heimen sowie eine einrichtungs- übergreifende Projektgruppe. Die Gründung einer Hospizge- nossenschaft stellt für den Träger mit seinem überkonfessionellen Leitbild eine Möglichkeit dar, über das Genossenschaftsmodell (mit Anteilseignern) neue Interessenten für den Hospizgedan- ken sowie Vorsorgefrage zu sensibilisieren und neue Finanz- quellen für Mitarbeiter- und Freiwilligenschulungen zu er- schließen.

Wilkening, K. (2001): Organisation der Sterbebegleitung – eine erste Zwi- schenbilanz. Theorie und Praxis der sozialen Arbeit 6: 221-225.

▨ Projekttitel: In Geborgenheit Leben und Sterben

Träger: Caritas-Betriebsführungs- und Trägergesellschaft mbH
(CBT).
Einrichtung: CBT-Wohnhaus Upladin (280 Bewohner, inte-
grierte Wohnanlage, z. T. auch mit nichtpflegebedürftigen Be-
wohnern).
Ort: Leverkusen-Opladen.
Ansprechpartner: Herr Pauls.
Externe Kooperationspartner: Anfangsphase: ALPHA-Rhein-
land (Ansprechstelle im Land NRW zur Pflege Sterbender,
Hospizarbeit und Angehörigenbegleitung). Spätphase: Exter-
ner Fachbeirat (Ärztin u. a.) aus dem Umland.
Projektziel: Verankerung der Hospizidee in den Alltag des
Wohnhauses durch (a) Qualifizierung und Begleitung einer freiwilliger Hospizhelfergruppe (z. T. auch mit Bewohnern) und
(b) hauptamtlicher Mitarbeiter, (c) Bildung eines hausinternen, interdisziplinären Fachberatungsteams.

▨ Projektentwicklung

Erste Anfänge
1993 erste »Leitgedanken zur Sterbebegleitung« in der CBT,
1997 Kontaktgespräche mit ALPHA, zunächst zwecks Umbau
für Palliative Pflegeplätze.

Projektbeginn
– 1998 als Modellprojekt mit Projektteam aus externen Bera-
  tern von ALPHA, zusammen mit einer internen, interdisziplinären Steuerungsgruppe
– Einstellung einer Diplom-Psychologin als Hospizkoordi-
  natorin (befristet auf 2 Jahre) und zur Entwicklung und
  Durchführung einer Bewohnerbefragung zu Wünschen in
  der letzten Lebensphase.

Weiterentwicklung

– Gründung eines festen innerbetrieblichen Consulting-Teams aus obigen Gremien aus Pflegefachkraft, Seelsorge, Sozialdienst, freiwilligen Hospizhelfern (Heimbeirat konnte nicht gewonnen werden), das sich in 12-wöchigem Turnus zur Besprechung schwieriger Fallbeispiele trifft und für laufende fachliche Hospiz-Anregungen im Haus sorgt.

– Installierung einer »Palliativ-Hotline« zu einer örtlichen Ärztin.

– Gewinnung von freiwilligen Helfern, die in einer externen Hospizinitiative vorbereitet werden; Verbindung mit anderen, freiwilligen Besuchshelfern des Hauses.

– Laufende Fortbildung der Hauptamtlichen zu Tod und Sterben.

– Öffenliche Vortragsreihen zu Tod, Sterben, Trauer (auch in Malerei, Musik etc.).

– Intensivierung der laufenden Pflegeplanung gemeinsam mit Angehörigen.

– Intensivierung der palliativ-medizinischen Behandlungspflege und Entwicklung eines Leitfadens dazu, Einsatz basaler Stimulation.

– Vierteljährliche Gedenkgottesdienste mit Angehörigen Verstorbener.

– Entwicklung eines tagebuchähnlichen Abschiedsbuchs »Buch des Lebens« mit Eintragungen zu den Verstorbenen.

Evaluation

Die Anfangsphase der Projektarbeit inklusive der anfänglichen Befragungsergebnisse ist als Planungs- und Orientierungshilfe in Buchform erschienen, es liegen Vortragsmanuskripte sowie hauseigene Broschüren zum Projekt vor. Über die Wirkung der laufenden Interventionen existieren keine genauen Daten. Inzwischen erleben zunehmend mehr Bewohner das Sterben in der Einrichtung (zwei Drittel) und nicht im Krankenhaus.

Fazit

Nach Auslaufen der Modellphase konnte die Koordinationskraft nicht weiter beschäftigt werden, da es keine finanziellen
Ressourcen mehr gab. Garant für die Weiterentwicklung des
Projekts ist das hausinterne/externe interdisziplinäre Consul-
ting-Team, das der laufenden Fallbesprechung und für Anregungen dient. Es ergaben sich dabei zunehmend erwünschte
Überschneidungen mit einem ebenfalls bestehenden Fachbeirat
Demenz und seinen Empfehlungen. Ein wichtiger Baustein
hospizlicher Arbeit ist die Intensivierung palliativer Pflegeplanung mit konsequenter Angehörigeneinbeziehung. Bei den
inzwischen unverzichtbaren freiwilligen Helfern wird besonderen Wert auf langfristigen Beziehungsaufbau gelegt. Seelsorgerliche Angebote (Gedenkgottesdienst, »Buch des Lebens«) des
Gedenkens unterstützen die Abschiedskultur des konfessionellen Trägers, wobei auch Grenzen der Allgegenwart des Themas
Abschiedskultur (vielleicht aufgrund der Bewohnerschaft?)
thematisiert werden (»Eine zu starke Präsenz des Themas kann
erdrücken und Luft zum Atmen nehmen«).

Müller, M.; Kessler, G. (2000): Implementierung von Hospizidee und Palliativmedizin in die Struktur und Arbeitsabläufe eines Altenheims. Eine Orientierung und Planungshilfe. Bonn. – Das Buch reflektiert sehr gründlich
exemplarisch die Phase der Einrichtung eines Hospizprojekts in ein Altenheim und gibt die Formulierungen und Ergebnisse der detaillierten Be-
wohner-, Angehörigen- und Mitarbeiterbefragung wieder.
Pauls, W. (2000): Palliativmedizin im Pflegeheim–Konzept in NRW. In: CBT
(Hg.), Hospizprojekt in der CBT. Köln. – Vortrag des Heimleiters zum Pro-
jektverlauf bei einer Palliativmedizintagung in Bonn zwei Jahre nach Projektbeginn.

Projekttitel: Organisationskultur des Sterbens

Träger: Diakonie in Düsseldorf (DiD).
Einrichtungen: Leben-im-Alter-Zentren (je 600 stationäre und ambulante Pflegeplätze) an 8 verschiedenen Standorten.
Ort: Raum Düsseldorf.
Ansprechpartner: Frau Stelling (Abteilungsleiterin).
Externer Kooperationspartner: (Anfangsphase und Spätphase): IFF/Wien (Institut für Interdisziplinäre Forschung und Fortbildung der Universität Wien et al.).
Projektziel: Weiterentwicklung des Themas »Menschlich sterben« in den Leben-im-Alter-Zentren auf mehreren Ebenen mit drei Säulen: (a) Strikte Bewohnerorientierung (durch Befragung), (b) Organisationsentwicklung mit intensiven interdisziplinären Veränderungsimpulsen (durch Wokshops) und (c) Partizipation der Mitarbeiter, die sich in effizienter Multiplikatorenwirkung umsetzt.

Projektentwicklung

Erste Anfänge

1998 Workshop mit Vorstand und Leitungskräften der Leben-im-Alter-Zentren zur Festlegung des Projektplans inklusive Befragungsumfang.

Projektbeginn

– 1. Projektphase: 1998 Vorbereitung der Befragung von Bewohnern durch Pflege-Mitarbeiter (nach vorheriger Einweisung) sowie Angehörigen in sogenannten Fokus-Gruppen.
– Auswertung der Befragung und Bericht sowie Buchpublikation durch das IFF (s. u.).

Weiterentwicklung

– Entwicklung von umfassenden, interdisziplinären Dienstleistungsstandards »Sterbende begleiten/Hospizarbeit im Altenheim«, Ritualheft zur Verabschiedung sowie einem Video über den Heimeinzug »Hier lebe ich und hier sterbe ich auch« bei der DiD – Verkauf der Materialien als Medienpaket.

– 2. Projektphase: zwei Jahre später im Sommer 2000 Erfahrungsaustausch aller Interviewer, Zentrumsleiter und IFF-Berater im Sinn einer lernenden Organisation: »Was hat sich bei uns verändert?«.

– Verabredung, auf Vordrucken die jeweils entstandene Teilprojekte seit Projektbeginn zu dokumentieren, damit andere in den Zentren hier Modelle finden können.

– Planung weiterer Fachtagungen in zweijährlichem Rhythmus.

– Intensivierung der palliativen Vernetzung mit Ärzten.

– Intensivierung von Fortbildung und Angehörigenarbeit durch den Sozialen Dienst.

– Etablierung einer Ethikberatung, hierfür Ausweitung der seelsorgerlichen Präsenz durch Beantragung eines Modellprojekts von »Funktionsstellen« bei der KRUPP-Stiftung.

Evaluation

Die 15 sich (spontan) entwickelnden Initiativen in den 8 Zentren werden als ein positiver Effekt der Intervention durch die vor zwei Jahren stattgefundenen Interviews durch die Mitarbeiter gesehen. Insgesamt werden folgende weitere Veränderungen beobachtet:

– Entwicklung einer Gesprächskultur; es gibt mehr Gespräche über das Sterben mit Bewohnern, Angehörigen und unter den Mitarbeitern,

– Entwicklung von Verabschiedungsritualen,

– Einführung medizinischer Standards für Palliativpflege, Aufklärungsgespräche mit Ärzten und seelsorgerliche Begleitung.

Fazit

In der Zusammenarbeit mit dem IFF ist der DiD in Zeitraum von zwei Jahren und darüber hinaus eine intensive Organisationsentwicklung mit starker Mitarbeiterorientierung und Bewohnerbeteiligung gelungen. Dabei gab es keine Zielvorgaben der Leitung, sondern – unter klarer Ausrichtung an der Freiwilligkeit bei den Mitarbeitern sowie Vielfalt der Bewohnerbedürfnisse – die Erwartung, dass bereits eine Befragung durch die Beteiligten eine Intervention mit Veränderungspotential darstellt. Die zahlreichen Initiativen hierzu demonstrieren dies. Die öffentlichkeitswirksame Darstellung der Veränderungen hat sowohl auf Seiten der DiD als auch des IFF zu einem überregionalen Imagegewinn als auch einer Intensivierung des Themas »Sterben im Alter« geführt.

Das Motto der Arbeit im vierten Jahr seit Projektbeginn »Vor uns die Mühe der Ebene« signalisiert, dass nun die Konsolidierung und Ausweitung des Erreichten ansteht. Schwerpunkt der DiD war weniger die Ressourceneinbindung durch Freiwillige als vielmehr die innerbetriebliche Veränderung, die vor allem in den Heimen stattfand. Als wichtiges weiteres Tätigkeitsfeld wird die noch mangelhafte Einbindung von Ärzten in den Bereich der Palliativversorgung und der medizinischen Aufklärungsgespräche auch mit Angehörigen gesehen. Vermisst wurde – aus der Sicht des konfessionellen Trägers – insbesondere auch die seelsorgerliche Präsenz zur Mitarbeiterbegleitung, was zur Beantragung eines Modellprojekts für Seelsorger in einem Sondereinsatz geführt hat. An der Zusammenarbeit mit dem IFF (zur Organisation weiterer Rückmeldekonferenzen) als Faktor im Qualitätsmanagement wird festgehalten (was bei einem Träger dieser Größe vermutlich auch finanziell machbar ist).

Heller, A.; Heimerl, K.; Husebø, S. (Hg.) (2000): Wenn nichts mehr zu machen ist, ist noch viel zu tun. Freiburg.
DiD (2000): Leitfaden und Dokumentation zum Thema Kultur des Sterbens. Düsseldorf. (Medienpaket mit Projektbericht, Dienstleitungsstandards, Video.)

Soll-Analysen des Netzwerks Sterbebegleitung/Abschiedskultur der AWO im Bezirk Niederrhein

▨ Bewohner/Mitbewohner

Aufnahmegespräch/Heimalltag

Bewohner:
– Im Rahmen eines Reflexionsgesprächs etwa 6 Wochen nach Einzug: Thematisierung der Wünsche für Krisensituationen und für den Sterbefall
– Angebot von Hilfe bei der Erstellung von Patientenverfügungen
– Angebot von Gesprächen zum Themenkomplex Tod und Sterben
– Angebot von Sterbebegleitung in dem Rahmen, der im Haus umgesetzt ist
– über spirituelle Bedürfnisse/Wünsche in der Sterbephase sprechen können

Mitbewohner:
– Integration des Themas Tod und Sterben in den Heimalltag (z. B. durch Bekanntgabe von Todesfällen per Aushang oder eine»Gedenkecke« in der Heimzeitung, Gedenkzeiten in Bewohnergruppen)
– (hausinterne) Trauerfeier für Mitbewohner erleben

Sterbeprozess im engeren Sinn

Bewohner:
– den individuellen Wünschen und Bedürfnissen entsprechende Begleitung durch Angehörige und Freunde unter Einbeziehung haupt- und ehrenamtlicher Mitarbeiter
– Erfahrung von Sicherheit und Geborgenheit
– kooperative palliativpflegerische und -medizinische Betreuung durch ein multiprofessionelles Team, Orientierung an den Bewohnerwünschen

Zimmernachbar/Mitbewohner:
- Information darüber, dass es einem (befreundeten) Mitbewohner schlecht geht, vom Pflegepersonal erhalten
- Möglichkeit, den Sterbenden zu besuchen
- Möglichkeit des vorübergehenden Umzugs für den mit dem Sterbenden im gleichen Zimmer lebenden Zimmernachbarn

Verabschiedung des Verstorbenen
Bewohner:
- Trauerfeier und Bestattung gemäß den Wünschen des verstorbenen Bewohners
Mitbewohner:
- Information durch Pflegepersonal
- Bekanntmachung des Todesfalls im Haus, z. B. durch Aushang
- Angebot für Abschieds- und Gedenkmöglichkeiten
- nachgehende Trauerbegleitung der Mitbewohner

Angehörige/Betreuer

Aufnahmegespräch/Heimalltag
- Angebot von Hilfestellung zur Festlegung von Wünschen für den Todes- und Sterbefall, z. B. Erstellung einer individuellen Patientenverfügung erhalten
- Information über Hospizarbeit im Haus erhalten
- ggf. erste Absprachen in Bezug auf Wünsche für die Sterbephase treffen (unter Einbeziehung des Bewohners)

Sterbeprozess im engeren Sinn
- Absprachen treffen oder erneuern, z. B. Erreichbarkeit in akuter Sterbephase, Absprache im Hinblick auf Bewohnerwünsche für medizinische Behandlung
- Nach Möglichkeit Einbindung in Sterbebegleitung, auf Wunsch und bei Eignung auch Einbeziehung in die Pflege möglich

– Übernachtungsmöglichkeiten und kostenlose Verpflegung für begleitende Angehörige
– Begleitung im Abschied

Verabschiedung des Verstorbenen
– Angebot zur kooperativen Versorgung des Verstorbenen (z. B. Waschen und Ankleiden des Verstorbenen
– Möglichkeit der Verabschiedung vom Verstorbenen im Zimmer oder im Haus (Trauerfeier, Beerdigungskaffee)
– Weitergabe von Trauerinfos an den Wohnbereich (z. B. Beerdigungstermin)
– Organisation der Bestattung nach den Wünschen und Möglichkeiten des Verstorbenen
– Nachlass (inklusive Erinnerungsfotos) abholen bzw. Angebot zur Entsorgung durch Einrichtung (gegen Gebühr) oder Unternehmen erhalten
– Beileidsbekundungen (persönlich, per Karte) erhalten
– Einladung zur hausinternen Gedenkfeier für verstorbene Bewohner
– Angebot der nachgehenden Trauerbegleitung (Angehörigengruppe)

Pflegekräfte

Aufnahmegespräch/Heimalltag
– über Vernetzte Sterbebegleitung und das Projekt Abschiedskultur gut informiert sein und sich auf dem Laufenden halten
– Ansprechpartner vermitteln können
– Mitarbeit an der hausinternen Arbeitsgruppe
– Kontakte zu Angehörigen und zu ehrenamtlichen Begleitern pflegen
– Offenheit gegenüber dem Thema Tod/Trauer/Sterben zeigen bzw. entwickeln
– Bezugspflegekraft: Absprachen mit allen Beteiligten in Bezug auf Wünsche für Sterbephase treffen und dokumentieren

– Information über Behandlungswünsche oder Patientenverfügung an behandelnden Arzt weitergeben
– Teilnahme an Fortbildungen zum Thema Tod/Trauer/Sterben, Palliativpflege und -medizin, Hospizarbeit
– Thematisierung von Tod/Trauer/Sterben im Rahmen der Supervision

Sterbeprozess im engeren Sinn

Information über Eintritt in akute Sterbephase:
– hausintern: WBL, PDL und an *alle* Kollegen und Kolleginnen, die den Wohnbereich bzw. das Zimmer des Sterbenden betreten
– an externe Berufsgruppen: Ärzte, Betreuer, Therapeuten
– an nahe stehende Personen: Angehörige, Freunde
– an andere Gruppen: ehrenamtliche Begleiter
– entsprechender Eintrag in die Pflegedokumentation
Individuelle Palliativpflege, das heißt z. B.:
– auf Wunsch des Sterbenden besondere Gestaltung des Zimmers (z. B. Kerze, Musik, Blumen, Düfte, religiöse Symbole)
– auf Wunsch Seelsorger oder spirituellen Beistand benachrichtigen und um Hausbesuch bitten
– individuelle Schmerztherapie
Kooperative Organisation und Durchführung der Sterbebegleitung (unter Einbeziehung aller verfügbaren Ressourcen innerhalb und außerhalb der Einrichtung)
Begleitung der Angehörigen
– Berücksichtigung der Situation des Mitbewohners des Sterbenden, ggf. in Absprache mit Leitung und Hauswirtschaft Angebot der zeitweiligen Verlegung in ein anderes Zimmer
– Information über Eintritt des Bewohners in den Sterbeprozess an (befreundete) Mitbewohner

Verabschiedung des Verstorbenen

– (auf Wunsch kooperative) Versorgung des Verstorbenen nach seinen Wünschen bzw. denen der Angehörigen (individuelle Kleidung, Schmuck etc.)
– Aufbahrung des Verstorbenen

- Beileidsbekundung an Angehörige
- Verabschiedung vom Bewohner im Zimmer vor Abtransport des Leichnams durch das Bestattungsinstitut
- Raum für Trauergestaltung und eigene Trauer, z. B. Gespräche im Team, in der Supervision, in Fortbildungen
- Möglichkeit zur Teilnahme an Beerdigung/Trauerfeier

Leitung/Koordination

Aufnahmegespräch/Heimalltag

- Initiierung und Unterstützung des Projekts *Netzwerk Sterbebegleitung* in der jeweiligen Einrichtung
- Hospizbeauftragten/Hospizkoordinator benennen
- hausinterne Arbeitsgruppe initiieren: Konzeption und Schritte zur Umsetzung gemeinsam mit Beteiligten aus allen Bereichen der Einrichtung erarbeiten, Ergebnisse, Informationsfluss und Schritte zur Umsetzung sicherstellen
- Hospizkontakte suchen und anknüpfen
- finanzielle und personelle Ressourcen für Fort- und Weiterbildung sowie Begleitung
- der Hospizhelfer bereitstellen
- Ausbildung und Begleitung ehrenamtlicher Hospizhelfer durchführen/organisieren
- Angebot für FB zum Thema Palliativpflege und -medizin, Hospizarbeit
- Gesprächskreise zum Thema Tod/Trauer/Sterben für Mitarbeiter durchführen/organisieren
- Öffentlichkeitsarbeit für das hausinterne Hospizprojekt (intern/extern)

Sterbeprozess im engeren Sinn

- WBL/PDL: Sicherstellung der personellen Ressourcen zur Sterbebegleitung
- Palliativversorgung sicherstellen
- Absprachen mit Angehörigen, Betreuern und Ärzten über

medizinische Behandlung während der Sterbephase treffen bzw. erneuern und *schriftlich fixieren*
– Praxisbegleitung der haupt- und ehrenamtlichen Helfer organisieren (Reflexion der Begleitungen, regelmäßige Gruppentreffen, bei Bedarf Einzelgespräche)
– Koordination des Einsatzes der ehrenamtlichen Hospizhelfer- und helferinnen

Verabschiedung des Verstorbenen
– ggf. Information des Ordnungsamts wegen Übernahme der Bestattung
– Angebot einer hausinternen Trauerfeier ermöglichen/anregen
– personelle Voraussetzungen für Teilnahme von Mitarbeitern an Trauerfeier oder Bestattung schaffen
– HL: Beileidskarte (unter)schreiben
– Beileidsbekundung an Angehörige
– Angebot zur nachgehenden Trauerbegleitung organsieren/durchführen
– ggf. Bestellung eines Nachlasspflegers

Sozialer Dienst

Aufnahmegespräch/Heimalltag
– Mitarbeit an hausinternen Arbeitsgruppe Abschiedskultur
– ggf. Gewinnung von Ehrenamtlichen und Ehrenamtlichenarbeit inklusive Öffentlichkeitsarbeit (intern/extern)
– Einladung der ehrenamtlichen Hospizhelfer zu Festen und Feiern
– Ungefähr 6 Wochen nach Einzug Reflexionsgespräch mit Bewohner, Angehörigen/Betreuer,
– WBL, Sozialem Dienst, darin Thematisierung der Frage nach besonderen Wünschen für den Todesfall (z. B. gewünschte Art der Bestattung, vorhandene Grabstätten) oder nach
– bestehenden Vorsorgeverträgen, bereits vorhandenen Patientenverfügungen; Klärung der Frage, wer wann bei Krisen

informiert werden möchte, Klärung der Frage, ob spirituel-
ler Beistand erwünscht ist
– Eintrag der Wünschen/Regelungen für den Todesfall in die
  Bewohnerdokumentation
– Infogespräch und/oder Hilfestellung zum Thema Organisa-
  tion der Bestattung und Gestaltung des Abschieds
– Beratung beim Verfassen einer individuellen Patientenver-
  fügung, Hinweis auf die Möglichkeit der Vorsorgevollmacht
  oder Betreuungsverfügung
– Info über bestehende Regelungen an Verwaltung (Heimakte)

Sterbeprozess im engeren Sinn
– Einbindung in die kooperative Organisation der Sterbebe-
  gleitung
– Betreuung der Angehörigen

Verabschiedung des Verstorbenen
– Mitwirkung oder Federführung bei der Organisation/Durch-
  führung von Maßnahmen zur Verabschiedung (z. B. Aus-
  hang erstellen, Blumen bestellen, Teilnahme an Trauerfeier,
  Beileidskarte, Nachruf in Heimzeitung)
– Beileidsbekundung an Angehörige

Verwaltung

Aufnahmegespräch/Heimalltag
– In Zusamenarbeit mit Pflege und Sozialem Dienst Aufnahme von Unterlagen im Zusammenhang mit Bewohnerwünschen zur Bestattung in die Heimakte, Niederlegung vorhandener Vorsorgeverträge, Patiententestamente o. Ä.
– Kenntnis der hausinternen Strukturen zum Thema Abschiedskultur Angehörigen und Bewohnern Ansprechpartner vermitteln können

Sterbeprozess im engeren Sinn
– Dokumente (Patientenverfügung, Personalausweis, Vorsorge-

vertrag auf den Wohnbereich des Sterbenden an die Wohn-
bereichsleiter übergeben)

Verabschiedung des Verstorbenen
– Vermittlung von Gesprächspartnern für spezielle Fragen (z. B.
  zur Bestattung, nachgehende Trauerbegleitung)
– Ansprechpartner für Formalitäten für Angehörige/Betreuer
  (z. B. Abmeldung des Verstorbenen bei den Kostenträgern,
  Abschlussrechnung etc.)
– Weiterleitung von Trauerinfos (Beerdigungstermin, Danksa-
  gungskarten an die zuständigen Personen (z. B. SD, WBL)
– ggf. Mitwirkung/Durchführung von Maßnahmen zur Verabschiedung (Blumenbestellung für Trauerfeier/Beerdigung,
  Aushang erstellen, Beileidskarten vorbereiten und verschi-
  cken o. Ä.)
– Aushändigung der in der Verwaltung hinterlegten Unterlagen an die Hinterbliebenen oder an den Nachlassverwalter
– Beileidsbekundung an Angehörige

Hauswirtschaft

Aufnahmegespräch/Heimalltag
– über Vernetzte Sterbebegleitung informiert sein
– Angehörigen und Bewohnern Ansprechpartner vermitteln
  können
– Miteinbeziehung in die hausinterne Arbeitsgruppe *Netzwerk
  Sterbebegleitung*

Sterbeprozess im engeren Sinn
– Berücksichtigung besonderer Ernährungswünsche Sterbender
– kostenlose Verpflegung von Angehörigen während Sterbebe-
  gleitung/Sitzwache bereitstellen
– Gästezimmer für begleitende Angehörige herrichten

Verabschiedung des Verstorbenen
- Mitwirkung bei der Organisation/Durchführung von Maßnahmen zur Verabschiedung wie:
- Angehörigen Beerdigungskaffee im Haus anbieten (gegen Entgelt)
- Raum für Trauerfeier schmücken
- Verpflegung für hausinterne Gedenk-/Trauerfeier bereitstellen
- Beileidsbekundung an Angehörige

▒ Haustechnik

Aufnahmegespräch/Heimalltag
- über Vernetzte Sterbebegleitung informiert sein
- bei Fragen von Angehörigen/Bewohnern Ansprechpartner vermitteln können

Sterbeprozess im engeren Sinn
- Mithilfe bei Zimmerumgestaltung in der Sterbephase, z. B. Beleuchtung, Gerät zum Abspielen von Musik, Trennwand, Schlafgelegenheit für Angehörige bereitstellen

Verabschiedung des Verstorbenen
- Raum für hausinterne Trauerfeier herrichten
- ggf. Renovierung des Zimmers des Verstorbenen
- ggf. Einlagerung des Nachlasses bis zur Abholung durch Nachlasspfleger oder Angehörige (siehe Regelung Heimvertrag)
- Beileidsbekundung an Angehörige

▒ Ehrenamtliche Mitarbeiter

Aufnahmegespräch/Heimalltag
- Teilnahme an Vorbereitungskurs »Hospizarbeit im Seniorenzentrum«

– Teilnahme an Fortbildungen zusammen mit Hauptamtlichen
– Teilnahme an monatlichen Begleittreffen für ehrenamtliche Helfer
– Aufbau von Beziehungen zu Bewohnern und/oder Angehörigen
– regelmäßige Besuche und Betreuung von Bewohnern
– regelmäßiger Kontakt und Austausch zwischen Haupt- und Ehrenamtlichen durch allgemein bekannte feste Ansprechpartner
– ggf. Auswahl eines Ansprechpartners aus dem Kreis der Ehrenamtlichen für die Koordination von Begleitungen
– Einladung zu Festen und Feiern im Haus erhalten

Sterbeprozess im engeren Sinn
– Einbindung in die kooperative Organisation der Sterbebegleitung
– Durchführung und Gestaltung der Begleitung in der akuten Sterbephase in enger Absprache mit den Hauptamtlichen und Angehörigen
– Mitwirkung bei der Betreuung von Bewohnern bei KH-Aufenthalten

Verabschiedung des Verstorbenen
– Mitwirkung/Durchführung von Maßnahmen zur Verabschiedung, z. B. Gestaltung einer hausinternen Trauerfeier, Verfassen eines Nachrufs für Heimzeitung
– Teilnahme an der hausinternen Trauerfeier
– Teilnahme an Bestattung

Heimumfeld: Ärzte, Seelsorger, Bestatter

Aufnahmegespräch/Heimalltag
– Ärzte: Schmerztherapie und Gesundheitsfürsorge
– Ärzte: Gespräch mit Bewohner wegen Patientenverfügung

– Ärzte: Absprache von Behandlungswünschen in der akuten Sterbephase
– Spiritueller Beistand/Seelsorger: Feier von Gottesdiensten im Haus, darin Gedenken an verstorbene Bewohner
– Spiritueller Beistand/Seelsorger: auf Wunsch Besuche bei bettlägerigen Bewohnern
– Spiritueller Beistand/Seelsorger: Bereitschaft zu Gesprächen über Tod und Sterben, ggf. Angebot eines Gesprächskreises
– Spiritueller Beistand/Seelsorger: Absprache der Erreichbarkeit in Krisensituationen
– Bestatter: Bestattungsvorsorge, Offenheit für individuelle Wünsche

Sterbeprozess im engeren Sinn
– Ärzte: Schmerztherapie und Gesundheitsfürsorge
– Ärzte: Absprachen mit Bewohnern/Angehörigen, Leitung und Pflegepersonal im Hinblick auf medizinische Behandlung
– Spiritueller Beistand/Seelsorger: Besuche
– Spiritueller Beistand/Seelsorger: Angebot der Krankensalbung, Sterbesakramente oder andere Abschiedsrituale

Verabschiedung des Verstorbenen
– Ärzte: Ausstellung des Totenscheins
– Spiritueller Beistand/Seelsorger: Mitwirkung oder Federführung bei der Durchführung von Abschiedsritualen, z. B. Aussegnung des Verstorbenen, Gestaltung einer Abschiedsfeier
– Spiritueller Beistand/Seelsorger: ggf. nachgehende Trauerbegleitung für Mitbewohner, Angehörige, haupt- und ehrenamtliche Mitarbeiter und Mitarbeiterinnen
– Bestatter: würdiger Abtransport des Leichnams (im Sarg, durch den Haupteingang)
– Bestatter: würdige und den Bewohnerwünschen entsprechende Bestattung

Kleines Glossar für englischsprachige Hospiz- und Palliativliteratur

assisted suicide:
ärztlich unterstützter Suizid: (straffreie) aktive Sterbehilfe durch einen Arzt.

day-care:
Tagespflege.

durable power of attorney:
(langfristige) juristische Betreuung (Vollmacht).

end-of-life-care:
umfassender, disziplinübegreifender, ideologisch möglichst neutraler Ausdruck für sämtliche das Lebensende betreffende Fragen (gleich für welche Zielgruppe von Kranken, gleich an welchem Ort, gleich von welchem beruflichen Blickfeld aus).

GPC, general palliatice care:
allgemeine Palliativversorgung (an allen Orten, auch durch Nichtspezialisten).

GP, general practitioner:
Arzt für Allgemeinmedizin (Hausarzt).

home-help-team:
ambulantes, häusliches Pflegeteam.

hospice-care:
auf dem Hospizgedanken aufbauende Versorgungsphilosophie, ältester Ausdruck für die in England enstandene hospizliche Haltung.

hospice-team:
ambulanter Hospizdienst.

Living-will und **advance-directive**:
entspricht der Patientenverfügung.

long-term-care:
Langzeitpflege(einrichtung); Pflegeheime, insbesondere Altenpflegeheime.

mercy killing:
Mitleidstötung (volkstümlich für aktive Sterbehilfe).

NHS, national health service:
nationaler Gesundheitsdienst (in England).

nursing home:
Altenpflegeheim.

palliative care:
hospizliche Haltung, betont den aktiven Teil der hauptamtlichen Berufsgruppen, z. B. in der Palliativpflege oder Palliativmedizin, (nicht nur) in der Schweiz häufig gleichbedeutend mit Hospiz verwendet.

palliative medicine:
Palliativmedizin, palliative Grundhaltung der Medizin und auch Spezialdisziplin der Schmerzbehandlung.

residential home:
Alten(wohn)heim, Wohnstift.

SPC, special palliative care:
spezielle Palliativversorgung (nur durch spezielle Palliativ-Experten).

terminal care:
häufig gleichgesetzt mit »Terminalpflege« im Endstadium einer Krankheit (nicht zwangsläufg hospizorientiert).

Ausgewählte Kontaktadressen und Fortbildungshinweise zu Hospiz und Palliativversorgung[1], Patientenverfügungen und Altenhilfe

Dachorganisationen zur Hospizarbeit und Palliativversorgung in Deutschland, Österreich und der Schweiz (mit Hinweisen auf regionale und z. T. auch überregionale Ansprechpartner)

Bundesarbeitsgemeinschaft Hospiz zur Förderung von ambulanten, teilstationären und stationären Hospizen und Palliativmedizin e.V. (BAG)
Am Weiherhof 23, D-52382 Niederzier
Tel. 02428-802937, Fax 02428-802892
www.hospiz.net/
Deutscher Dachverband von ca. 1300 ambulanten Hospizinitiativen und 100 stationären Hospizen mit zahlreichen Querverweisen, auch zu internationalen Kontaktadressen und zur Patientenverfügung. Seit 2004 mit Fachgruppe »Hospiz in Einrichtungen«.

Internationale Gesellschaft für Sterbebegleitung und Lebensbeistand e. V. (IGSL)
Postfach 1408, D-55384 Bingen
Tel. 06721-10318, Fax 06721-10381
www.igsl-hospiz.de

Deutsche Hospiz Stiftung (DHS)
Europaplatz 7, D-44269 Dortmund
Tel. 0231-7380730, Fax 0231-7380731
www.hospize.de
Stiftung zur Förderung des Hospizgedankens, eigene Informationsmaterialien zu Patientenrechten und Patientenverfügungen.

---

1 Vgl. auch die aktuellste, kostenlose Adressensammlung stationärer und ambulanter Hospiz- und Palliativeinrichtungen in Deutschland in: Medi-Media (Hg.), Hospiz- und Palliativführer 2003, Neuisenburg.

Deutsche Gesellschaft für Palliativmedizin (DGP)
www.dgpalliativmedizin.de
Mit vielen weiterführenden Kontakten, Materialien, Fachgruppen und Ausbildungshinweisen.

Hospizverband Österreich
www.hospiz.at
Dachverband von Palliativ- und Hospizeinrichtungen, viele Querverweise.

Kübler-Ross-Gesellschaft
www.hospiz.org
Kontaktadressen von Hospizeinrichtungen in Deutschland, Österreich und Schweiz.

Schweizerische Gesellschaft für palliative Medizin, Pflege und Begleitung (SGPMP)
www.palliative.ch
Multidisziplinäre Fachgesellschaft für Palliative Care, mit Ausbildungsrichtlinien und Qualitätsstandards, Dachorganisation der palliativen Initiativen der Schweiz. Adressen und Kontakte zu lokalen Angeboten.

Aargauer Hospizverein (AHBS) Geschäftsstelle
Zugerstr. 16, CH-5620 Bremgarten
Tel./Fax 0041-566316001
www.ahbs.ch
Einer der wenigen Schweizer Vereine mit Links zu verschiedenen Hospizorganisationen der Schweiz.

Bezugsadressen für Patientenverfügungen (in Ergänzung der oben angeführten Kontaktadressen)
bjm.bund.de/media/archive/734.pdf
Eine neue kostenlose Broschüre (pdf-Datei) des Bundesjustizministeriums zur Patientenverfügung.

Bayerisches Staatsministerium der Justiz, Referat für
Öffentlichkeitsarbeit
Prielmeyerstr. 7, D-80097 München
www2.justiz.bayern.de/daten/pdf/vorsorge.pdf
24-seitige Vorsorgebroschüre für Unfall, Krankheit und Alter
(mit umfassenden Vorlagen, gegen Rückumschlag).

Zentrum für Medizinethik der Universität Bochum
Universitätsstraße 10, D-44780 Bochum
Tel. 0234-3222749
www.medizinethik-bochum.de
Die umfassendste Zusammenstellung der derzeit erhältlichen
Patientenverfügungen (ca. 170) mit Vordrucken und Literatur-
hinweisen.

ESSLINGER INITIATIVE Vorsorgen – Selbst bestimmen e. V.
Hertfelderstr. 72, D-73733 Esslingen
Beratungstelefon: 0711-9319797 Mo.–Fr. 9–11 Uhr
Umfassende Beratungsinitiative zum Umgang mit Vorausverfügungen, aus einer Kooperation von örtlicher Fachhochschule
und Hospizinitiative hervorgegangen
(vgl. auch *www.hospiz-bw.de*).

Verbraucherzentrale NRW
www.vz-nrw.de
Ratgeber »Patientenverfügung« auch zu Vorsorgevollmacht
und Betreuungsverfügung. Gegen Porto und € 5,80 (Bestell-
nummer GP 13).

Niedersächsisches Ministerium für Soziales, Familien und
Gesundheit
Hinrich-Wilhelm-Kopf-Platz 2, D-30159 Hannover
pressestelle@ms.niedersachsen.de
»Patientinnen-Patienten-Verfügung« – Sechsseitige Informati-
onsschrift mit grundsätzlichen Hinweisen.

Patientenverfügungen für die Schweiz:
www.caritas.ch Caritas Schweiz
www.dialog-ethik.ch Interdisziplinäres Institut für Ethik im
Gesundheitswesen

Österreich: Hospizverband Österreich
www.hospiz.at

**Weitere deutschsprachige Hinweise zu Sterben, Tod und
Trauer im Internet**

Grundsätze der deutschen Bundesärztekammer zur ärztlichen
Sterbebegleitung:
*www.bundesaerztekammer.de/30/Richtlinien/Empfidx/
Sterbebegl2004.pdf*

Medizinisch-ethische Richtlinien und Grundsätze der
Schweizer Akademie der Med. Wissenschaften
www.samw.ch

Hinweise auf Trauerbegleitung, und zahlreiche praktische
Fragen rund um Sterben und Tod
www.ahora.ch

Informationen zur Trauerbegleitung:
Trauerinstitut Deutschland e. V.
www.trauerinstitut.de

Hinweise zu Sterbehilfe und Freitodbegleitung (keine
Hospizinitiativen):
Deutsche Gesellschaft für Humanes Sterben (DGHS)
www.dghs.de
DIGNITAS: *www.dignitas.ch*
EXIT: *www.exit.ch*

Demenz, Altenarbeit und Seniorenorganisationen

Deutsche Alzheimer-Gesellschaft e. V.
Informationstelefon: 01803-17017 (9 Cent/Minute)
www.deutsche-alzheimer.de
Interessenvertretung Betroffener und Betreuer mit Seminarhinweisen, eigene Schriftenreihen.

Deutsche Expertengruppe Dementenbetreuung (DED)
c/o Haus Schwansen, Rakower Weg 1, D-24354 Rieseby
Tel. 04355-181124
www.demez-ded.de
Zusammenschluss von hauptamtlich in der deutschen Dementenversorgung Tätigen mit aktuellsten Informationen.

Schweizerische Alzheimervereinigung
www.alz.ch
Mit regionalen Gruppen für Betroffene und Betreuer, mit zahlreichen Kontaktadressen, Informationstelefon; Schriftenreihe.

Bundesverband der Altenheimbewohner (BIVA)
www.biva.de
Ausbildung ehrenamtlicher Multiplikatoren zur Qualifizierung von Heimbeiräten (siehe neue Verordnung).

Vincentz Verlag Hannover
www.vincentz.net
Das Internetportal des Altenpflegefachverlags mit zahlreichen, kostenlosen Texten (z. B. die neue Heimmitwirkungsänderungsverordnung, die Angehörigen Rechtsgrundlagen im Heimbeirat einräumt).

Kuratorium Deutsche Altershilfe (KDA)
www.kda.de
Infomationen und Querverweise zu Altenhilfeorganisationen in Deutschland, umfangreiche Publikationsliste.

Bonner Initiative gegen Gewalt im Alter
www.hsm-bonn.de
Materialien zu Gewalterfahrungen alter Menschen in verschiedenen Umgebungen, Hilfeangebote.

Bundesarbeitsgemeinschaft der Seniorenorganisationen
www.bagso.de
Zahlreiche Links zu hilfreichen Organisationen für ältere Menschen.

Zürcher Vereinigung der Heimärzte
www.heimaerzte-zh.plaza.ch
Fragen der interdisziplinären Zusammenarbeit im Heim, Fortbildungen und Kontakte.

Fortbildungsangebote zu Palliative Care (Stand 14. 02. 2005)

Neben den anfangs aufgeführten Hinweisen zu Hospiz- und
Palliativorganisationen finden Sie im Folgenden ergänzende
Angebote auch für die Schweiz und Österreich.
    Die meisten zertifizierten Fortbildungen der Palliativ-care-
Kurse in Deutschland arbeiten mit Kursleitern nach dem Basiscurriculum Palliative care für Pflegepersonal von M. Kern, M.
Müller und K. Aurnhammer aus Bonn. Da die Anbieter hierzu
inzwischen immer zahlreicher werden, verweisen wir auf einschlägige Internetseiten, in denen Kontaktadressen zusammengestellt sind.

www.hospiz-nds.de/start.html und
www2.hospiz-bw.de/fortbildung
Die Homepages der Landesarbeitsgemeinschaft Hospiz Niedersachsen e. V. und der LAG Baden-Württemberg bieten bun-
desweite Überblicke.

Nicht nur für Pflegende, sondern auch Vertreter anderer Fachdisziplinen im Palliativ- bzw. Hospizteam werden Weiterbildungen angeboten von:

Institut für Interdisziplinäre Forschung und Fortbildung (IFF) der Universität Klagenfurt
Schottenfeldgasse 29/4/1, A-1071 Wien
Tel. 0043-52240000-101
www.univie.ac.at/iffpallorg
Erster interdisziplinärer, universitärer Studiengang »Palliative care und Organisationales Lernen« mit Möglichkeit zum Master-Abschluss. Das IFF bietet an zahlreichen deutschsprachigen Orten Weiterbildungen zu Palliativthemen an und seit neustem auch Ethikberatung für Alteneinrichtungen.

Weiterbildungsinstitut an der Evangelischen Fachhochschule Freibug
Bugginger Str. 38, 79114 Freiburg
Tel. 0761-47812-0, Fax 0761-47812-30
www.efh-freiburg.de/ifw.htm
Erstes zertifiziertes »Kontaktstudium Palliative Care« für Pflegende und Soziale Berufe an einer Hochschule in Deutschland (ein weiterführender Master-Abschluss kann beim IFF erlangt werden).

Paulus-Akademie Zürich
Carl-Spitteler Straße 38, CH-8053 Zürich
Tel. 00411-3813400
www.paulus-akademie.ch
Veranstaltungen auch für Freiwillige in der Hospizarbeit.

European School of Oncology
Rorschacherstr. 150, CH-9006 St. Gallen
Tel. 0041-71-2430032
eso-d@sg.zetup.ch
Deutschsprachiges Programm, Fortbildungskurse für Ärzte und Pflegefachkräfte

Weitere englischsprachige Kontaktadessen zur Hospiz- und Palliativarbeit im Internet
(Neben den bei den obigen Dachverbänden sowie den im Kapitel »Von der Pflicht zur Kür – Blicke über die Ländergrenzen«, S. 205ff., kommentierten Hinweisen.)

Europäische Palliativgesellschaft EAPC
www.eapcnet.org
Nur für Mitglieder, sehr viele Links zu Palliativgesellschaften und -programmen in der ganzen Welt.

International Association for Hospice and Palliative Care:
www.hospicecare.com/
Association for Palliative Medicine of Great Britain and
Ireland: *www.palliative-medicine.org*
British Geriatrics Society: *www.bgs.org.uk/*

USA
National Hospice Organisation: *www.nho.org*
Alzheimer's Association: *www.alz.org/*
The American Geriatrics Society: *www.americangeriatrics.org/*
Gerontological Society of America: *www.geron.org/*
National Hospice and Palliative Care Organization:
www.nhpco.org/
American Academy of Hospice and Palliative Medicine:
www.aahpm.org/
Hospice and Palliative Nurses Association: *www.hpna.org/*

Karin Wilkening
Wir leben endlich
Zum Umgang mit Sterben, Tod und Trauer

Der Tod, das gewisseste Ereignis in unserem Leben, wird mit aller
Macht aus den Gedanken und Gefühlen ausgeblendet. Darum wissen
wir so wenig über das Sterben, der nahende Tod macht uns ratlos.
Wir haben nichts dafür gelernt. Fast immer sind es allein die Sterbenden selbst, die sich zu verhalten wissen.
Karin Wilkening – seit vielen Jahren in der Sterbe- und Trauerbe-
gleitung tätig – beschreibt das Umfeld des Sterbens und seine ge-
schichtliche Veränderung bis in unsere Zeit. Sie erläutert die Bedürf-
nisse Sterbender und gibt konkrete Hinweise zu einer einfühlsamen
Begleitung bis zum Ende. Sie geht auf konstruktive Wege im Um-
gang mit der Trauer von Hinterbliebenen ein und auf die besondere
Situation von Kindern.
Ergänzt wird das Buch durch ein Glossar praktisch bedeutsamer
Begriffe und wichtige Kontaktadressen.
Ein Leitfaden für aufgeschlossene Interessierte wie auch für beruf-
lich in der Medizin, der Pflege, Beratung und Seelsorge Tätige.

Birgitt van Oorschot / Reiner Anselm (Hg.)
Mitgestalten am Lebensende
Handeln und Behandeln Sterbenskranker

Schwerkranke Menschen, die mit ihrem baldigen Tod rechnen,
möchten in medizinische Entscheidungen einbezogen werden. Sie
wünschen sich eine partnerschaftliche Zusammenarbeit mit den sie
betreuenden Ärzten und Pflegenden. Das Buch präsentiert die Ergebnisse eines Modellprojekts, in dem Patienten, Ärzte und Angehörige
befragt wurden zur Patient-Arzt-Beziehung, zu partnerschaftlicher
Entscheidungsfindung und zu Partizipationsmöglichkeiten im Medi-
zinsystem. Die Patientensicht wurde dabei in den Mittelpunkt gerückt. Außerdem werden die Präferenzen für die Versorgung am Lebensende, Einstellungen zu Sterbehilfe und zu Patientenverfügungen
thematisiert.

Arnold Langenmayr
Trauerbegleitung
Beratung – Therapie – Fortbildung

Arnold Langenmayr gibt einführend eine historische Übersicht zum Umgang mit Trauer sowie zum Prozeß, zur Verarbeitung und zu den Folgen von Trauer. Der Autor stellt dabei die psychischen und körperlichen Symptome dar und bezieht Erkenntnisse der Psychoimmunologie ein, berücksichtigt werden ebenso soziale Reaktionen der Umwelt, die Auswirkungen auf Glaubensorientierungen und Erkenntnisse zu langfristigen Verlustfolgen.
Kernstück des Buches ist die systematische Darstellung der Anwendungsmöglichkeiten der wichtigsten psychotherapeutischen Verfahren in der Begleitung Trauernder anhand von Fallbeispielen. Ein weiteres Kapitel geht auf speziell für die Situation Trauernder zugeschnittene Beratungs- und Therapieansätze ein. Die Ergebnisse empirischer Evaluationen zur Trauertherapie und Ansätze zur Fortbildung von Trauerberatern beschließen den Band.

Leopold Rosenmayr
Altern im Lebenslauf
Soziale Position, Konflikt und Liebe in den späten Jahren

Generationskonflikte gibt es schon immer in der menschlichen Kultur. Aber noch niemals wurden sie von den Jüngeren so unbekümmert geführt, und noch niemals konnten die Alten so mächtig dagegenhalten. Wohin das führen wird?
Die »neuen Alten«, ausgestattet mit besten Qualifikationen und Erfahrungen, mit Kaufkraft, mit nie geahnter Gesundheit und Initiative, schließlich mit der Macht ihrer schieren Zahl, werden sich einmischen. Sie werden gesellschaftlich bedeutsamer, als das Greisentum je war, sie werden arbeiten, kämpfen, lieben, und sie werden unsere Gesellschaft bunter machen.
Dieses Buch ist eine Anstiftung dazu.